(Conserve la Couverture)

5891

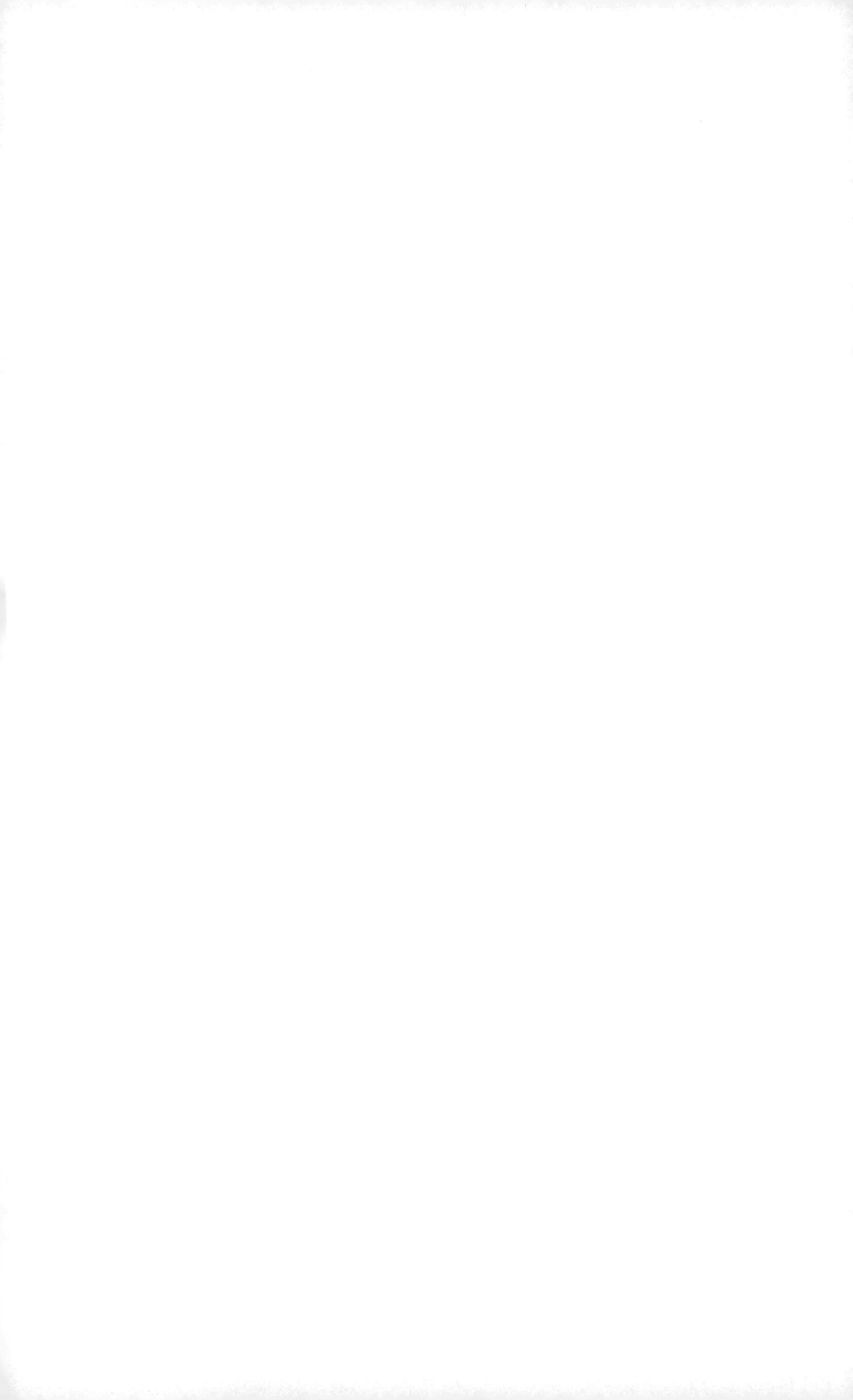

LEÇONS DE PSYCHIATRIE

CARACTÈRES DE DÉGÉNÉRESCENCE

ET

ALIÉNATIONS MENTALES

TYPES

PRINCIPALES PUBLICATIONS DE L'AUTEUR

Du Délire ambitieux. — Thèse de doctorat, 1882.

De la Mélancolie. — Académie de médecine ; prix Lefèvre ; 1887.

Les principaux devoirs des gardiennes du service des aliénées. Guide à leur usage, 1890.

Contribution à l'étude de l'épilepsie. — Récompensé par l'Académie de médecine de Belgique, 1891.

Période paralytiforme de l'alcoolisme et du saturnisme. — Mention honorable de l'Académie de médecine de Paris ; Concours Civrieux, 1893.

Documents pour servir à l'histoire des épidémies d'Influenza. — Mémoire à l'Académie de médecine, 1893.

Folie des femmes enceintes, des nouvelles accouchées et des nourrices. — Récompensé par l'Académie de médecine ; concours Charles Boullard, 1896. Librairie Maloine.

a). — Aliénation mentale. Ses causes. Ses traitements. Améliorations à apporter dans les asiles.

b). — L'assistance des aliénés. Organisation méd: .e des asiles. Assistance familiale. Traitement moral. — Mention honorable de l'Académie de médecine ; Concours Baillarger, 1898.

Contribution à l'histoire de la fièvre typhoïde. — Mémoire à l'Académie de médecine, 1899.

Crime, folie, alcoolisme ou dégénérescence et mesures ou assistances préventives. — Nancy. Imprimerie Berger-Levrault, 1899.

Pathogénie de l'épilepsie. Indications thérapeutiques. — Mention honorable de l'Académie de médecine, 1902 ; et in *Archiv* de neurologie, 1901.

Paralysie générale progressive et confusion mentale primitive. Pathogénie. Orientation à donner à la thérapeutique de la paralysie générale. — Nancy. Imprimerie Kreis, 1905.

Enfants épileptiques ou enfants prédisposés à l'épilepsie et enfants indisciplinés. — Congrès international d'éducation et de protection de l'enfance dans la famille. Liège, 1905.

Etc.

LEÇONS DE PSYCHIATRIE

CARACTÈRES DE DÉGÉNÉRESCENCE

ET

ALIÉNATIONS MENTALES

(TYPES)

RELEVANT SURTOUT D'UNE CONSTITUTION ORIGINELLE ANORMALE

*Ce que médecins-praticiens ne doivent pas ignorer,
ce dont magistrats et avocats devraient avoir une idée générale.*

PAR

Alexandre PÂRIS

LAURÉAT DE L'ACADÉMIE DE MÉDECINE
MÉDECIN DE L'ASILE DE MARÉVILLE-NANCY
EXPERT PRÈS LES TRIBUNAUX
CHARGÉ DE COURS DE CLINIQUE PSYCHIATRIQUE A LA FACULTÉ DE MÉDECINE
DE L'UNIVERSITÉ DE NANCY

PARIS

A. MALOINE, ÉDITEUR

25-27, RUE DE L'ÉCOLE-DE-MÉDECINE, 25-27

1909

AVANT-PROPOS

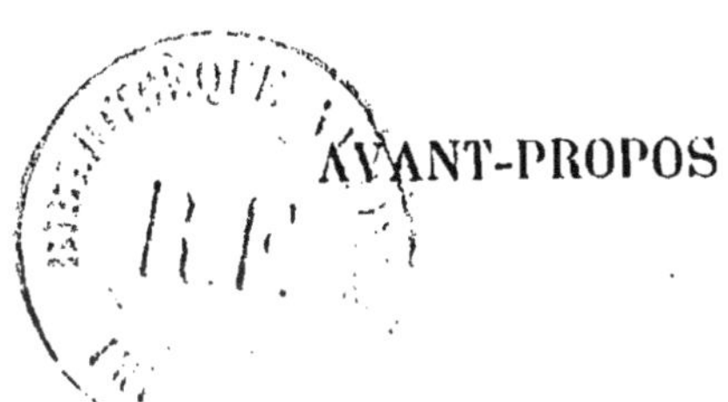

Quelques anciens élèves ayant manifesté le regret de n'avoir pas un recueil assez résumé de notions théoriques et d'observations cliniques relatives à la psychiatrie, j'ai pensé répondre à leur désir en publiant cette première série de leçons qui constituera pour eux un memento dans lequel, devenus médecins-praticiens, ils se renseigneront à l'occasion d'autant plus facilement qu'ils retrouveront les exemples qu'ils ont vus à Maréville ou des cas analogues à ceux que je leur ai présentés.

Si, comme je me le suis surtout proposé, j'ai réussi à concilier l'intérêt du médecin-praticien non spécialiste et les intérêts de l'aliéné, de la famille, de la société, toutes les personnes (avocats, magistrats, etc...) parfois appelées à s'occuper de questions touchant plus ou moins directement à la psychiatrie trouveront probablement aussi quelques renseignements utiles dans ces exposés analytiques de faits cliniques et d'opinions généralement admises, auxquels j'ai cru devoir ajouter quelques avis découlant d'une longue pratique spéciale.

Nancy, février 1909.

LEÇONS DE PSYCHIATRIE

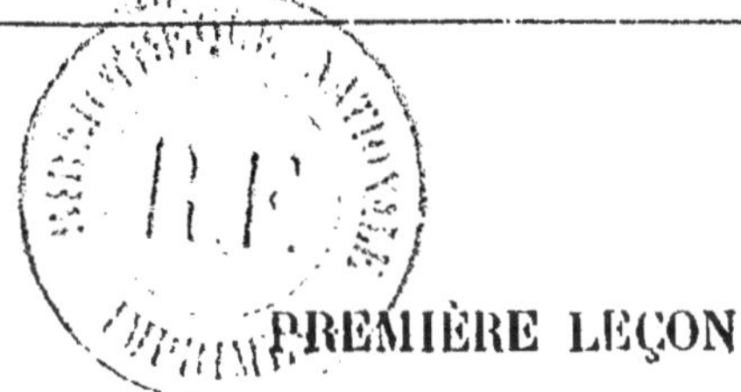

PREMIÈRE LEÇON

Sommaire. — Division des aliénations mentales. — Pathogénie générale des dégénérescences physiques, intellectuelles et morales. — Faits cliniques. — Division générale des dégénérescences psychiques. — Principaux stigmates physiques de dégénérescence. — Faits montrant l'importance de leur recherche.

« Le nombre toujours croissant des suicides, des délits, des crimes contre les propriétés, sinon contre les personnes, la précocité monstrueuse des jeunes criminels, l'abâtardissement de la race qui, dans beaucoup de localités, ne peut plus remplir les anciennes conditions exigées pour le service militaire, sont des faits irréfragables. Ils se prouvent par des chiffres tellement significatifs que la sollicitude des gouvernements européens en a été justement alarmée. »

Ainsi s'exprimait Morel, un illustre prédécesseur à l'asile de Maréville, dans la préface de son *Traité des dégénérescences de l'espèce humaine* publié en 1857. Les annales des tribunaux, les faits divers dont sont encombrés chaque jour tous les journaux, l'abaissement progressif de la taille pour assurer un recrutement rationnel, comme nombre, de l'armée française, la nécessité de conserver dans les services militaires auxiliaires des débiles mentaux, l'accroissement toujours progressif de la population des asiles d'aliénés, des dépôts de mendicité, de certains hospices d'incurables, tout atteste que la situation morale et physique, déjà déplorée par Morel en 1857, n'a fait que s'aggraver jusqu'à nos jours. C'est surtout depuis l'année terrible (1870) que nous voyons s'affirmer de plus en plus désastreuse façon la dégénérescence de notre race. Cette constatation n'est pas seulement le résultat d'une plus grande sollicitude pour les malheureux et les infirmes; elle n'est pas apportée seulement par les progrès de l'Assistance publique, par la plus grande variété de ses moyens d'action; elle découle aussi de l'extension de causes principales; tous les aliénistes de ma génération ont pu remarquer des modifications essentielles dans la symptomatologie et la curabilité de l'aliénation mentale vésanique, surtout dans ces quinze dernières années; tous peuvent se rappeler les types vésaniques qu'ils observaient il y a vingt ans et, les comparant à ceux qu'ils traitent aujourd'hui, ils trouveront facilement de profondes dissemblances, une symptomatologie actuelle moins franchement caractérisée, plus floue, une évolution symptomatique moins constante, moins déterminée, des guérisons moins franchement affirmées. En opposant les types actuels aux types anciens, en faisant, bien entendu, la part des progrès de l'instruction et de l'éducation, ils seront amenés à conclure que la mentalité fondamentale du plus grand nombre de leurs malades actuels est moins ferme, moins constante que celle de leurs anciens malades. En d'autres termes : les aliénés vésaniques que nous avons à traiter aujourd'hui seraient, en général, inférieurs, au point de vue de la mentalité fondamentale et de la curabilité, à ceux que nous soignions autrefois, et ils seraient en plus grand nombre. Cette simple constatation suffirait pour affirmer l'aggravation et le progrès de la dégénérescence.

Il ne faut pas accuser seulement l'accroissement certain de l'alcoolisme depuis 1870 d'avoir déterminé cette progression ; *les épidémies d'influenza* qui ont tant contribué depuis 1890 à altérer notre constitution générale, l'extension de l'hérédité arthritique, *les modifications profondes des conditions de la vie moderne* qui entraînent une *diminution des défenses de l'organisme*, notamment des défenses de l'intestin, comme le dit si judicieusement le professeur Combes, de Lausanne, ont évidemment exercé une influence fâcheuse ; mais, en modifiant la symptomatologie et en accroissant le nombre de certains syndromes considérés jusqu'à ces derniers temps comme relevant de la thérapeutique spéciale des asiles d'aliénés, elles nous ont permis de discerner les caractères particuliers et l'origine réelle de ces troubles, de voir enfin que, se rattachant surtout à des causes accidentelles ou incidentes et individuelles à la fois, ils appartiennent en réalité à la clinique médicale non spéciale et sont justiciables de la thérapeutique hospitalière non spéciale quand ils ne peuvent être traités à domicile. Les malades qui présentent ces troubles ne devraient pas plus être englobés sous l'étiquette *aliénation mentale* que les fébricitants qui délirent très temporairement et nous voyons approcher enfin le jour où on les délivrera de cette marque que l'opinion publique mal éclairée a rendue indélébile.

Il résulte de ce que nous venons de dire que nous distinguerons encore : 1° deux groupes primordiaux d'aliénation mentale : A) — des aliénations mentales par tare originelle [1] ; B) — des aliénations mentales par intoxication directe, par intoxication endogène ou exogène ou hétérogène ; 2° un groupe mixte, aliénations mentales relevant à la fois d'une tare originelle et d'intoxications. Nous verrons aussi des aliénations mentales ou des états d'aliénation mentale se rattachant surtout à des altérations organiques ou à des insuffisances organiques en quelque sorte accidentelles (artériosclérose, hémorragie cérébrale, tumeurs de l'encéphale, lésions méningo-encéphaliques accidentelles, par traumatisme, etc.).

C'est le premier groupe, celui des dégénérescences héréditaires proprement dites, qui retiendra d'abord notre attention.

Que doit-on entendre par cette appellation: *Dégénérescence ?*

« L'idée la plus claire que nous puissions nous former de la dégénérescence de l'espèce humaine, a dit Morel [2], est de nous la représenter comme une *déviation maladive d'un type primitif..... ou normal de l'humanité.* Celui qui en porte le germe devient de plus en

---

1. Aliénations mentales par tare originelle dans lesquelles, comme je le soutiens depuis un grand nombre d'années déjà, les glandes à sécrétion interne ou les organes excréteurs jouent un rôle étiologique important et qui résulteraient ainsi également de phénomènes complexes d'intoxication endogène.

2. Morel. *Traité des dégénérescences physiques, intellectuelles et morales de l'espèce humaine.* Paris, J.-B. Baillière, 1857, p. 5 et 15.

plus incapable de remplir sa fonction dans l'humanité et le progrès intellectuel, déjà enrayé dans sa personne, se trouve encore menacé dans celle de ses descendants. »

Il n'avait pas échappé à Morel que la dégénérescence n'est pas un phénomène de régression, un acheminement, un retour à un état primitif, ainsi que certain auteur n'a pas craint de l'avancer dans ces dernières années à propos de l'idiotie microcéphalique. Cette opinion tomberait devant ce seul fait que le dégénéré inférieur est stérile; ce serait, par conséquent, un non-sens de le comparer à l'homme primitif, fécond et de culture intellectuelle relativement facile. On peut, suivant la remarque de Morel, dire que chez certaines races malheureuses l'intelligence est à l'état latent, *et ne demande qu'une occasion favorable pour se développer et s'assimiler au progrès général de l'esprit humain ;* mais on ne saurait comparer les représentants de ces races à nos dégénérés héréditaires, « l'infériorité intellectuelle due à la déviation maladive du type normal de l'humanité se distingue à un tel point de l'infériorité intellectuelle due aux conditions déplorables qui amènent l'état dégradé des Boschimans et d'autres peuplades non moins malheureuses que nous sommes en droit de tirer la conclusion suivante :

« Entre l'état intellectuel du Boschiman le plus sauvage et celui de l'Européen le plus avancé en civilisation, il y a bien moins de différence qu'entre l'état intellectuel du même Européen et celui de cet être dégénéré, dont l'arrêt intellectuel est dû à une atrophie cérébrale, congénitale ou acquise, ou à telle autre cause amenant un état maladif que nous désignons sous les noms d'imbécillité, d'idiotie ou de démence.

« Le premier, en effet, est susceptible d'une modification radicale, et ses descendants peuvent rentrer dans un type plus parfait : le second n'est susceptible que d'une amélioration relative, et des influences héréditaires fatales pèseront sur ses descendants [1]. »

Les produits des Boschimans ou des Hottentots normaux sont analogues à leurs ascendants, tandis que les dégénérés ne produisent que des dégénérés plus inférieurs, à tel point que, s'il n'y a pas régénération, par un conjoint relativement supérieur, les descendants, à la troisième ou à la quatrième génération, sont stériles et la famille dégénérée disparaît. Le dégénéré héréditaire est donc bien un être anormal, mentalement et physiquement inférieur à ses générateurs, et la dégénérescence est bien une déviation maladive d'un type normal de l'humanité, déviation habituellement accusée par des stigmates physiques et par des stigmates psychiques ; c'est une déviation du type primitif qui tend, lui, toujours à un état plus parfait, déviation qui conduit progressivement, au contraire, à un état de moins en moins parfait pouvant amener la disparition de l'espèce.

Le dégénéré héréditaire se distingue des autres aliénés en ce qu'il est anormal depuis la naissance ou dès la première enfance ou l'adolescence, et qu'il présente *toujours*, à côté de caractères psychiques, quelques stigmates physiques spéciaux, *plus ou moins apparents* [2]. En disant que le dégénéré héréditaire est anormal de-

---

1. Morel, *loc. cit.*, p. 45.

2. Combien de stigmates physiques internes nous échappent encore !

puis la naissance ou dès la première enfance ou l'adolescence, j'indique que je distingue deux branches dans la grande famille des dégénérescences psychiques héréditaires : à l'une appartiennent, à mon avis, les sujets nés avec une organisation telle que l'action d'une maladie infantile n'est pas nécessaire pour qu'ils apparaissent toujours anormaux ; à l'autre je donne les sujets primitivement normaux en apparence et qu'une maladie physique à laquelle ils sont particulièrement prédisposés par constitution originelle, diathèse d'auto-infection par exemple, fera dévier sensiblement du type normal, soit pendant l'enfance, soit pendant l'adolescence.

Dans la première branche, nous verrons des sujets présentant, outre des stigmates physiques, en nombre variable et plus ou moins accusés, de l'insuffisance mentale, ou de la débilité mentale avec troubles rémittents, ou des psychoses à évolution progressive et notamment les délires polymorphes dès le début desquels s'affirme l'idée de persécution, le délire systématisé progressif (occupant, comme nous le verrons plus tard, une place spéciale dans ce cadre) et les dégénérescences dites supérieures caractérisées principalement par quelque déséquilibration de facultés, par quelque exaltation anormale de sensibilité, par quelque trouble ou insuffisance de volition, par des variations de mentalité, de sensibilité, d'activité cérébrale (folies circulaires), etc... ;

Dans la seconde branche, nous trouverons surtout des sujets qui, nés avec quelques stigmates physiques de dégénérescence, parfois peu saillants, peu apparents, ont paru tout d'abord normaux au point de vue psychi-

que comme au point de vue physique et dont les uns
ont sombré, quant au développement intellectuel, dès
l'âge le plus tendre, idiots, imbéciles, débiles mentaux,
à la suite de convulsions dites infantiles par exemple, —
dont les autres perdent l'intelligence par suite d'une
diathèse dont les effets se font sentir un peu plus tard
mais de façon relativement intense : myxœdémateux,
hébéphréniques, déments adolescents, certains déments
dits précoces.

En regard de ces dégénérescences héréditaires, originelles, dues à une tare qui apparaîtra plus ou moins
accusée par des signes physiques et par des signes psychiques chez chacun des individus issus de la même
souche, nous devons placer, pour le distinguer de ceux-
ci, le dégénéré accidentel, dont le cas unique dans une
famille, par exemple, paraît en quelque sorte fortuit :
arrêt de développement résultant d'une maladie accidentelle du fœtus, indépendante d'une tare familiale,
arrêt de développement consécutif à une maladie accidentelle dans l'enfance, fièvre typhoïde, traumatisme,
otite (surdité), etc...

Nous distinguons donc, en résumé :

A. — *Dégénérés héréditaires.*

1° Des dégénérés qui, sans cause individuelle accidentelle, apparaissent plus ou moins anormaux dès
l'époque habituelle des premières manifestations de
l'intelligence chez le sujet normal ;

2° *a)* Des dégénérés qui n'apparaissent réellement

anormaux qu'à la suite d'une maladie infantile ou d'accidents auxquels ils sont tout particulièrement prédisposés (convulsions infantiles, par exemple) ;

b) Et des dégénérés qui, semblant primitivement normaux, perdent l'intelligence par suite de l'évolution d'une diathèse originelle spéciale, diathèse d'auto-intoxication, par exemple (*que je considère comme expression probable d'une organisation originelle anormale de glandes à sécrétion interne* et d'une constitution histo-chimique anormale du système nerveux).

B. — *Dégénérés accidentels* [1].

3° Des dégénérés accidentels, qui ne sont pas victimes d'une tare familiale, mais d'une maladie fœtale, d'une maladie accidentelle de l'enfance (fièvre typhoïde, traumatisme, otite et surdité, etc...) ou d'une affection, d'un accident de l'adolescence, affections ou accidents susceptibles de faire obstacle au développement normal des centres nerveux ou de l'intelligence ou de l'éducation ou de modifier profondément l'activité encéphalique.

.·.

Les causes de la dégénérescence sont extrêmement nombreuses et elles varient quelque peu suivant les époques, les conditions climatériques, telluriques, les régions, les conditions du travail, l'alimentation, etc. ; mais, en somme, les caractères de la dégénérescence

---

1. Ou sujets frappés de dégénérescence intellectuelle et morale sans dégénérescence physique originelle (Beaucoup d'idiots complets).

n'accusent pas fatalement la nature de ses causes, c'est-à-dire qu'il n'est pas habituellement possible, étant donné plusieurs cas de dégénérescence, de remonter à leurs causes respectives, de les différencier d'après des rapports particuliers de cause à effet [1] (myxœdémateux et crétins exceptés). On pourrait donc, à la rigueur, négliger l'étude méthodique des causes de dégénérescence, telle qu'elle a été faite par Morel ; cependant la connaissance des principales de ces causes peut être utile au point de vue social (prophylaxie de la dégénérescence) et au point de vue de l'hygiène générale à imposer au dégénéré, et le rapprochement de causes de dégénérescence et de ses stigmates physiques ou psychiques est souvent assez important dans une discussion médico-légale (mauvaises conditions de milieu, par exemple, leur influence sur l'intelligence du dégénéré ; utilité de faire valoir l'importance de ces conditions pour prévenir une condamnation temporaire qui ne protégerait pas suffisamment la société). Du reste, magistrats, avocats ou jurés épluchent souvent tous les points d'appui de vos discussions et vous ne sauriez les baser sur un trop grand nombre de connaissances. Je crois donc faire œuvre utile en appelant votre attention sur les principales causes, contrairement aux errements de la plupart des auteurs :

On distingue généralement deux grands ordres de causes : 1° les causes *héréditaires* ou *influences héréditaires*, dues à une altération de la constitution, *de l'or-*

---

1. *Nous verrons plus tard qu'il en est de même des troubles psy- chiques résultant directement d'une intoxication endogène ou exogène ou hétérogène (le plus souvent tout au moins).*

ganisme glandulaire, de la santé des ascendants, — 2° les causes *acquises,* accidentelles, personnelles, individuelles, affections fœtales ou de la première enfance par exemple. Le développement de la dégénérescence sous l'influence de ces dernières atteste, suivant la remarque de MM. Magnan et Legrain, que l'*on peut être un dégénéré sans être un héréditaire.*

a). — *Influences héréditaires.* — La tare dégénérative originelle résulte le plus souvent d'une intoxication des ascendants (1), d'un ou de plusieurs ascendants, soit par influences de milieu, milieu paludéen par exemple, soit par excès alcooliques, cause la plus commune, soit par narcotiques dont l'usage varie suivant les époques, les coutumes, etc.., morphine, cocaïne, etc... J'emprunte à Marfan (2) un exemple très instructif: celui d'un ménage dont la femme est normale et le mari cocaïnomane (il arrive à prendre trois grammes de chlorhydrate de cocaïne par jour) ; ils donnent le jour à quatre enfants: 1° une fille, âgée de 13 ans en 1902, *intelligente, normale à tous égards,* conçue alors que le père ne faisait pas usage de cocaïne, — 2° une fille, âgée de 8 ans (1902), *conçue deux mois après* l'opération chirurgicale qui a marqué *le début de la cocaïnomanie* du père, et *chétive,* un peu *pâle, mais intelligente,* — 3° un fils, âgé de 6 ans (en 1902), *conçu en pleine cocaïnisation* du père, *idiot complet,* — 4° un dernier enfant, âgé de dix mois (en 1902), *conçu* dans les mêmes conditions que le précédent, le *père*

1. Vous verrez dans un instant, lorsque je vous parlerai des expériences de M. Charrin, comment agit l'intoxication.

2. *Revue mensuelle des maladies de l'enfance,* 1902.

étant encore un peu plus intoxiqué, enfant *idiot micro-céphale.*

Voici maintenant des exemples fournis par notre service et montrant bien aussi les rapports des progrès de la dégénérescence et des progrès d'une intoxication ou d'une altération du système nerveux d'ascendants :

I. — Les trois sœurs M.., que le facies, les malformations physiques très apparentes, la taille, la démarche, la mimique automatique vous montrent au premier abord dégénérées bien inférieures : vous remarquerez cependant que les signes physiques de dégénérescence sont moins accusés, moins grossièrement marqués chez l'aînée que chez ses deux cadettes, toutes deux de taille moindre, surtout la plus jeune qui, âgée de 28 ans, paraît restée enfant (infantilisme physique). Née en 1863, et paraissant bien avoir son âge réel, *l'aînée* sait lire, écrire, elle ne présente qu'une débilité mentale voisine de l'imbécillité, avec des idées de persécution, de satisfaction personnelle enfantines ; *la seconde*, née en 1875, au facies crétineux, vieillot, idiote, *sourde-muette*, a pu recevoir cependant une éducation professionnelle rudimentaire, elle tricote avec soin, épluche des légumes, s'habille seule, bien que difficilement ; *la troisième*, née en 1878, au squelette plus asymétrique, plus tourmenté, moins développé, bien que *non sourde* ne parle presque pas, n'émet que quelques sons rauques, ne connaît et ne prononce que quelques mots ou quelques terminaisons de mots et elle n'a pas pu recevoir une éducation professionnelle supérieure à celle de la précédente bien qu'elle ait sur celle-ci l'avantage d'entendre.

Elles sont toutes trois filles d'un alcoolisé décédé par ictus cérébral et d'une mère nerveuse, et elles ont probablement une autre tare ancestrale car elles ont eu un cousin germain aliéné (manie).

Elles accusent bien les *progrès de l'intoxication alcoolique et l'aggravation de la tare nerveuse des générateurs par suite des progrès de l'âge ;* il y a, en effet, une très grande différence entre l'état mental et physique de l'aînée, née douze ans avant la seconde, et l'état mental et physique des deux dernières dont la cadette apparaît même comme inférieure (puisque non plus intelligente bien qu'elle ne soit pas sourde).

II. — Voici encore le double exemple de sœurs N..., filles d'un alcoolique et d'une mère ayant tous deux une tare héréditaire, puisque les sœurs N... sont cousines maternelles et paternelles d'idiots ; chez la cadette, l'idiotie apparaît plus complète (surintoxication relative du père).

Les trois sœurs Moi... dont je vous parlerai dans un instant et dont vous verrez les deux cadettes accusent aussi par des caractères physiques et psychiques de dégénérescence la progression de l'intoxication et de la tare nerveuse de leurs générateurs.

L'intoxication qui déterminera la tare dégénérative peut être causée par les famines, par les grandes épidémies, par la nature des aliments habituels, par leur insuffisance ou par un usage exclusif de certaines substances alimentaires (maïs et pellagre)[1], — par le

---

1. Dans ces derniers temps l'alimentation carnée abusive, sur le compte de laquelle on met toutes sortes de méfaits, a été accusée de

travail dans un milieu insalubre (mineurs), — par l'exercice de professions insalubres (émanations toxiques, vie de fabrique), — par les habitations insalubres, — par la misère enfin.

Toutes les causes susceptibles d'altérer la santé et de réagir fâcheusement, soit directement, soit indirectement sur le système nerveux, par suite d'auto-infections, d'intoxications hétérogènes ou d'intoxication par hypersécrétion de glandes à sécrétion interne ou par hypo-excrétion résultant d'altérations rénales ou autres peuvent aussi être incriminées.

« Sous l'influence des tares paternelles et plus encore maternelles, dit M. Charrin [1], les cellules du fœtus sont modifiées au point de vue de leur structure, de leur fonctionnement, de leurs sécrétions ; les changements imposés à cet organisme relèvent à la fois de l'anatomie, de la physiologie et de la chimie.... « La

causer la dégénérescence de l'espèce humaine ; cette accusation est basée surtout sur les résultats d'expériences faites sur les animaux. Fin décembre 1904, M.-F. Houssay a fait à l'académie des sciences une communication de laquelle il résulterait que, en soumettant des poules à l'alimentation carnée fraîche, on augmente la ponte et le volume des œufs mais l'incubation ne donne que de mauvais résultats : sur quatre-vingts œufs, M. Houssay n'aurait obtenu que quatorze poussins dont sept furent abandonnés. Sur les sept vivants il y avait six mâles, une femelle ; deux mâles périrent jeunes. Les insuccès croîtraient en raison de la durée de l'alimentation carnée. De plus il y aurait modification de l'instinct sexuel : quatre coqs de la quatrième génération carnivore ont vécu cinq mois avec une seule poule sans jamais se quereller. Ne serait-ce pas l'alimentation carnée abusive qui serait cause de cette dégénérescence qui se traduit notamment par la polyandrie, perversion de mœurs qui fait que plusieurs hommes acceptent facilement la même femme.

1. Charrin. *In Semaine médicale*, 17 décembre 1902.

plupart des infections ou des intoxications maternelles sont aptes à faire dévier ainsi l'état normal, à créer ces terrains affaiblis, ces êtres de moindre valeur physiologique ; toutefois, à ce point de vue, ajoute M. Charrin, la tuberculose des parents tient une place importante. » Et, parlant de descendants de tuberculeux observés par lui, M. Charrin dit encore : « Les membres, les tissus extérieurs ont aussi présenté des malformations, telles que des polydactylies, un spina-bifida, des becs-de-lièvre, des pieds bots, etc... »

Il a remarqué chez des rejetons de lapines infectées ou intoxiquées, surtout chez des descendants de lapines tuberculeuses, des défectuosités relevant d'excès de développement mais plus exceptionnellement que les hypoplasies. Aux « tares macroscopiques s'ajoutent, dit-il, des modifications histologiques ; ..... les cellules du myocarde, du foie, des capsules surrénales, les épithéliums du rein, de temps à autre, ayant d'indiscutables caractères de dégénérescence. »

Vous voyez comment la dégénérescence doit s'accuser à la fois par des signes physiques et par un fonctionnement anormal du système nerveux qui recevra des excitences anormales, par excès ou insuffisance, puisque les glandes à sécrétion interne ou les organes excrétoires sont anormalement constitués. Cette pathogénie générale des signes de dégénérescence par tare originelle est bien établie par l'expérimentation sur des animaux et notamment par l'étude des effets de l'intoxication par le mercure, le plomb, l'alcool, etc., sur la mère et le fœtus. « L'expérimentation, d'une part, dit M. Charrin (*loc. cit.*), nous apprend qu'à leur contact les organes s'altèrent ; la chimie, d'autre part, les décèle soit au sein de l'économie maternelle, soit dans l'intimité des viscères fœtaux. Dès lors, la pathogénie des modifications imposées aux tissus des nouveau-nés, aussi simple que claire, dans ce cas, ne réclame aucun développement..... Ainsi, grâce, tout au moins en partie, à des interventions de substances solubles, la tare d'un organe de la génératrice, au cours d'une grossesse et dans certains cas, paraît se répéter dans le viscère fœtal homologue. Dans ces conditions, désireux d'éclairer cette question, nous avons avec M. Delamare, chez des femelles pleines, aseptiquement réalisé de larges lésions du foie ; or, lorsque la mise bas n'a pas eu lieu trop tôt, nous avons découvert chez plus d'un petit des altérations hépatiques. » Les mêmes expérimentateurs auraient obtenu des résultats confirmatifs en s'adressant à d'autres organes, les reins notamment.

Il est maintenant facile de comprendre comment les altérations de l'encéphale ou de glandes, à sécrétion interne par exemple, dont les secreta peuvent avoir une action sur la fonction de l'encéphale, auront des conséquences fâcheuses pour la descendance (intoxication alcoolique), comment se produira chez le descendant de l'alcoolisé l'état organique anormal qui constitue la tare originelle. On comprend ainsi que les phénomènes exprimant la dégénérescence ne relèvent pas seulement d'une organisation encéphalique anormale mais aussi de glandes à sécrétion interne, ou d'organes excréteurs anormaux par leur développement, leur constitution et leur fonction. (Les expériences de Charrin indiquent bien comment se constitue le *locus minoris resistentiæ*).

Mais la fonction encéphalique peut, avons-nous dit, être compromise par un autre ordre de causes, non héréditaires mais individuelles, accidentelles en quelque sorte, acquises par la victime elle-même, causes qui ont pour résultat une mentalité un peu comparable à quelqu'une de celles que peuvent donner les causes héréditaires :

b). — *Infirmités congénitales ou acquises.* — Dans cet ordre de causes, nous trouvons surtout :

1° Cerveau primitivement atrophié ou lésé dans sa structure intime pendant la vie fœtale, — 2° lésions méningo-encéphaliques consécutives aux convulsions dites infantiles, — 3° lésions méningo-encéphaliques consécutives aux affections tuberculeuses ou autres de l'enfance, — 4° compression de la tête par suite de coutumes locales, — 5° misère physiologique, — 6° alimentation défectueuse, — 7° surdité, — 8° cécité. Ces dernières causes ne donneraient pas, à mon avis, une dégénérescence mais laisseraient simplement un état primitif, un état d'infériorité relativement normale.

c). — *Causes associées.* — Toutes les causes génératrices de dégénérescence peuvent évidemment être diversement associées. Et l'on comprend aisément combien, la dégénérescence une fois créée, le sujet atteint serait fâcheusement influencé s'il était directement exposé encore à leur action ; celles qui agiraient ainsi ultérieurement joueraient évidemment rôle de circonstances aggravantes ; il en est bien souvent ainsi, par exemple, des excès alcooliques auxquels se livrent maints dégénérés héréditaires.

Il importe de remarquer que *la simili-dégénérescence* de causes accidentelles et non héréditaires n'expose les descendants du sujet atteint que si ces causes ont amené des modifications constitutionnelles profondes, comme celles que peut entraîner la misère physiologique, par exemple. Il n'y a évidemment pas de stigmates physiques indélébiles *transmissibles* de dégénérescence accidentelle qui n'est, en réalité, qu'une simili-dégénérescence, qu'un état d'infériorité relative comparable à quelqu'état de dégénérescence héréditaire mais ne devant pas être confondu avec la dégénérescence héréditaire.

* * * *

La dégénérescence par hérédité, quel que soit son degré, est accusée par des stigmates permanents, stigmates physiques et stigmates psychiques *toujours associés*, en plus ou moins grand nombre, plus ou moins saillants chez un dégénéré quelconque, mais *sans parallélisme fatal* des signes physiques et des signes psychiques.

Comme je ne pourrais pas, dans les limites de quelques leçons, vous présenter assez de malades pour appeler votre attention en même temps sur tous les signes physiques et tous les signes psychiques de dégénérescence auxquels il peut être utile, en maintes circonstances, d'attribuer une certaine importance, j'ai jugé bon, à l'exemple de quelques maîtres, de faire passer sous vos yeux d'abord tous les stigmates physiques susceptibles de vous fournir quelques indices relativement à l'étiologie et de vous aider à donner un diagnostic bien étayé, des conseils plus éclairés, plus précis, par exemple si la Justice ou quelqu'autorité administrative vous confie l'examen d'un individu dont les antécédents familiaux sont ignorés. L'examen morphologique est, comme vous le verrez, un *complément* utile de l'étude du sujet ; comme il n'y a pas de stigmates physiques, bien importants tout au moins, chez le dégénéré accidentel, chez le simili-dégénéré, lorsque vous constatez, par exemple, une association de signes physiques nets et de signes psychiques de dégénérescence, vous pouvez affirmer une tare héréditaire, et cela présente parfois de l'importance au point de vue du pronostic ou au point de vue médico-légal (simulation). La constatation d'altérations morphologiques superficielles dues à un trouble de développement dans la période embryonnaire doit évidemment faire penser à la possibilité d'altérations concomitantes d'organes internes, cerveau, glandes à sécrétion interne, etc., d'organes qui peuvent avoir une action sur la fonction cérébrale et, par conséquent, sur l'intelligence ; c'est déjà un indice d'organisation générale plus ou moins anormale, de déviation du type primitif, indice souvent bien significatif, comme vous le constaterez. L'existence de stigmates physiques internes de dégénérescence est certaine bien que nous ne sachions encore rien de précis quant à leur distribution.

Voici un exemple qui vous montrera immédiatement

l'utilité de la recherche des stigmates physiques : C'est une jeune fille arrivée dans le service, en octobre, atteinte d'excitation maniaque vive ; elle est aujourd'hui (mars) calme, lucide, laborieuse, elle a conscience de son état et ses sentiments affectifs sont normaux ; elle peut donc être rendue à sa famille. Mais ses parents me demandent s'ils peuvent la placer (domestique), s'il y a lieu de craindre d'autres accès d'aliénation mentale ? — Elle présente une asymétrie faciale bien marquée, les yeux ne sont pas sur le même plan horizontal (elle est debout), l'ouverture palpébrale gauche est plus petite que la droite, les dents sont mauvaises, mal implantées, la voûte palatine est ogivale, les lobules des oreilles sont peu et irrégulièrement développés, adhérents ; voilà *un ensemble* de stigmates physiques de dégénérescence qui paraît accuser une lourde tare héréditaire et qui, si l'on constate des stigmates psychiques aussi nets, permettrait déjà de penser à la probabilité d'autres accès d'aliénation mentale dans un avenir plus ou moins éloigné, suivant que cette fille sera ou non exposée à une association de causes déterminantes. Il est possible qu'un sujet, comme celui que je vais vous présenter en second lieu, ait un accès d'aliénation mentale qui ne dure que quelques jours et vous pourrez ainsi le voir guérir dans sa famille ; mais, la guérison d'un accès de folie obtenue, votre mission médicale n'est pas terminée : vous devez vous demander si de nouveaux accès ne sont pas à craindre, si vous n'avez pas quelques conseils à donner à la famille, à l'entourage, en prévision du retour de troubles psychiques et de premières mesures précautionnelles à prendre dans l'intérêt du malade, de la famille ou de l'entourage et de la société; vous serez, du reste, probablement consultés par la famille, par l'ancien malade lui-même relativement à la possibilité de reprendre tel ou tel emploi, telle ou telle profession ; il est donc utile que vous ne négligiez aucun renseignement susceptible de vous permettre de formuler un pronostic absolument judicieux. Les dangers de rechute vous apparaîtront évidemment d'autant plus sérieux et plus imminents que vous aurez relevé plus de signes de dégénérescence et qu'il existera un parallélisme plus saillant de stigmates psychiques et de stigmates physiques.

Cet homme qui, il y a quelques jours encore, était loquace, criard, incohérent, extrêmement mobile et désordonné, tellement agité qu'il n'avait pour ainsi dire pas le temps de prendre ses repas et qu'il était totalement privé de sommeil, cet homme est aujourd'hui calme, il ne déraisonne plus, il prend normalement ses repas, il repose pendant la nuit ; les sentiments affectifs reparaissent, il parle de ses parents, du jour où il pourra enfin les retrouver et il commence à se rendre un peu compte de sa situation ; il l'atteste bien lorsqu'il vous dit qu'il croit que ce sont des fatigues qui lui ont fait perdre la tête. Nous ignorons complètement ses antécédents héréditaires ; comment pourrions-nous donc nous prononcer au sujet de l'avenir, si nous avions à donner quelques conseils? — Évidemment nous devrions penser à la plus ou moins grande fréquence des récidives de la forme d'aliénation mentale observée chez lui, mais il ne serait pas moins

utile de prendre en considération le nombre, l'importance et le parallélisme de stigmates physiques et de
stigmates psychiques de dégénérescence ; nous voyons
facilement, ici, un niveau intellectuel peu élevé, de
l'obtusion intellectuelle symptomatique de débilité
mentale originelle, et, parallélement, de grossiers et
nombreux stigmates physiques, un crâne mal conformé,
une grossière asymétrie faciale, des oreilles asymétriques de conformation et d'implantation, etc., c'est-à-
dire tout un ensemble de signes accusant une lourde
tare héréditaire. Nous donnerions donc une conclusion
rationnellement déduite en disant que les moindres
causes déterminantes suffiraient pour ramener des
troubles qui, du reste, peuvent se produire simplement
en raison de la tare originelle jouant à la fois rôle de
cause prédisposante et de cause déterminante[1]. Et de
cette conclusion découleraient tout naturellement des
conseils éclairés dans le but de prévenir ou de retarder une rechute et en prévision des premiers dangers
en cas de rechute. De tels exemples montrent suffisamment l'intérêt que présente la recherche de tous les
stigmates de dégénérescence.

D'une façon générale, on peut dire que tout dégénéré par tare originelle est affecté de quelque irrégularité physique de développement. M'inspirant de le-

1. J'ai écrit ultérieurement à des parents du convalescent pour tenter d'obtenir quelques renseignements précis sur ses ascendants et,
comme les remarques ci-dessus le faisaient prévoir, j'ai appris qu'une
lourde tare héréditaire pèse sur lui : son père notamment et une de
ses sœurs ont été aliénés, traités dans un asile, et, pour notre malade,
quelques contrariétés relatives à un projet de mariage ont suffi pour
déterminer un accès de manie.

çons de MM. Séglas (surtout) et Topinard, je vais appeler votre attention sur les stigmates physiques que vous rencontrerez le plus fréquemment et sur ceux auxquels on accorde généralement une signification d'utilité au diagnostic étiologique de la dégénérescence (dégénérescence par tare originelle ou dégénérescence acquise à différencier). Voici un assez grand nombre de sujets offrant chacun quelques stigmates bien accusés ; examinons d'abord les stigmates de la tête [1] :

Tête. — Pour bien juger la forme et le volume du crâne [2], vous devez l'examiner surtout par inspection et *palpation (notamment pour le crâne de la femme).*

L'*inspection* par le haut vous permet de constater chez cette enfant une *plagyocéphalie,* c'est-à-dire une obliquité du crâne ovalaire, à diamètre antéro-postérieur oblique, forme attribuée à une ossification prématurée des sutures coronales ou fronto-pariétales ; elle vous révèle de même la *trigonocéphalie* de cet homme (crâne triangulaire, front en forme de coin, élargissement du diamètre bi-pariétal), due à une synostose prématurée de la suture métopique ou médio-frontale, — la *sténocéphalie* de celui-ci (étroitesse du crâne allongé en forme de coin), etc... L'inspection de profil vous fait apprécier surtout les rapports du développement du crâne et de la face ; c'est ainsi que vous voyez : chez ce *microcéphale* une face relativement très développée sous un crâne très petit, — chez cet

---

1. En général *voussures de compensation* (Topinard).

2. Nous négligerons la crâniométrie qui, n'offrant que peu d'intérêt pour l'aliéniste, n'en présente pas pour le praticien non spécialiste auquel s'adressent ces leçons.

hydrocéphale un crâne très grand par rapport au développement de la face, petite, en quelque sorte enfoncée sous une grosse boule, — chez cet *acrocéphale* un crâne élevé, le front fuyant en arrière[1]. Par l'inspection de profil, vous distinguez aussi les déformations artificielles, dont les deux principales, encore rencontrées en France, sont la *déformation toulousaine* et la déformation bilobée, de Lunier, *déformation normande*, la première (Midi) dans laquelle le front est fuyant, le crâne allongé en arrière par suite de compression par un bandage circulaire occipito-frontal, la seconde (Normandie, Seine-Inférieure surtout) dans laquelle le front est droit et le crâne encore refoulé en arrière mais par un bandage partant d'un point situé en arrière du bregma et descendant verticalement au-dessous du menton, bandage qui laisse un sillon en arrière de la partie frontale et qui semble diviser la tête en deux parties. Les coutumes locales, ces applications de liens, de bandages sur la tête, peuvent avoir pour conséquence, notamment si elles sont pratiquées par des sujets peu intelligents, et c'est aujourd'hui le cas le plus habituel[2], une gêne, une irrégularité dans le développement du cerveau et occasionner ainsi une dégénérescence acquise, une simili-dégénérescence que l'on trouvera plus tard accusée par de la débilité mentale

---

1. La voûte du crâne a été en quelque sorte soulevée en masse après ossification prématurée des sutures sagittale et coronale, la lambdoïde et les latérales inférieures demeurant libres (Topinard).

2. C'est-à-dire que ces coutumes ne sont plus guère observées que par des sujets relativement arriérés, dont l'éducation a été complètement négligée.

relative et par des stigmates physiques non congénitaux qui font défaut dans la plupart des cas de dégénérescence acquise relevant de causes accidentelles différentes. Il est donc utile, au point de vue du diagnostic étiologique principalement, de savoir que des caractères physiques anormaux peuvent être le résultat de causes autres que des tares originelles [1]. L'inspection de face vous permet de juger la largeur, la hauteur, la symétrie ou le développement des bosses frontales ; l'inspection par arrière vous montre les bosses occipitales et vous donne une idée de l'écartement bi-mastoïdien, vous renseigne sur l'implantation, asymétrique ou non, des pavillons auriculaires (Séglas).

Par la *palpation*, vous appréciez la forme générale

[1]. Mais, par contre, on pourrait aussi observer des malformations, même osseuses, volontairement provoquées chez des sujets originellement dégénérés : les trois sœurs Moi, dont deux sont en face de vous, sont filles d'une aliénée et d'un déséquilibré alcoolisé qui eut, me dit un avocat connaissant beaucoup la famille, la singulière idée fixe de faire en sorte que ses enfants aient têtes identiques, en forme de boule bien arrondie : dès la naissance, et pendant plusieurs mois, il leur massa quotidiennement, plusieurs fois par jour, toute la tête, crâne et face. Nos deux malades sont orthognathes, elles ont la même conformation générale de tête ; chez toutes deux les bosses frontales sont relativement proéminentes, inégalement chez l'une, séparées, surtout chez celle-ci, par une dépression médio-frontale continuée par une gouttière suivant la suture sagittale et particulièrement accusée en arrière du brégma, tandis que l'on trouve chez l'autre une dépression transversale (klinocéphalie légère) de la partie médio-supérieure du crâne. Mais ces caractères communs sont plutôt, à mon avis, originels que conséquences des pratiques du père, qui n'ont évidemment pas eu la continuité nécessaire pour laisser des traces indélébiles remarquables. De telles pratiques peuvent cependant avoir des conséquences fâcheuses, surtout pour des enfants originellement dégénérés.

du crâne, l'état des sutures et vous trouvez parfois les traces de traumatismes récents ou anciens (ce qui peut être utile pour formuler un diagnostic précis et une thérapeutique absolument rationnelle). Comment, sans la palpation, découvririez-vous, principalement chez la femme dont la chevelure est relativement abondante, la *scaphocéphalie* (crâne en forme de toit, de carène, saillie de la suture sagittale, crâne en forme de bateau, forme due à une synostose prématurée des deux coronales et de la sagittale)? — la *platycéphalie* (voûte du crâne aplatie)? — la *klinocéphalie* (voûte du crâne déprimée, en forme de selle)? —dont je vous présente quelques exemples?

La face est à examiner aussi par inspection et palpation; l'expression générale de la face, le masque de l'aliéné doivent vous apporter toujours quelques indices utiles; vous rechercherez si le volume de la face est en rapport avec celui du crâne [1], si ses ouvertures, ses organes sont symétriquement disposés ou développés, si quelque segment n'a pas eu un développement grossièrement anormal; on considère comme stigmates de dégénérescence : l'asymétrie, l'allongement, l'aplatissement de la face, l'asymétrie des yeux [2], les malfor-

---

1. Face relativement très développée chez le microcéphale, peu développée chez l'hydrocéphale.

2. Souvent non disposés dans le même plan. — Saillie du globe oculaire de certains idiots, par aplatissement du fond de la cavité orbitaire. — Nystagmus. — Yeux à cornées anormales par la forme, la courbure; yeux dont l'iris fait presque défaut, est divisé, imperforé, à ouvertures multiples, de coloration anormale, à pupilles congénitalement inégales, etc. — Nez congénitalement très dévié à droite ou à gauche, à racine séparée de la région frontale par un sillon transversal très marqué (coup de hache du nez de crétin; etc., etc.).

mations des paupières, leurs anomalies (paupières per-
forées, en boutonnières), l'aplatissement de la racine
du nez, la saillie exagérée et asymétrique des arcades
zygomatiques, la proéminence d'un ou des deux maxillaires, etc... ; le prognathisme [1] est un signe d'infériorité assez important résultant surtout d'un développement anormal du maxillaire inférieur et se rencontrant
principalement chez des idiots, des débiles mentaux, des
acromégaliques et dans certaines familles où l'aliénation mentale ou les maladies nervoso-mentales sont
relativement fréquentes.

La bouche doit être l'objet d'un examen particulièrement attentif car elle présente souvent, à côté de signes
de dégénérescence, de précieux indices symptomatiques
dont je vous signalerai quelques-uns incidemment dès
aujourd'hui ; ici, vous voyez un bec de lièvre simple,
un bec de lièvre double ; là, des lèvres insuffisantes
pour assurer l'occlusion buccale ; chez cette fille une
lèvre supérieure relevée, à bourrelet formant presque
double lèvre et ne recouvrant pas les dents ; chez cette
idiote et cette femme hébétée, inerte, une lèvre inférieure retombant presque sur le menton ; chez cet homme
(grand signe d'infériorité) une lèvre supérieure de hauteur démesurée. Voici maintenant quelques beaux types
de voûtes palatines de dégénérés : une voûte palatine
aplatie, une voûte palatine ogivale, une voûte palatine
tellement ogivale qu'elle a l'aspect d'une crevasse, une
voûte palatine sur laquelle sont implantées des dents,

1. Prognathisme simple, inférieur, lorsque le maxillaire inférieur est
seul proéminent, prognathisme double lorsqu'il y a proéminence des
deux maxillaires.

une voûte palatine incomplète (par lésions spécifiques ou arrêt de développement), une voûte palatine avec voile du palais et luettes bifides. Sont encore signes de dégénérescence : ces arcades dentaires asymétriques ou chevauchant, l'arcade inférieure se trouvant en avant de l'arcade supérieure, ces dentures mauvaises, irrégulières, à dents surnuméraires, supplémentaires ou clairsemées, anormalement implantées (antéversion, rétroversion, prognathisme ou opisthognathisme dentaire), etc... En recherchant les stigmates de dégénérescence, vous trouverez souvent des altérations ou des troubles qui suffiraient à vous mettre sur la voie d'un diagnostic : dents usées, par grincements (chez les paralysés généraux), dentelées, rayées transversalement (troubles trophiques, spécificité) ; — déviation de la langue [1], traces de morsures des bords de la langue, cicatrices, fissures, etc.

Les oreilles offrent quelque anomalie ou quelque caractère dégénératif chez presque tous les sujets prédisposés à l'aliénation mentale et tous les auteurs décrivent surtout les vices de conformation ou de développement du pavillon de l'oreille ; je crois utile de le faire aussi :

L'absence du pavillon ou du lobule n'est pas extrêmement rare, mais l'asymétrie de forme, de dimensions, d'implantation, d'écartement, est relativement fréquente ; quant aux principales variétés morphologiques de malformations du pavillon de l'oreille, ces malades vous les offrent :

---

1. Parfois conformation spéciale de la langue : macroglossie, pointe bifide, dentelée...

* Prolongement de la racine de l'hélix jusqu'à l'anthélix formant un pli qui divise la conque en deux cavités ;

* Bifurcation de ce pli transverse avant de toucher à l'anthélix et formation de trois cavités ;

* Hélix ne montant que jusqu'au-dessus de la fossette crurale, la partie descendante postérieure de l'oreille restant aplatie, en lamelle (oreille déplissée dite type Morel) ;

* Hélix, au contraire, très développé, couvrant la partie supérieure et postérieure de la fourche limitant la fossette crurale et la fossette scaphoïde ou, comme ici, recouvrant tout à fait la fossette scaphoïde, s'unissant à l'anthélix et formant une gouttière tubulaire ;

* Hélix dont le bord libre est dentelé ;.

* Hélix portant à la partie supéro-postérieure une saillie triangulaire du bord libre sur laquelle vous distinguez, à la loupe, des poils tous dirigés vers le sommet du triangle (comme chez les animaux), saillie dite « tubercule de Darwin », considérée par Darwin comme rappelant le pavillon de l'oreille des quadrupèdes ;

* Anthélix plus ou moins effacé et conque en forme de fossette ou de cornet ;

* L'oreille n° 1 de Stahl est caractérisée par un élargissement de la partie temporale ou supérieure de l'hélix qui fait défaut en dessous, en arrière, le pavillon ayant la forme arrondie de l'oreille d'éléphant ; l'oreille n° 2 de Stahl a pour caractéristique plusieurs fossettes intercrurales, et l'oreille n° 3 de Stahl est sans lobule, presque sans conque, hélix, anthélix et antitragus se confondant en quelque sorte ;

* Anthélix très saillant, semblant limiter l'oreille en arrière, l'hélix étant, pour ainsi dire, rejeté en dedans et derrière l'anthélix ou faisant défaut (oreille dite de Wildermuth) ;

* Lobule, ici, anormalement long ; là, court ; manquant chez cette femme, extrêmement mince chez cette autre, épais, en boule, chez celle-ci ; lobule bien détaché, normal chez cet homme, complètement adhérent, au contraire, dans toute sa partie antéro-interne chez cet imbécile, finissant en quelque sorte en pointe sur la joue ; etc... ;

* Voici maintenant un sujet à oreilles dites de Blainville : oreilles asymétriques quant à la forme, quant aux dimensions, quant à l'implantation, l'oreille gauche étant, comme dans la majorité des cas, la plus anormale ;

* Vous avez, enfin, sous les yeux une oreille dite « mongolienne » (Bourneville), oreille très petite, très écartée du crâne, rabattue, repliée pour ainsi dire sur elle-même, à pavillon un peu mobile, sans tubercule de Darwin, bien ourlée, à anthélix assez saillant, à conque petite, triangulaire, profonde, à tragus très petit et antitragus un peu renversé en dedans, lobule mince et adhérent.

Ces caractères pris isolément n'ont, je m'empresse de le dire, *aucune valeur scientifique,* car vous pouvez ainsi les relever chez des sujets dont la mentalité est absolument normale ; du reste quelques-uns de ces caractères peuvent être constants chez les habitants normaux de telle ou telle région ; il faut donc, avant de penser à la dégénérescence, lorsqu'on les rencontre, voir quel est le type normal de l'oreille [1] dans la région dont est originaire le sujet examiné ; ainsi, le tubercule de Darwin, relativement rare dans notre région, pourrait être considéré comme signe de dégénérescence lorsqu'on le trouve chez le Lorrain (associé à d'autres stigmates évidemment).

* Il vous suffira d'avoir vu ces quelques spécimens d'othématomes anciens pour ne pas confondre ces déformations cicatricielles avec des malformations dégénératives.

Chaque segment du corps, chaque organe, chaque système (glandulaire [2], pileux, osseux, nerveux [3], etc.) peut être le siège de quelque stigmate de dégénérescence ; je me borne à vous signaler les stigmates physiques que vous rencontrerez le plus souvent ou ceux que vous observerez dans le service : polydactylie, syndactylie, mégalodactylie, mains et pieds bots, absences congénitales de segment de membres, anomalies de développement de membres ou de segments de membres, mains longues à doigts très effilés de certains imbéciles, mains carrées, à doigts courts, de crétins, brièveté du pouce, à opposabilité limitée, longueur anormale de certains doigts, de l'annulaire principalement (sensiblement plus long que l'index chez l'épileptique,

---

1. Ovale chez l'Européen, elle s'arrondit ou tend au carré chez le nègre. Quelques coutumes ethniques la modifient, tel est l'allongement du lobule à l'aide de pendants très pesants (Topinard).

2. Dégénérescence glandulaire par anomalie de développement ou par anomalie de constitution et par suite composition anormale des secréta.

3. Anomalie de développement ou de constitution intime et, consécutivement, d'impressionnabilité, de réactivité.

d'après Ch. Féré), nanisme, gigantisme, etc... ; poils rares, anormalement implantés ou hyperthricose ; arrêts de développement ou développement anormal des organes génitaux, des mamelles, des mamelons, exiguïté ou volume relativement considérable du pénis, torsion sur lui-même, phimosis, épispadias, hypospadias, hermaphrodisme, cryptorchidie, monorchidie, anorchidie, microrchidie, etc., atrésie de la vulve, absence, imperforation, rétrécissement, cloisonnement, formes du mamelon, mamelons supplémentaires, asymétriques [1] etc., troubles fonctionnels congénitaux, du langage articulé par exemple, bégaiement, zézaiement, blésité.

Enfin, ne négligez pas l'examen de la peau, des poils, des ongles : les tatouages donnent souvent quelques indications sur le niveau intellectuel, les habitudes professionnelles, le sens moral, la moralité habituelle, etc.. ; les cicatrices peuvent dénoncer tentatives de suicide, habitudes de querelles, impulsivité, maladies (syphilis, épilepsie, etc..) ; la peau présente un aspect particulier chez le myxœdémateux ; les rides précoces accusent la sénilité précoce du dégénéré ; la calvitie précoce se rencontre chez des dégénérés non syphilitiques (elle est cependant surtout fréquente chez les hérédo-syphilitiques) ; les ongles du dégénéré sont souvent rongés, irrégulièrement développés ; l'onychophagie est extrêmement fréquente chez les dégénérés, même chez les dégénérés supérieurs.

---

1. L'asymétrie des mamelons n'est pas seulement un indice de prédisposition à la tuberculose pulmonaire, comme le prétend un confrère américain.

Les malformations, les anomalies de développement n'ont, je ne saurais trop insister sur ce point, en raison des critiques habituelles de personnes qui ne connaissent rien ou presque rien en matière de dégénérescence, n'ont une fâcheuse signification qu'à la condition d'être relevées en assez grand nombre chez le même sujet *et à côté de stigmates psychiques* de dégénérescence, mais leur constatation est souvent utile pour compléter les éléments de diagnostic ou de pronostic. A une époque où une école anthropologique tend à déterminer les caractères physiques particuliers à l'homme criminel, au criminel né, il n'est, du reste, pas permis au médecin appelé à s'occuper de médecine légale psychiatrique d'ignorer les caractères physiques signes de probabilité de dégénérescence qui peuvent devenir *signes de certitude à côté de stigmates psychiques importants.*

Comment ne pas prêter attention sérieuse à un ensemble de stigmates physiques comme celui que vous trouvez, par exemple, chez chacun de ces malades:

a) *Ici:* crâne très élevé (acrocéphalie), asymétrique, tourmenté; épaisse chevelure implantée sur la nuque jusqu'au-dessous du col; oreilles petites, arrondies (mongoliennes), asymétriquement implantées; paupières bridées; dents petites, mal implantées; voûte palatine ogivale; syndactylie (2ᵉ et 3ᵉ orteils de chaque pied); mamelons d'enfants de 4 à 5 ans chez un jeune homme de 18 ans; prépuce en forme de tablier ne recouvrant que la partie supérieure du gland;

b) *Là:* Asymétrie faciale grossière; strabisme; oreilles sans hélix, sans lobule, asymétriques; un testicule rudimentaire ; voix d'enfant chez un garçon de 23 ans ;

c) *Chez cette fille :* crâne ovalaire à grand diamètre antéro-postérieur oblique lorsque vous vous placez bien en face d'elle ; voûte palatine très ogivale, presque linéaire ; prognathisme du maxillaire inférieur ; une phalange surnuméraire implantée sur le pouce droit, etc.

Je vais, enfin, par un exemple, vous montrer comment la recherche des stigmates physiques de dégénérescence peut être encore utile en donnant un résultat négatif :

Cette jeune fille (10 ans) que vous voyez dans un état d'idiotie presque complète, ne présente cependant pas de sérieuses malformations physiques, pas de stigmates physiques proprement dits de dégénérescence ; elle paraît, au contraire, normalement développée, mais elle ne doit pas non plus être considérée comme une dégénérée héréditaire, bien qu'elle soit évidemment née avec une prédisposition aux altérations du système nerveux central[1] : son père, sobre, un peu nerveux, est intelligent, assez pondéré et jouit habituellement d'une bonne santé physique ; il eut, d'un premier mariage, deux fils, normaux (l'aîné aurait eu cependant des convulsions infantiles) et une fille morte à l'âge de 4 mois ; un second mariage lui a donné deux enfants, un fils, normal, et une fille, notre malade, qui serait née un peu avant terme, à la fin du huitième mois d'une grossesse au cours de laquelle auraient été pris des médicaments réputés abortifs ; l'enfant se développa néanmoins normalement, marcha, passa la période de première den-

---

1. Son *locus minoris resistentiæ.*

tition comme les autres enfants ; elle n'eut de retard que dans l'apparition du langage articulé ; elle paraissait avoir cependant une intelligence à peu près normale. Mais elle eut successivement « une fièvre muqueuse ou une gastro-entérite », des « végétations adénoïdiennes de l'arrière-gorge », une otite purulente ; lorsque sa santé physique le permit, on l'envoya à l'école communale, mais il fut impossible de lui apprendre à lire ; on put toutefois l'occuper à la maison à de grossiers ouvrages de ménage, balayage, nettoyage de vaisselle ; elle était assez docile et facile à diriger. Elle devint bientôt malpropre, capricieuse, d'une irritabilité extrême, brutalisant son jeune frère pour les motifs les plus futiles (coup de pied qui lui brise deux dents, menaces d'un coup de couteau), cassant violemment la vaisselle et elle ne tarda pas à devenir gâteuse, de jour et de nuit ; c'est dans ces conditions que l'on fut amené à l'hospitaliser (à l'âge de onze ans). Elle avait neuf ans lorsque sa mère mourut, tuberculeuse.

Voilà donc un exemple assez intéressant dont l'analyse peut être, comme vous allez voir, très utile grâce à l'absence de stigmates physiques de dégénérescence : vous constatez un état de dégénérescence intellectuelle et morale bien accusé mais chez un sujet dont sont normaux le facies, le crâne et tous les organes habituellement remarquables par des malformations chez les dégénérés héréditaires, vous êtes amenés à conclure à une dégénérescence non originelle ; vous vous renseignez et vous apprenez, en effet, que l'enfant a été primitivement normale au point de vue du développement intellectuel. Vous obtenez ainsi un diagnostic étiologique très précis qui vous permet d'indiquer ce que l'on peut attendre d'un traitement et de rassurer la famille au sujet de la santé morale d'autres enfants.

***

En cherchant des stigmates physiques de dégénérescence chez cette femme qui présenta toujours de l'obtusion intellectuelle que l'on a attribuée à des excès alcooliques, on ne l'aurait pas laissé condamner de vingt à trente fois pour violences d'actes ou de langage, outrages à la pudeur, etc., toutes condamnations qui ne protégeaient nullement la société et qui n'avaient évidemment aucun effet favorable sur l'intéressée ; on aurait facilement constaté qu'elle est porteuse d'un très grand nombre de cicatrices (plaies contuses, brûlures, coupures), toutes localisées sur le côté gauche et, en se rappelant que l'épileptique tombe presque toujours sur le même côté, que l'ivrogne tombe à droite, à gauche, en avant, en arrière, assis, etc., on aurait pensé à l'épilepsie et on aurait fait un diagnostic utile à la malade et à la société.

***

Je vous engage même, lorsque vous serez appelés à voir un aliéné dans sa famille, à relever, discrètement bien entendu, les stigmates physiques de dégénérescence que vous pourrez observer chez les parents proches ; vous aurez souvent ainsi des indices sérieux d'une tare héréditaire que, contrairement aux assertions de ces parents, viendront affirmer aussi les remarques que vous

aurez l'occasion de faire relativement à leur mentalité
générale ; il vous arrivera de voir des simples d'esprit,
des dégénérés assez bien caractérisés, autour du malade
pour lequel vous serez appelés et ils vous affirmeront
que tous les membres de leur famille ont toujours été
absolument sains d'esprit, sobres, etc., et qu'ils ne peuvent s'expliquer le cas actuel ; vous rencontrerez d'autres parents qui, connaissant parfaitement les tares fa-
miliales qui causent surtout la maladie pour laquelle on
vous consulte, s'efforceront de vous convaincre que ce
cas d'aliénation mentale n'est qu'accidentel dans leur
famille ; ils ne vous révéleront pas la vérité soit par
amour-propre, soit par intérêt (crainte de divulgations
qui pourraient faire échouer quelque projet de mariage, etc...). Comme il importe souvent que vous puis-
siez apporter un diagnostic et un pronostic assez précis,
ne négligez donc aucun moyen d'investigation et observez à la fois le malade et ses proches, mais si vous
avez à délivrer un certificat ou un rapport qui ne devront
pas conserver un caractère absolument confidentiel,
*donnez diagnostic et pronostic sans faire connaître tou-
tes les sources* auxquelles vous avez demandé des éléments d'appréciation [1].

1. Un de nos confrères exerçant dans la Savoie avait mis cette phrase
dans un certificat à joindre à une demande d'admission dans un service d'aliénés : « Parmi les collatéraux, on trouve un frère dégénéré,
type du persécuté-persécuteur, et une sœur peu intelligente. Un fils
du premier lit présente aussi des signes de dégénération mentale. »
Deux des personnes visées dans ce passage du certificat assignèrent
l'auteur devant le Tribunal de Chambéry qui, par jugement du 1ᵉʳ juillet 1905, ordonna une expertise. Mais il fut fait appel de ce jugement
devant la Cour de Chambéry qui, le 25 juin 1907, jugeant au fond, a

*
* *

Nous arrivons maintenant à l'étude des stigmates psychiques de dégénérescence relativement à l'existence desquels chez le sujet que vous êtes appelés à examiner vous pouvez être renseignés par les parents ou les amis du malade, par l'observation directe et par interrogatoire direct du malade ; je vous conseille de chercher toujours à faire un premier diagnostic étayé seulement sur l'observation directe et sur l'interrogatoire de la personne que vous avez à examiner ; vous éviterez ainsi de vous exposer à subir l'influence d'un entourage qui peut avoir intérêt à vous induire en erreur et vous conduirez mieux votre interrogatoire, vous le ferez toujours plus complet. Mais, pour obtenir de l'observation et de l'interrogatoire directs tout ce qu'ils peuvent donner, il faut remplir certaines conditions générales que je crois devoir vous signaler dès le début de ces leçons, sauf à appeler votre attention sur des points particuliers à l'occasion de l'étude de diverses formes d'aliénation mentale : l'attitude générale, le facies et la mimique du sujet vous apporteront déjà quelques indices exacts, si vous savez leur conserver les caractères qu'ils ont habituellement chez lui, et l'interrogatoire vous donnera bientôt satisfaction complète si vous le faites avec la sollicitude, le ton et le langage nécessaires ; il faut, en effet, inspirer confiance au sujet, lui enlever rapidement l'appréhension qu'a pu faire naître votre

condamné notre confrère à payer aux appelants la somme de mille francs, par moitié à chacun.

venue et lui tenir un langage qu'il comprendra sans le moindre effort ; vous aurez, par conséquent, en le questionnant, à tenir compte de son niveau intellectuel qu'il vous aura bientôt permis d'apprécier, du caractère qu'il vous montrera immédiatement et de la langue qu'il vous parlera ; il est souvent utile, comme vous aurez souvent occasion de le voir ici, de se servir des expressions plus ou moins triviales habituelles à certains dégénérés pour les déterminer à parler sans réticences [1]. Il est rarement nécessaire d'élever la voix, de parler sévèrement au sujet que l'on n'interroge qu'en vue d'un diagnostic.

Après un examen direct fait dans ces conditions, vous pourrez, sans crainte d'être le jouet de calculs intéressés, chercher près de la famille, ou près de l'entourage habituel, les renseignements complémentaires toujours utiles pour affirmer et compléter le premier diagnostic et pour la prescription des mesures précautionnelles à prendre.

Cet imbécile, que j'interroge froidement, sèchement, sans brusquerie cependant, ne me répond pas ou ne donne qu'un « oui », un « non », ou un « je ne sais pas », en réponse à mes questions même très pressantes, répétées ; mais que je lui parle doucement, en lui frappant sur l'épaule, en plaisantant, en le traitant comme un enfant, vous le voyez sourire, devenir confiant, relativement exubérant ; à cette question : Vous êtes grand, maintenant, il faudra bientôt songer à vous marier ? il

---

1. Il faut que le dégénéré comprenne facilement qui l'interroge et qu'il se sente un peu en face d'une mentalité analogue à la sienne ; c'est ainsi surtout qu'il devient confiant et qu'il est amené à parler.

s'écrie en riant : « Je n'aime pas les femmes, j'aime mieux les petites filles ; c'est pour ça qu'on m'a mis ici. » Il a donc suffi de le cajoler un peu pour obtenir un renseignement fort important qu'il n'aurait probablement pas donné, aussi facilement au moins, à un examinateur toujours grave et froid.

Un autre dégénéré, d'abord réticent, manifestement méfiant, ne se décidera, comme vous le verrez lors de la prochaine leçon, à vous dévoiler ses prédominances d'instincts, ses penchants les plus anormaux que s'il croit pouvoir obtenir de qui l'interroge quelque avantage répondant précisément à ses penchants (plus de liberté, par exemple).

Il ne faut jamais paraître indifférent, méfiant ou maussade en face d'un dégénéré ou d'un aliéné, si l'on désire un diagnostic complet permettant de prendre toutes les mesures précautionnelles utiles à la fois au dégénéré ou à l'aliéné et à la société.

DEUXIÈME LEÇON

Sommaire. — Les grands stigmates psychiques de dégénérescence. — Exemples cliniques. — Classification de Magnan et Legrain. — Influences des principales étapes physiologiques de l'existence ou même d'états physiologiques normaux très temporaires ; exemples cliniques — Démences précoces ; faits montrant tendance particulière du dégénéré à la déchéance intellectuelle complète.

Le dégénéré héréditaire est un être anormal *ab ovo* ; on peut dire sans exagération qu'il est anormal du berceau à la tombe et que, bien que nous ne les distinguions pas toujours dès l'enfance, il offre toujours du côté de l'état mental et du côté du physique[1] des déviations du type que nous nous représentons comme normal, déviations ou par excès ou par arrêt de développement d'organes ou de facultés, d'où résulte un défaut d'harmonie, un manque de pondération manifeste à toutes les phases de la vie.

Il est, à la vérité, possible que le défaut d'harmonie des facultés n'apparaisse un peu saillant chez certains sujets dégénérés dits supérieurs, qu'à l'occasion de crises physiologiques (menstruation, grossesse, par

---

1. Nous sommes, en effet, loin de connaître tous les stigmates physiques de dégénérescence ; nous ignorons presque tous les stigmates physiques internes, et il y en a bien certainement. Que savons-nous des dégénérescences des glandes à sécrétion interne ?

exemple), de circonstances accidentelles (excès alcooliques légers, contrariétés relativement insignifiantes, etc...), d'événements qui laisseraient à l'individu normal la pondération habituelle de ses facultés [1].

On peut donc poser en principe que l'insuffisance mentale est constante chez le dégénéré, mais variable évidemment suivant que l'on examine un sujet d'un degré élevé de l'échelle de la dégénérescence ou que l'on observe un individu en bas de l'échelle (dégénéré dit supérieur et idiot). Il y a, par conséquent, un grand nombre de degrés dans la dégénérescence intellectuelle ou morale ; on peut presque dire qu'il y en a autant que de dégénérés. Mais on trouve chez tous un certain groupe de caractères fondamentaux et ils ne diffèrent en réalité les uns des autres que par le plus ou moins d'étendue ou d'apparence de ces caractères, de tel ou tel de ces caractères ou par quelques caractères secondaires surajoutés ; *aussi ne me sera-t-il pas difficile de vous montrer des liens de parenté bien tranchés entre les délires des dégénérés dits supérieurs et ceux des dégénérés relativement bien inférieurs et de simplifier ainsi considérablement l'étude de l'aliénation mentale.*

Le grand stigmate de l'insuffisance mentale est la

1. Allusion aux dégénérés dits de la zone mitoyenne (Maudsley) ou vivant sans cesse sur les frontières de la folie (B. Ball), sujets passant en deçà ou au delà de la frontière suivant les circonstances de milieu, de variations physiologiques normales (règles) ou pathologiques de la santé, etc., individus que le public classe sous l'étiquette « originaux », chez lesquels Maudsley voit un « tempérament fou » attestant une ascendance entachée de quelque affection du système nerveux, de quelque intoxication à retentissement sur le système nerveux, — chez lesquels Morel voyait aussi l'expression d'une intoxication des générateurs.

déséquilibration des facultés ou le développement anormal des facultés ; la déséquilibration est souvent plus apparente chez le dégénéré supérieur que chez le dégénéré d'un degré moyen : quelques facultés ont pu acquérir chez lui un très grand développement, alors que d'autres sont restées plus ou moins rudimentaires; s'il semble parfois toucher au génie, ce n'est jamais que par un point, il n'est jamais que génie partiel, vous le verrez alors exposé à quelques niaiseries, à des jugements puérils, à une incoordination de pensées ou de décisions, ou se laisser aller à quelque passion grossière, se montrer aboulique. Ces peintures, œuvres d'une de nos pensionnaires, mettent bien en relief ces contrastes : les unes paraissent œuvre d'un peintre amateur de valeur moyenne, les autres semblent produites par la main inexercée d'un débutant peu intelligent ; les unes et les autres datent de la même époque, mais les unes sont des copies, les autres ne sont que l'expression de l'imagination et de la volonté débiles de la malade livrée complètement à elle-même. De même ces deux petits tableaux, exécutés par un peintre évidemment assez habile, dont l'imagination vive est attestée par l'expression donnée à ses personnages, trahissent cependant une exaltation érotique grossièrement anormale, attestent une grossière déséquilibration des facultés.

L'observation un peu attentive du sujet affligé d'une tare dégénérative originelle révèle facilement un développement asymétrique, non parallèle des facultés intellectuelles ou morales et de la volonté. Le dégénéré ne voit pas, ne sent pas, ne pense pas, ne juge pas et n'agit pas à la manière commune ; il ne peut pas comprendre et observer les conventions sociales, les devoirs sociaux ou familiaux comme l'homme réputé normal ; il présente toujours une certaine altération du sens moral [1] qui peut aller même jusqu'à la nullité alors que cependant quelques facultés ont acquis un assez grand développement ; le dégénéré inférieur, l'idiot, n'est donc pas seul totalement privé de sens moral.

Toutes les conventions sociales ont été dictées en somme par les sentiments égoïstes du plus grand nombre, par le besoin d'assurer au plus grand nombre les meilleures conditions de sécurité et de bien-être, et ces conditions sont toujours susceptibles d'amélioration, de progrès ; elles ont été de plus établies par la collectivité de beaucoup la plus importante et la plus pondérée. Le dégénéré, incapable de les comprendre, d'en apprécier la valeur, est aussi incapable de collaborer à leur évolution et de les respecter. On est amené

1. Le sens moral n'est, comme vous le savez, qu'une faculté acquise : ce sont, suivant l'expression de Maudsley, les intérêts communs, les sentiments égoïstes qui ont fait considérer tels ou tels actes comme préjudiciables à l'association, qui ont donné tout d'abord à un petit groupement, à la famille, l'idée du bien et du mal. Cette idée propagée de génération à génération est peu à peu devenue en quelque sorte héréditaire, s'est développée de générations à générations et c'est d'elle que sont dérivées les idées de solidarité qui ont remplacé le groupement familial primitif par le groupement en tribus ; c'est ainsi, ajoute Maudsley, par l'acquisition de cette faculté et par son *évolution progressive*, qu'ont pu se former les provinces, les duchés, les nations et que viendra l'existence internationale. Lorsque leur sens moral sera plus développé, les nations sentiront que leurs intérêts ne font qu'un et elles n'apprendront plus à faire la guerre ; ce sera une nouvelle étape vers la fraternité universelle (Maudsley).

ainsi à considérer comme anormal, inférieur ou dégénéré, l'homme incapable des opérations intellectuelles, communes à la masse réputée normale, qui ont classé tel ou tel acte, l'homicide par exemple, comme criminel et répréhensible.

La sensibilité morale, l'émotivité du dégénéré diffère aussi très sensiblement de celle de l'homme normal : vous le voyez tantôt insensible à tous les malheurs qui fondent sur sa famille et sur lui-même, tantôt cruel et brutal envers les animaux ou envers des êtres débiles, inoffensifs, quand il ne l'est pas à l'égard de ses parents ; — parfois, au contraire, il présente une exaltation émotive contrastant extraordinairement avec l'émotivité du sujet réputé normal, il se montre d'une bonté absolument démesurée, se dépouille plus que de raison pour soulager une misère, etc... Et vous rencontrerez cette insensibilité, cette perversion de sensibilité ou ces exaltations d'émotivité tantôt à côté de facultés intellectuelles manifestement insuffisantes ou très inférieures, tantôt à côté de facultés intellectuelles très développées ou paraissant normales. Mais les exaltations de sensibilité morale, d'affectivité sont bien souvent aussi mensongères, simulées dans un but intéressé par le dégénéré, dont l'égoïsme se trahit à chaque instant comme vous le verrez : vous allez entendre avec quelle grossièreté, quelle animosité vous parlera de sa mère une jeune fille qui adresse cependant à cette malheureuse femme les lettres les plus affectueuses, les plus flatteuses, dans lesquelles elle manifeste le désir de rentrer avec elle pour travailler, pour lui venir en aide, pour la dédommager de tous les ennuis qu'elle lui a causés ; lorsque nous lui ferons remarquer que ses lettres ne sont guère conformes aux propos qu'elle tient ici contre sa famille, elle s'écriera, en riant : « Tiens ! si je ne lui parlais pas ainsi, elle me laisserait ici toute ma vie, je ne pourrais jamais en sortir ; une fois sortie d'ici, je m'arrangerai bien toute seule, si elle ne veut pas me garder » (ce qu'elle nous a dit maintes fois). Elle simule donc de l'affection dans un but essentiellement égoïste. Toutes les fois qu'il a besoin du mensonge ou de la simulation pour satisfaire quelque appétit instinctif, quelque sentiment égoïste, le dégénéré devient sans hésitation simulateur ou menteur, la mythomanie « tendance pathologique plus ou moins volontaire et consciente au mensonge et à la création de fables imaginaires » (Dupré) étant un stigmate fréquent, sinon constant, de dégénérescence.

Mieux que la meilleure description théorique les faits cliniques que je vais vous présenter dans la première série de cours vous donneront les caractères communs à tous les dégénérés et vous diront ce que valent les différenciations que l'on a tenté d'établir ; voici déjà trois faits intéressants :

Jom..., née le 4 mai 1869, dont la tare héréditaire est grossièrement accusée par de nombreux stigmates physiques de dégénérescence, asymétrie cranienne, étroitesse de la voûte palatine, dents irrégulières, petites, macrocéphalie, petite taille, etc..., — est une idiote qui n'a pu recevoir aucune éducation professionnelle, et qui ne parle pas, bien qu'elle ne soit pas sourde. L'insuffisance mentale est grossièrement manifeste, accusée par l'attitude, le facies, la maladresse, etc..., mais une mimique suffisamment expressive atteste cependant l'existence, à côté d'un égotisme évidemment prédominant chez tout idiot, d'une certaine perversion morale et d'une prédominance relativement considérable de l'instinct génésique ; elle montre parfois un peu d'irritabilité, elle frappe du pied, elle grimace en signe de mécontentement ; à l'exemple des dégénérés plus intelligents qu'elle, un peu supérieurs même, elle sourit, elle témoigne une certaine satisfaction lorsqu'elle voit pleurer ou gourmander quelque compagne, mais elle exprime de la joie lorsqu'elle se trouve en face d'un homme et, par une mimique qui ne laisse aucun doute, elle cherche à lui faire partager ses désirs érotiques. Ses faveurs n'ont, du reste, pas toujours été refusées, car elle nous est arrivée, en juin 1902, mère d'un garçon vivant, âgé de quinze mois, fruit d'une union passagère *avec un vieillard infirme* hospitalisé avec elle dans une sorte de ferme-asile [1].

Vous voyez qu'une analyse un peu serrée de l'idiot permet de retrouver même dans sa mentalité rudimentaire les stigmates psychiques principaux de la dégénérescence.

Voici une jeune fille (18 ans) qui sait lire, écrire et compter, dont l'intelligence paraît normalement développée à un examen superficiel ; dans le service depuis un an environ, elle a, pendant les premières semaines de son séjour à l'asile

---

1. Ce qui montre déjà l'utilité, au point de vue social plus encore qu'au point de vue individuel, de veiller sur les idiots et les imbéciles, de leur assurer une surveillance soutenue, car ils peuvent, en outre d'autres dangers qu'ils font courir à la société par suite de leur *inconscience* ou de *moments d'irritabilité, faire souche* de dégénérés, de sujets infirmes, de vagabonds, etc...

de Maréville, une conduite correcte et même une assez bonne tenue, elle est docile, laborieuse, mais, malgré un niveau intellectuel en apparence normal, au premier abord au moins, nous relevons immédiatement de la déséquilibration des facultés et une insuffisance grave du sens moral ; Claudine arrive ici sans le moindre renseignement, sans certificat médical, mais, sans manifester la moindre émotion, bien qu'elle n'ait que dix-sept ans; presque spontanément, après quelques questions banales seulement, elle nous apprend qu'elle est fille d'un ivrogne qui a été condamné à de la réclusion, à dix ans d'interdiction de séjour, pour viol d'une de ses filles, qu'elle-même a été arrêtée pour avoir, sur la voie publique, montré à une jeune camarade les mauvai..s habitudes d'un chien (*sic*) ; elle donne avec une complaisance singulière des détails relatifs à cette scène de sodomisme et elle indique, sans réflexion ou sans attacher d'importance à de tels actes, qu'elle était au moins un peu coutumière de pratiques obscènes, disant avoir, dans une circonstance antérieure, remis à sa place la maîtresse du chien, alors qu'elle lui faisait des observations relatives à sa conduite habituelle, à sa tenue en face de ses enfants, etc... C'est le sourire sur les lèvres, comme aujourd'hui, qu'elle parle de ses lubricités, de son arrogance envers les personnes qui lui adressent de justes réprimandes ; c'est avec indifférence qu'elle fait connaître la conduite immorale de son père ; elle montre donc bien un caractère facilement indiscipliné et une faiblesse considérable du sens moral ; elle n'a donc pas la sensibilité morale, l'impressionnabilité, la réserve que l'on est habitué à voir chez une jeune fille de cet âge. Si l'on recherche des stigmates physiques de dégénérescence, on trouve des lobules auriculaires sessiles, un aplatissement de la face, une saillie anormale des arcades zygomatiques, une mauvaise denture, une voûte palatine plate, etc...

C'est avec la mentalité dont je viens de parler que cette

jeune fille nous apparaît dès son admission dans le service, mais bientôt on la voit rechercher la société des dégénérées chez lesquelles prédominent les pires instincts, trouver un attrait extrême aux conversations érotiques de ces dernières comme à tous les propos ou à tous les actes grossiers qui choquent la plupart des personnes qui l'entourent, elle cherche toutes les occasions possibles de rencontres d'hommes, aliénés ou infirmiers, toutes les occasions d'échanges de conversations lubriques, même mimées, et elle oppose les dénégations les plus véhémentes, les plus indignées, lorsque, la prenant sur le fait, on lui fait la moindre observation ; elle se pose en victime, se donne comme un modèle de vertus et de docilité, alors qu'on la prend en flagrant délit de mensonge, de pratiques érotiques ou d'indiscipline. Elle affecte parfois cependant de se repentir, elle paraît prendre de sages résolutions, elle semble se mettre résolument au travail, elle s'éloigne des dégénérées instinctives à son image, mais, dès qu'elle ne se sent plus surveillée, car tout cela n'est que mensonge ou dissimulation, ou dès que le moindre appel est fait à ses instincts par une compagne, les belles promesses sont oubliées, malgré son désir de retrouver la liberté et la conscience qu'elle ne l'obtiendra pas si elle ne change pas ; elle n'a donc pas non plus une volonté suffisante pour résister aux moindres sollicitations de ses instincts, aux moindres appels adressés à ses instincts ; la déséquilibration psychique est donc bien évidente.

Vous avez, par conséquent, en face de vous une jeune fille dont la dégénérescence est accusée à la fois par ce que nous savons de ses antécédents familiaux et par des stigmates physiques et psychiques. S'il vous restait quelques doutes, voici des renseignements complémentaires suffisants pour les dissiper : la grand'mère paternelle de notre dégénérée était une ivrognesse extraordinaire (elle se faisait même des soupes à l'eau-de-vie) ; son père a toujours été extrêmement érotique et il a été condamné pour attentats à la pudeur sur ses enfants ; elle-même, dès la plus tendre enfance, est mythomane invétérée, irascible, indisciplinée, grossière : placée dans une école ménagère, elle y est parfois tellement difficile à diriger et à surveiller que l'on finit par la rendre à sa mère, ouvrière de fabrique, qui, en raison des prédominances de mauvais instincts de la fillette, est bientôt obligée de la tenir rigoureusement séquestrée chez elle pendant ses heures d'atelier.

L'histoire et l'observation directe de cette autre jeune fille vous montreront jusqu'où peut aller la perversion de la sensibilité morale et quelle surveillance est nécessaire au dégénéré, surtout à celui dont les facultés intellectuelles ont pu acquérir un certain développement et qui peut ainsi tromper plus facilement :

Masinn est arrivée dans le service à l'âge de douze ans ; la coexistence de signes somatiques (développement physique retardé, front bas, facies simiesque, voûte palatine ogivale, etc...) et des stigmates psychiques dont je vais vous entretenir caractérisaient nettement une dégénérescence héréditaire ou par influence héréditaire. Masinn n'est pas inintelligente, mais elle est très indisciplinée, elle n'apprend rien à l'école de son village parce qu'elle est surtout portée à contrarier, à taquiner, à faire le mal, parce que causer de la peine lui procure une satisfaction très grande qu'elle est impulsivement portée à rechercher sans cesse ; aussi reste-t-elle toujours absolument insensible à toute réprimande, paraît-elle totalement privée de sentiments affectifs altruistes et est-elle coutumière de mensonges et de délations. Elle devient bientôt passionnément en quête de mauvais tours à jouer aux habitants de son village, elle enlève les clefs laissées sur les

portes, les jette à l'eau, les cache dans des fumiers, elle cache
les outils des cultivateurs, elle aime à faire tout ce qui peut
être désagréable ou causer des ennuis à autrui, elle se plaît à
exercer des sévices sur de petits enfants, plus faibles qu'elle,
elle attire les garçons, se livre sur eux à des attouchements,
elle s'exhibitionne devant eux, elle leur apprend, même à
l'école, les mots les plus orduriers et elle ne répond que par
injures aux observations qu'elle s'attire. Elle a toujours,
comme aujourd'hui, réponse à tout et elle se vante même de
ce qu'elle fait : frappe-t-elle un enfant qui jouait avec elle?
— c'est parce qu'il a joué avant son tour; jette-t-elle un
enfant à terre? — c'est parce qu'il l'empêchait de voir quelque chose; etc... Elle entraîne un jour une fillette de trois à
quatre ans près d'un puits dans lequel elle la précipite? —
Mais c'était, dit-elle, pour la corriger, car elle lui avait lancé
une pierre qui était venue l'atteindre au talon. A la suite de
cet infanticide (commis à l'âge de douze ans), elle est placée dans un hospice, dans un service de réforme, où, souvent
colère, toujours dissimulée, elle dérobe tout ce qui peut être
caché, elle prend plaisir à déchirer linge, literie, surtout quand
on ne l'observe pas, dans l'espoir qu'une de ses compagnes
subira les conséquences de ses méfaits. On l'envoie, enfin, à
l'asile de Maréville où, dès son arrivée, elle se met à taquiner malades et infirmières, et, quelques jours après l'admission, on la surprend tentant d'étrangler, à l'aide d'un foulard, une aliénée débile et âgée. Elle est toujours évidemment
l'objet d'une surveillance spéciale, mais elle ne laisse échapper aucune occasion de mal faire et dès que, par suite d'un
incident quelconque, la surveillance vient à se relâcher, on
peut être certain que Masinn commet quelque acte malveillant : c'est ainsi qu'elle parvient un jour à s'introduire dans
un grenier avec un charbon incandescent et elle allume un
ncendie; — une autre fois, elle vole les clefs d'une infirmière
et les enterre dans un massif de fleurs; — puis on la surprend

enfonçant des épingles dans le pain d'une malade âgée; ou elle déchire des rideaux que l'on vient de réparer, elle vole des allumettes à une infirmière et elle les offre à une aliénée qu'elle sait dominée par des idées de suicide et à laquelle elle procure des chiffons qu'elle va l'aider à allumer sous ses jupons, etc... Sans cesse en éveil, à la recherche de quelque mauvais acte à commettre, poussant les mélancoliques au suicide, facilitant des tentatives de suicide, on la trouve toujours dans la société des malades les plus vicieuses de son quartier[1].

Elle est toujours, comme cela ressort de cet interrogatoire, sournoise, menteuse, et flatteuse à l'occasion ; elle n'obéit jamais qu'à des sentiments égoïstes; il semble que toutes ses pensées, tous ses actes tendent à la satisfaction de cette malveillance invétérée seule capable de lui apporter quelques jouissances. Elle n'est pas inintelligente et inconsciente et l'on s'étonne au premier abord de la trouver dans un service d'aliénés; cependant elle est bien incapable des opérations cérébrales qui amènent au respect des conventions sociales, à leur intelligence ; aujourd'hui, âgée de vingt et un ans, elle n'a pas plus de sens moral qu'elle n'en avait à l'âge de douze ans, elle n'a pas plus de sensibilité morale, elle est dominée par le même besoin de nuire, elle ne trouve de plaisir réel que dans la satisfaction de ce besoin, mais elle est un peu plus dissimulée, elle est plus entraînée au mensonge, à la pratique des moyens de tromper et elle n'en est que plus dangereuse. Si elle fait écrire de temps en temps à ses parents, elle simule de l'affection; elle semble s'intéresser à ses parents parce que ses lettres provoquent des envois de friandises.

1. En règle générale, du reste, vous verrez toujours le dégénéré rechercher la société d'un autre dégénéré; les unions passagères ou régulières de dégénérés sont si habituelles que l'on doit voir là encore une des causes principales de progression de la dégénérescence.

Depuis quelque temps Masinn est surtout kleptomane ;
elle s'empare de tout ce qui lui tombe sous la main et elle
cache dans son lit ou dans celui de ses compagnes maints
objets dont elle n'a nul besoin; ce n'est pas seulement à une
impulsion au vol qu'elle cède mais au désir irrésistible de
causer de la peine aux infirmières ou aux malades dans les
lits desquelles on trouvera les objets dérobés[1].

Il semble qu'il doit y avoir chez de tels dégénérés
une volonté assez ferme ; vous verrez plus tard que la
volonté est, au contraire, bien instable chez le dégénéré, que, s'il est ferme par à coups, parfois extrêmement énergique, il est rarement capable d'une énergie
bien soutenue, de ténacité réelle.

Déséquilibration ou développement anormal de facultés, sens moral insuffisant, sensibilité morale ou émotivité anormale, égoïsme toujours excessivement prédominant, troubles de la volonté ; tels sont donc les
principaux stigmates psychiques de dégénérescence
originelle.

..

On rencontre la même mentalité fondamentale, à des
degrés divers, chez tous les dégénérés héréditaires,
chacun des facteurs dont nous venons de parler, de
signaler les variations, pouvant apporter une note

---

1. La kleptomanie (impulsion au vol) doit être bien souvent la conséquence d'habitudes prises sous l'influence du besoin de taquiner,
de causer des ennuis, besoin qui entraîne certains dégénérés à cacher
des objets, des outils, etc.

plus ou moins marquée ; pour faciliter l'étude de la dégénérescence, MM. Magnan et Legrain ont classé les dégénérés suivant la prédominance de tels ou tels facteurs ; ils distinguent [1] :

1° *Les déséquilibrés de l'intelligence.*
Caractère principal : Insuffisance mentale.

a) En bas de l'échelle : *L'idiot,* intelligence rudimentaire, réduit à une vie purement végétative, ou à peu près, — qui n'a guère que des instincts et surtout l'instinct de la conservation, de protection égotique. Les excitations internes ou externes agissant sur la moelle et le grand sympathique n'ont aucune réaction sur les centres psychiques ; il vit ou il agit, par conséquent, comme un automate.

b) Sur un échelon plus élevé : *Les imbéciles* [2], les *arriérés,* les *faibles d'esprit,* les *débiles mentaux,* (qui vont de l'idiot exclu au dégénéré plus voisin de l'homme normal), représen-

---

1. *Les dégénérés.* Paris, Rueff, édit., 1895.

2. L'idiot et l'imbécile chez lesquels on observe des troubles physiques fonctionnels partiels, accusant l'influence étiologique prépondérante de lésions encéphaliques ou méningo-encéphaliques, doivent à mon avis, être considérés surtout comme frappés de dégénérescence acquise soit que l'altération encéphalique principale résulte d'une maladie fœtale, soit qu'elle ait été consécutive à des convulsions infantiles ou à quelque affection, quelque intoxication ou infection ayant laissé des lésions surtout localisées dans l'écorce cérébrale et les méninges, etc... C'est donc plutôt avec l'étude des dégénérescences acquises que doit être faite celle de l'idiotie et de l'imbécillité accompagnées de troubles physiques fonctionnels remontant à la première enfance ; l'insuffisance mentale est, en effet, ici, surtout la conséquence de lésions relativement accidentelles *et variables d'un sujet à l'autre.* Leur étude doit trouver place surtout en pathologie médicale non spéciale dans celle de diverses maladies par intoxication ou infection, dont elles sont souvent une des conséquences.

tant, à mon avis, les premiers degrés de la dégénérescence intellectuelle et morale héréditaire. L'intelligence du débile est susceptible d'une certaine culture, il peut acquérir un certain niveau intellectuel, mais ses facultés ne peuvent pas se développer avec un parallélisme suffisant pour qu'il ait jamais un sérieux pouvoir de coordination d'idées, de souvenirs, de jugements ; aussi ses raisonnements sont-ils plus ou moins rudimentaires, enfantins, toujours insuffisants, erronés sinon absurdes. S'il peut s'instruire, recevoir et garder quelques connaissances, il est incapable d'en tirer sérieusement parti.

c) Au sommet de l'échelle: Le *dégénéré* dit *supérieur*, dont les facultés peuvent atteindre un développement moyen ou supérieur, qui peut, au point de vue intellectuel ou moral, recevoir et conserver les connaissances qui feraient de lui un homme supérieur, s'il était normalement organisé, mais qu'il est, lui, incapable de coordonner convenablement et d'une façon soutenue ; aussi ne montre-t-il habituellement qu'une pondération temporaire et ses actes répondent-ils rarement à ses premiers projets. Il est habituellement flottant, indécis, instable et, s'il montre parfois de la ténacité, de la fermeté, de la volonté, il est bien rare que son énergie soit de longue durée ou assez soutenue pour qu'il puisse mener à bien, par exemple, un travail de longue haleine. Si une faculté a pris chez lui un certain développement, d'autres facultés sont restées plus ou moins rudimentaires, il a conservé de l'infantilisme psychique ; à côté d'une faculté très développée, d'une imagination brillamment féconde, en apparence seulement le plus souvent, vous trouverez des conceptions absolument mesquines, enfantines ou niaises, une immoralité bestiale ou de profondes lacunes du sens moral et, s'il vous est possible d'étudier complètement le sujet, vous discernerez toujours aussi, comme chez le dégénéré inférieur, un égotisme anormal dont j'aurai souvent occasion de vous reparler. « L'homme

« bien portant est un animal altruiste. L'égoïsme et l'égo-
« centrisme sont liés à la maladie ; ce sont des causes et des
« symptômes de maladie. Tant qu'on reste égoïste, on n'est
« pas guéri et on ne peut pas guérir [1]. »

2° *Les déséquilibrés de la sensibilité, les émotifs :* *Caractère principal :* Hyperesthésie morale.

Dégénérés chez lesquels les moindres causes, physiques ou
morales, déterminent une réaction absolument disproportion-
née, excitation ou dépression exagérées, dégénérés chez lesquels les plus petites causes semblent engendrer de grands
effets. Il n'y a chez eux aucun parallélisme entre l'excitation
physique ou morale et la réaction toujours très accusée : ou
le plus petit événement malheureux devient une catastrophe
et détermine une dépression profonde, de la prostration, ou
la moindre sensation un peu désagréable devient la cause de
lamentations, de préoccupations hypochondriaques, ou la
moindre discussion, la moindre altercation, la moindre super-
cherie, de la part de quelque parent ou ami ou voisin, devient
l'objet de recherches, d'interprétations qui peuvent finalement
laisser des idées délirantes ; chez d'autres sujets, les moindres contrariétés, une simple contradiction, détermineront
une violente réaction bruyante, une irritabilité qui, sans autre
appoint d'excitation, se développera plus ou moins rapidement jusqu'à la colère paroxystique la plus violente, trop souvent rapidement suivie de voies de fait absolument déraisonnables et immotivées ou de propos grossiers ou injurieux.

Dépression et excitation peuvent se succéder plus ou moins
régulièrement chez le même sujet, indépendamment de cir-

---

1. J. Grasset, *La psychothérapie,* in *Revue des Deux Mondes,* 15 septembre 1905.

constances de milieu, par suite d'influences physiologiques encore insuffisamment connues mais bien attestées par les variations qui se produisent par exemple chez la femme dégénérée aux époques menstruelles et aussi par les observations cliniques qui nous montrent l'éréthisme nerveux de dégénérés variant également d'une façon en quelque sorte circulaire [1], une période de dépression, une disposition à la tristesse étant suivie d'excitation cérébrale ou d'une période d'irritabilité, ou réciproquement, et les deux périodes étant parfois séparées par une phase mixte, apparence d'état normal.

Les obsédés appartiennent à ce groupe ; ce sont des émotifs au premier chef, dont nous verrons quelques-uns lorsque je vous parlerai des impulsions et d'autres phénomènes épisodiques de la dégénérescence. Mais il ne nous sera pas non plus difficile de mettre en relief chez tous les émotifs la prédominance continuelle d'un égotisme démesuré bien que parfois un peu masqué par des manifestations exagérées de sentiments altruistes. Chez les dégénérés de ce groupe vous verrez aussi les perversions de sentiments que je vous ai signalées dans le précédent, vous trouverez des sentiments en opposition avec ceux de la masse réputée normale et, par conséquent, encore de la folie morale, de l'imbécillité morale.

En vous présentant des dégénérés obsédés ou impulsifs, j'appellerai spécialement aussi votre attention sur les sujets qui forment le troisième groupe de dégénérescences dans la division de MM. Magnan et Legrain :

3° Les déséquilibrés de la volonté :
Caractère principal : Insuffisance de la volonté.

1. Circularité plus accusée que chez les sujets normaux, tous plus ou moins circulaires cependant.

Dégénérés chez lesquels nous retrouverons, à quelque degré, tous les caractères communs aux deux premiers groupes, notamment l'égotisme.

On distingue donc chez le dégénéré, diversement associés, chaque facteur ayant une intensité variable d'un individu à l'autre ou d'un moment à l'autre chez le même sujet : Déséquilibration intellectuelle, — déséquilibration de sensibilité, d'émotivité, — déséquilibration de sentiments, — déséquilibration de la volonté, — égotisme exagéré, plus ou moins dissimulé. Que vous l'examiniez au physique ou au moral, vous voyez toujours le dégénéré déséquilibré ou irrégulier et insuffisant, mais la déséquilibration psychique varie fréquemment et de façon très apparente, indépendamment même de circonstances de milieu, surtout chez les dégénérés autres que les idiots et les imbéciles ; le stigmate le plus constamment très saillant est l'égotisme exagéré.

La classification de MM. Magnan et Legrain, sur laquelle je viens d'appeler votre attention en la complétant un peu, est utile pour bien fixer dans vos souvenirs les grands stigmates psychiques de dégénérescence, mais elle ne répond pas absolument, ainsi que vous le constaterez facilement, aux besoins de la pratique, à la réalité clinique, car les malades que je vous présenterai pourraient toutes, suivant qu'on les prendrait à telle ou telle étape de leur vie, suivant telles ou telles conditions de milieu ou de crises physiologiques dans lesquelles elles se trouveront, être classées dans tous les groupes de dégénérescence admis par MM. Magnan et Legrain.

Pour se faire une idée exacte de la dégénérescence
intellectuelle et morale, pour bien connaître le dégénéré,
il faut en analyser tous les caractères dès l'origine,
faire une enquête complète sur sa mentalité, son état
physique, aux différentes étapes de la vie et suivant les
circonstances de milieu, etc... Ce n'est qu'en rappro-
chant des observations ainsi très complètes que l'on
arrive à un diagnostic bien précis ; appelés un jour à
examiner des dégénérés au point de vue médico-légal,
à donner des avis relatifs aux conditions d'assistance
qui conviendraient le mieux à tel ou tel dégénéré, ou
aux mesures précautionnelles à prendre en faveur d'un
dégénéré ou contre un dégénéré, vous ne pourrez
donner des conseils judicieux et les faire prévaloir facilement, dans l'intérêt du malade et de la société, que si
votre diagnostic est bien étayé ; il faut, pour être autorisé
à parler de l'évolution ultérieure de la mentalité d'un
dégénéré, ce qui est souvent utile à la justice et à la
société, je ne saurais trop le répéter, il faut savoir
comment cette mentalité a varié depuis la naissance
selon les circonstances de milieu, les influences professionnelles, les crises vitales physiologiques, etc...,
il faut, par conséquent, étudier tout le passé du sujet,
le prendre dès la plus tendre enfance et surtout bien
connaître les influences qui peuvent s'exercer spécialement à chacune des principales étapes physiologiques
de la vie. Cet examen vous sera relativement facile, si
vous pensez aux caractères principaux relevés chez les
malades que vous avez vus et à ceux sur lesquels j'appellerai votre attention en vous résumant l'histoire
pathologique d'autres dégénérés aux différents âges et

suivant les circonstances de milieu ou les conditions
de santé physique :

* *Enfant* [1] *et adolescent*. — Tout enfant réputé normal est dominé par des instincts et des sentiments
égoïstes qui prédominent plus ou moins selon qu'ils
sont plus ou moins combattus par l'éducation, selon
les qualités du milieu dans lequel il vit ; l'enfant né
sans tare nerveuse, négligé ou gâté, dont les caprices
ou les désirs sont des ordres exécutés par les parents,
est, en général, gourmand, paresseux, taquin et il reste
habitué à n'obéir qu'à des sentiments égoïstes, mais,
changé de milieu, en pension, il est encore susceptible
de recevoir une certaine culture, de voir ses facultés,
sa volonté notamment, développées suffisamment pour
qu'il puisse bientôt réprimer ses sentiments égoïstes,
comprendre et pratiquer l'altruisme à peu près à la
façon d'enfants normaux du même âge élevés plus tôt
que lui dans de meilleures conditions de milieu. Il n'en
est pas ainsi chez l'enfant dégénéré type ; il est toujours trop mobile, trop instable, trop incapable d'attention soutenue pour recevoir et conserver ou coordonner les notions de sociabilité et pour que l'on
puisse développer chez lui assez de volonté pour créer
les deux principaux facteurs, *sens moral* et *volonté*,
sans lesquels les sentiments égoïstes ou les instincts

1. Je laisse momentanément de côté le dégénéré inférieur, à intelligence rudimentaire, pour ne m'occuper que des dégénérés susceptibles d'une évolution intellectuelle relativement spontanée, surtout
capables, par conséquent, de recevoir une certaine instruction ou une
certaine éducation et habituellement aptes à distinguer sinon à pratiquer le bien et le mal. À mon avis, l'étude de la dégénérescence
inférieure ne peut être séparée de celle de la dégénérescence acquise.

prédominent toujours [1]. Nous le voyons ou très bon pour ses camarades, extrêmement docile parce que presque sans volonté (ce n'est pas le cas le plus fréquent) et dès lors incomplet déjà, déséquilibré, ou irritable, querelleur, se plaisant à taquiner [2], à voir souffrir parents ou camarades, poltron, craintif en face des forts mais cruel en face des faibles, torturant les petits animaux, se vengeant sur eux ou sur de petits enfants plus faibles que lui des réprimandes ou des corrections que lui infligent parents ou grandes personnes, et apparaissant ainsi déséquilibré de la sensibilité morale, insuffisant de sens moral.

Obligeance extrême, par débilité mentale ou aboulie, — délations et accusations mensongères ou racontars mensongers par propension en quelque sorte innée au mensonge, à la fable, à la simulation, par mythomanie en somme, — variations extrêmes et non motivées dans les affections, — jugements habituellement faux, souvent grossièrement faux, choquant le sens commun, — caractère indiscipliné, colères paroxystiques pas ou ridiculement motivées, ou pleurnicheries niaises, — excentricités, exaltations bizarres de sensibilité, etc., stigmatisent la mentalité de l'enfant affligé

1. On peut l'améliorer, mais il différera toujours de l'enfant normal même moins âgé et relativement négligé ; il ne peut pas en être autrement car toutes les autopsies de cerveau d'enfants affectés d'une tare nerveuse originelle vous révéleront quelque irrégularité de développement.

2. *Le négativisme*, si accusé chez les jeunes déments et chez beaucoup de dégénérés aliénés adultes, n'est en quelque sorte qu'une exagération, un grossissement de ce caractère de dégénérescence : besoin de taquiner, besoin irrésistible de contrarier, de contredire, etc...

d'une tare originelle dégénérative ; qu'on les trouve isolés, plus ou moins diversement associés ou qu'on les observe successivement chez un enfant, ces phénomènes sont toujours l'expression d'une psychogénèse anormale, d'une déséquilibration. La mentalité de l'enfant dégénéré est évidemment influencée aussi par les habitudes d'onanisme ou par des aberrations du sens génésique, également stigmates de dégénérescence (dépression, épuisement nerveux, irritabilité, penchants haineux, jalousie pouvant conduire aux pires conséquences : infanticide, homicide, etc.).

C'est surtout à l'approche de la puberté et à la puberté que s'affirment les aberrations du sens génésique, que s'accusent manifestement les caractères psychiques de dégénérescence, les déséquilibrations. A cette époque l'enfant devient timide, défiant, ombrageux, sa mémoire est incertaine, il éprouve facilement des craintes imaginaires, il montre parfois une humilité ou une vanité surprenantes, de l'aversion pour l'autre sexe, de l'irritabilité, de la haine, de la perversion des sentiments affectifs.

Parent-Duchâtelet a publié l'observation d'une fillette de huit ans [1], adonnée avec passion à l'onanisme, qui manifes-

---

[1]. La précocité de l'activité des glandes génitales dans nos pays paraît anormale et les troubles psychiques qui l'accompagnent, qui l'attestent en quelque sorte, accusent déjà le rôle considérable des glandes à sécrétion interne sur la mentalité et font déjà penser que des phénomènes périodiques devront se produire ultérieurement suivant les variations physiologiques d'activité de ces glandes, que c'est peut-être à des variations analogues qu'il faut demander l'explication de rémittences, d'intermittences ou de phénomènes épisodiques dont nous parlerons plus tard.

tait, avec un sang-froid extraordinaire, le désir de tuer son père, sa mère et sa grand'mère pour être libre et s'amuser avec hommes ou petits garçons.

Cette activité précoce des organes de la génération, affirmée par ces conséquences, n'est pas exceptionnelle, même dans nos pays :

Stein [1] a observé une enfant qui, dès l'âge de sept mois, avait l'hémorragie menstruelle régulièrement mensuelle et accompagnée de dépression, d'irritabilité, de gonflement des seins ; à l'âge de trois ans et demi cette enfant avait couche graisseuse abondante, rondeur féminine des cuisses, lèvres vaginales développées, poils au pénil et sous les aisselles ; les seins avaient le développement de ceux d'une jeune fille de seize ans ; l'enfant commençait à s'adonner à l'onanisme et paraissait déjà attirée vers les petits garçons.

Moreau, de Tours [2], a relaté aussi le cas d'une enfant de trois ans qui se livrait à l'onanisme avec une violence singulière et sans que les corrections les plus vives puissent l'en empêcher ; il y avait chez elle une exaltation de sensibilité qui l'épuisait ; on dut la marier presque enfant et elle mourut en couches.

Cette exaltation particulière de sensibilité générale que l'on rencontre chez la plupart de ces sujets, semble évidemment stigmate de tare dégénérative.

Toutes les passions de l'âge adulte peuvent être remarquées chez l'enfant ou l'adolescent dégénérés,

1. *Deutsche med. Wochenschr.*, n° 6, 1907.
2. Moreau, de Tours, fils. *La folie chez les enfants*. Paris, J.-B. Baillière, 1888.

amour, jalousie, mysticisme, alcoolisme, etc..., et toutes peuvent le conduire aussi à des actes déraisonnables, antisociaux :

Descurets, cité par Moreau, de Tours, a publié l'observation d'un enfant de douze ans qui, dans un violent accès de jalousie, étouffa sa jeune sœur, encore au berceau, en lui enfonçant une chandelle dans le gosier, puis en lui remplissant la bouche et les fosses nasales de cendres chaudes;

Moreau, de Tours, raconte que, le 30 novembre 1883, la ville de Bône fut mise en émoi par un assassinat commis par un enfant de trois ans sur son frère âgé de vingt mois. Jaloux des préférences de sa mère pour son petit frère, il attendit la sortie de ses parents et le frappa de plusieurs coups de couteau, puis il cacha le couteau derrière un meuble;

Un ivrogne des environs de Tarbes, âgé de quarante ans environ, commet un assassinat; l'instruction révèle que c'est un ivrogne en quelque sorte héréditaire : à l'âge de quatre ans il s'enivrait en buvant à la bonde des barriques à l'aide d'un chalumeau. Depuis sa sortie du collège, à quinze ans, il n'avait, dit son père, jamais bu moins de dix litres de vin par jour.

Moreau[1], de Tours, et maints auteurs ont signalé d'autres cas analogues. La jalousie, la paresse, les contrariétés, le désir ou le plaisir de causer de la peine, peuvent entraîner l'enfant dégénéré au meurtre, à l'incendie, au vol, etc., au suicide même. Vous venez de voir ici une jeune fille qui, enfant, a été infanticide, voleuse, incendiaire, homicide, cruelle pour les vieillards et les impotents laissés seuls avec elle et qui serait évi-

---

1. *La folie chez les enfants*, oc. cit.

demment encore tout cela si elle était abandonnée à elle-même, car vous l'avez vue écoutant, le sourire sur les lèvres, l'histoire de cette malheureuse enfance et, lorsque je l'interrogeais sur quelques-uns de ses actes, elle les expliquait presque comme si elle avait accompli de louables actions. Voici quelques exemples encore :

Le 6 août 1902, dans les environs de Rodez, un petit berger, enfant, taquiné par une fillette de six ans, la saisit par le bras, lui place la main sur un billot de bois et, d'un grand coup de hache, lui tranche la main et prend la fuite. Quelques jours auparavant, il poursuivait un enfant en criant : « il faut que je te tue », et il avait en main un grand coutelas. L'avant-veille de la mutilation, il avait, une hachette à la main, pourchassé un autre gamin en lui disant : « je veux t'envoyer voir le père éternel ; attends un peu que je te coupe la tête » ;

Cette enfant, âgée de sept ans, sur une observation de sa mère qui est alitée, hémiplégique, lui donne un coup de couteau dans une jambe et vous la voyez rire, heureuse, lorsqu'elle entend parler de son acte ;

Cette adolescente qui refuse de répondre à mes questions, qui se montre maussade et donne des signes d'impatience lorsque je l'interroge, se voile la face avec son tablier pour rire à son aise lorsque je vous parle des incendies qu'elle a tenté d'allumer « pour voir un gros feu », des fugues qu'elle a faites pour satisfaire une curiosité démesurée, des vols qu'elle a commis dans le même but ou pour se livrer au libertinage ; à l'âge de dix ans, elle se rendit un jour à l'église de son village, elle s'agenouilla et, en pleurant à chaudes larmes, avec une exaltation de sensibilité extraordinaire pour cet âge, avec un accent d'humilité extrême, elle demanda, en criant, le pardon de ses fautes.

Presque tous les enfants criminels ou qui offrent des tendances au crime, aux exaltations de sensibilité, etc.., sont entachés d'une tare héréditaire, mais les effets de cette tare sont malheureusement bien souvent appelés et aggravés par des influences de milieu (mauvais exemples et esprit d'imitation, suggestibilité des enfants, lectures et désir de publicité), quand ils ne sont pas développés et cultivés par des tiers intéressés (kleptomanie au profit de tiers [1]). Les impulsions [2] de l'enfant sont plus apparentes que réelles et les actes dits impulsifs qu'il commet sont, le plus souvent, bien motivés pour lui : il allume un incendie pour le plaisir de voir un gros feu, il vole pour satisfaire sa gourmandise ou, comme cette enfant que je viens de vous présenter, pour faire un voyage, une fugue, pour aller voir une inondation, une catastrophe ou une grande ville, etc. ; ou, très porté à l'imitation, surtout quand il s'agit de reproduire actes ou propos qui répondent à ses tendances au négativisme, à contrarier, etc., il répète propos ou actes délictueux ou criminels, ou normaux mais dangereux de la part de sujets inexpérimentés :

Tel cet enfant dégénéré, cité par Marandon de Monthyel, et qui, ayant vu un médecin pratiquer sur son père une saignée du pli du coude, veut répéter cette opération sur une fillette avec laquelle il joue, lui ouvre les vaisseaux du pli

1. Dont j'ai observé un exemple à Nancy.

2. L'impulsion, *chez le dégénéré*, est une tendance consciente, irrésistible par suite de l'insuffisance de la volonté, à accomplir un acte qu'il sait préjudiciable, contraire aux coutumes ou aux conventions sociales.

du coude à l'aide d'un canif et détermine une hémorragie
à laquelle elle succombe [1].

Toutes les variétés de psychoses de l'âge adulte, le
délire systématisé progressif excepté, peuvent être observées pendant la puberté, c'est-à-dire de treize à
vingt-deux ans. Dès la puberté peuvent apparaître les
stigmates secondaires de dégénérescence généralement
compris sous la dénomination « aberrations du sens
génésique », inversion du sens génital, sodomisme,
nécrophilie, érotomanie, etc., que l'on rencontre cependant plus communément chez l'adulte ou même chez
le vieillard.

Comme chez l'enfant normal, la puberté semble im-
primer chez l'enfant dégénéré une évolution intellectuelle ou physique plus rapide mais il est bien rare
que l'impulsion qu'elle donne au développement et à
l'activité des organes de la vie végétative et de la vie
psychique, s'exerce parallèlement sur les deux ordres
d'organes et se traduise par une évolution parallèle
de l'intelligence et de la constitution physique ou organique ; les diverses facultés intellectuelles ou morales n'évoluent même pas parallèlement : comme je vous
l'ai déjà dit, quelques facultés peuvent prendre un es-
sor particulier, d'autres restant rudimentaires (enfants

1. Exemple qui indique combien doivent veiller sur lui les personnes qui font l'éducation d'un dégénéré et qui suffirait à montrer
avec quel soin il faut choisir le milieu dans lequel doit grandir l'enfant
dégénéré.

prodiges), mais le sujet brillant sur un point est presque toujours insuffisant par la plupart des autres facultés. Instruction et intelligence paraissent parfois cependant se développer normalement et d'une façon générale pendant l'enfance et l'adolescence, puis, à l'occasion de la préparation d'un examen, d'un concours, à l'occasion d'un surcroît de travail cérébral quelconque ou sans autre cause appréciable que la tare originelle, les facultés sombrent assez brusquement ou après quelques accès diversement caractérisés d'aliénation mentale sans délire systématisé, *mais aliénation mentale dans laquelle on constate dès le début une déchéance intellectuelle* qui ne tardera pas à prédominer et qui pourra être complète en quelques semaines ou quelques mois. Il semble que le cerveau a donné, en quinze ou dix-huit ans par exemple, tout le travail, toute l'activité psychogène dont il était capable, qu'il a dépensé dans un laps de temps relativement court toute l'énergie psychogène latente dont il avait été originellement doté, qu'il est épuisé comme organe psychogénique; il semble, en d'autres termes, que cette déchéance intellectuelle générale et rapide désignée sous la dénomination « *Démence précoce* » ou « *Démence juvénile* » est le résultat d'excitences trop intenses sur un organisme nerveux trop fragilement constitué; à la puberté, les glandes à sécrétion interne acquièrent leur pleine activité fonctionnelle (de 13 à 20 ou 25 ans) et, par conséquent, les excitences qu'elles exercent sur l'encéphale ont une action d'autant plus fâcheuse qu'il est originellement (*locus minoris resistentiae*) plus fragilement organisé (tare héréditaire).

Voici une jeune fille, née en 1883, d'un père normal mais d'une mère peu intelligente, très simple d'esprit et porteuse de signes physiques apparents nombreux et grossiers de dégénérescence [1]; elle s'est montrée tout d'abord bien douée, elle a facilement reçu une bonne instruction primaire, sa conduite était très régulière, elle était affectueuse et bonne pour les siens, mais timide; malgré cette timidité, elle se mit assez rapidement au courant du commerce de ses parents et elle commençait à leur rendre des services très appréciés lorsque, à la puberté (quatorze ans et demi), elle présenta des troubles psychiques que le médecin de la famille rattachait à «une évolution difficile de la fonction menstruelle »; « elle est taciturne, écrivait-il, elle se tient pendant des journées entières sur une chaise, sans s'occuper à quoi que ce soit et sans prononcer une parole. Elle ne répond que difficilement aux questions qu'on lui adresse; elle paraît complètement affaissée et sans énergie ». En quelques mois elle tomba dans l'état où vous la voyez aujourd'hui : stupide, indifférente à tout, restant ainsi complètement inerte, muette même en face de sa mère, incapable de se donner le moindre soin, gâteuse, presque toujours accroupie dans quelque coin.

La démence [2] arriva chez elle comme chez le jeune malade dont parlait ainsi Morel dans son *Traité des maladies mentales* :

« Jeune homme de quatorze ans qui jusqu'alors avait fait

1. Et cependant, quand on nous a présenté pour la première fois cette jeune fille, on nous affirmait qu'elle n'avait aucune tare héréditaire ! L'observation directe des parents proches, de l'entourage, est donc utile.

2. C'est-à-dire l'abolition des facultés intellectuelles et morales et de la volonté (sens médical du mot « démence »).

preuve d'aptitudes intellectuelles remarquables. C'était pour
ainsi dire par intuition qu'il comprenait les choses et que
tout se classait dans sa mémoire et son intelligence. Il perdit insensiblement sa gaîté, devint sombre, taciturne et montra la tendance à l'isolement. On crut d'abord qu'il existait
chez lui des penchants onanistiques, mais il n'en était rien.
L'état de dépression mélancolique de l'enfant trouvait sa cause
dans l'aliénation de la mère. La grand'mère était excentrique
au dernier degré. — J'ordonnai l'interruption des études de
cet enfant et le plaçai dans un Institut hydrothérapique. L'enfant, qui était petit de taille, et ses premiers chagrins se rap-
portaient à cette cause, grandit considérablement ; mais un
autre phénomène aussi inquiétant que ceux dont j'ai parlé,
vint dominer la situation. Le jeune malade oublia progressivement tout ce qu'il avait appris ; ses facultés intellectuelles
si brillantes subirent un temps d'arrêt inquiétant. Une espèce
de torpeur voisine de l'hébêtement remplaça l'activité première, et, lorsque je le revis, je jugeai que la transition fatale
à l'état de démence précoce était en voie de s'opérer. »

Telle est la *démence précoce simple* des jeunes gens,
hébéphrénie de Kahlbaum et E. Hecker, qui s'annonce
tout d'abord par une dépression générale, de l'indifférence, de l'aboulie, de l'inaptitude au travail, une tendance à l'isolement prise pour de la tristesse ou de la
timidité, parfois par de l'excitation intellectuelle enfantine, de la loquacité enfantine absurde, des phobies [1],
de l'insomnie, des rires automatiques, niais, du désordre niais des actes, contorsions, grimaces, etc., ou même
par une alternance de ces troubles sans idées déliran-

---

1. Délire onirique qui affirme en quelque sorte l'influence toxique
de glandes à sécrétion interne, rien dans l'état physique ne permettant
de penser à une autre source d'intoxication.

tes un peu fixes. Après un temps variable, généralement
court, s'affirme la déchéance intellectuelle complète, la
démence. Quand le malade semble se rétablir, ce qui
arrive parfois, il reste diminué au point de vue du psychisme, infantile, mais cette terminaison est relativement
rare et le pronostic des troubles sur lesquels je viens
d'appeler votre attention est toujours très grave, lorsqu'on les observe chez des jeunes gens.

Il n'y a pas lieu, à mon avis, de distinguer plus de
deux variétés de démence précoce : 1° la démence précoce simple, de dégénérés apparaissant tout d'abord
relativement supérieurs, la plus grave, celle dont je
viens surtout de vous entretenir sommairement ; — 2° la
démence précoce paranoïaque ou démence précoce de
dégénérés relativement inférieurs, qui présentaient antérieurement des stigmates relativement accusés de dégénérescence et dont l'évolution vers la déchéance intellectuelle complète est plus lente ou plus tardive, à
quelques exceptions près, la démence confirmée n'arrivant qu'après des variations et des rémittences que
j'aurai à vous faire connaître prochainement. Quant à
la variété catatonique de dégénérescence précoce dis-
tinguée par les psychiatres allemands, elle n'est, en
réalité, que la confusion mentale primitive des jeunes
gens, de la puberté, elle ne se différencie guère que
par des symptômes de second plan de la confusion
mentale primitive des adultes, et, en voulant multi-
plier à l'infini les variétés d'aliénation mentale, on
arrive tout simplement à compliquer inutilement l'étude
de la médecine mentale. Pourquoi alors ne pas distinguer aussi trois variétés de démence précoce chez

les adultes : une démence précoce simple, une démence
précoce paranoïaque et une variété catatonique? Alors
qu'il n'y a, en réalité, qu'évolutions analogues de la
dégénérescence chez les uns et les autres : la symptomatologie qui précède la démence relativement précoce de beaucoup de dégénérés adultes, est tout à fait
analogue comme vous allez le constater à la symptomatologie qui précède la démence précoce des jeunes
gens et ce qu'il est rationnel surtout de retenir c'est que
le dément précoce adolescent était un dégénéré à organisation encéphalique plus fragile, que le dément précoce adulte avait une organisation encéphalique un peu
supérieure et susceptible seulement de fournir une
plus longue étape. Si vous voyez, chez de jeunes descendants d'aliénés, l'intelligence disparaître peu après
la *puberté, sans autre cause appréciable ou sérieuse que
cette crise physiologique* [1], vous voyez aussi la démence
s'affirmer rapidement chez des adultes tout simplement
à l'occasion de l'accomplissement d'autres fonctions
physiologiques normales (grossesse, allaitement, par
exemple). Chez les uns et chez les autres les principales
fonctions du cerveau sont, en somme, compromises par
des phénomènes physiologiques qui n'exercent aucune
influence fâcheuse sur le système nerveux des individus
réputés normaux, descendants de sujets sains ; chez les
uns et chez les autres les troubles symptomatiques sont

---

1. A retentissement bien marqué sur l'émotivité du sujet normal,
ce qui permettrait d'expliquer facilement l'émotivité spéciale, les
phobies de beaucoup de jeunes dégénérés, sans qu'il soit nécessaire
de faire intervenir une intoxication extraordinaire que l'on est toujours tenté de chercher depuis quelques années.

analogues, mais les uns n'ont pu franchir qu'une des principales étapes de la vie, alors que les autres n'ont sombré qu'à une seconde ou à une troisième étape. C'est surtout par cette étude comparative que je terminerai cette leçon.

• *Adulte.* — Dès l'approche de l'âge adulte, et surtout à l'âge adulte, alors qu'il est de plus en plus livré à lui-même, le dégénéré qui ne s'est pas encore trop écarté de la normale, trouve un nombre sans cesse croissant de causes d'aggravations de sa tare, de sa déséquilibration, en dehors de celles qui résultent bien certainement de l'évolution d'organes glandulaires anormalement constitués ou d'un système nerveux constitutionnellement organisé de façon défectueuse. Mal préparé pour la lutte pour la vie, comme il l'est en raison de son instabilité, de son jugement plus ou moins faux, d'un égotisme souvent très démesuré, des variations de sa volonté et de sa sensibilité, porté à grossir ou à négliger démesurément toutes ses sensations, le plus souvent déjà mal perçues et interprétées sous l'influence d'un sens moral défectueux, il ne saura ou il ne pourra résister *ni* aux entraînements semés sur ses pas par les sollicitations des milieux qu'il fréquente, *ni* aux vicissitudes que lui occasionneront des entreprises qu'il ne parviendra pas à conduire convenablement soit en raison de sa versatilité, soit en raison de son jugement, de son irritabilité, etc... L'insuffisance ou la déséquilibration de sa volonté, de ses facultés, pourra le conduire à la misère, à la débauche, au vagabondage, au crime ou même au suicide ; de même l'altération ou l'absence de sens moral, l'inintelligence de ses devoirs sociaux ou familiaux le laisseront à chaque instant exposé, ou victime ou danger.

Revers de fortune, chagrins, contrariétés, etc., toutes les causes physiques ou morales généralement considérées comme causes déterminantes de l'aliénation mentale ont sur le dégénéré, quelle que soit l'étape de la vie à laquelle il est arrivé, une action particulièrement intense et rapide et font éclore facilement idées délirantes, folie et réactions antisociales.

Impuissant à s'orienter normalement, à dominer les passions ou les sollicitations adressées à ses instincts, à ses sentiments égoïstes, sensuel autant que l'on peut l'être, il s'adonne facilement aux excès (alcool, morphine, cocaïne, éther, tabac, etc...), il cède facilement à un besoin de retenir l'attention, à un besoin d'occuper de sa personne, de publicité, de réclame, qui peut le conduire rapidement aux actes délictueux et même au crime, etc...

Les principales phases physiologiques de la vie influent toujours quelque peu sur le dégénéré qui a passé l'adolescence, l'observation de la femme dégénérée est à cet égard particulièrement démonstrative ; les époques menstruelles sont presque constamment accompagnées d'une sorte d'exaltation de la déséquilibration habituelle ; mais certains états physiologiques temporaires, tels que ceux résultant de la grossesse, de l'état puerpéral, de l'allaitement, peuvent produire une aggravation temporaire ou permanente de la tare dégénérative, agir, en somme, comme la puberté et déterminer une déchéance intellectuelle rapide, une démence relativement précoce précédée de troubles très comparables à ceux que l'on peut observer chez les jeunes dégénérés avant la déchéance intellectuelle complète. Mais, pas plus chez ces femmes que chez les femmes enceintes ou nourrices nées sans tare dégénérative originelle, il ne s'est produit *d'intoxication spéciale* ainsi que l'on se plaît à le laisser entendre aujourd'hui ; elles avaient tout simplement un système nerveux central intimement organisé de façon à ne pouvoir subir sans s'altérer l'action de produits de sécrétion ou de déchets qui n'occasionnent généralement aucun trouble sérieux sur le système nerveux normal ; en d'autres termes les femmes dégénérées enceintes ou nourrices n'élaboreraient pas de poisons spéciaux mais elles auraient un système nerveux central incapable de résister à l'action de sécrétions ou de déchets qui se trouvent en plus grande quantité dans l'organisme à l'occasion d'une grossesse ou de suites de couches et leur système nerveux central s'altère ainsi comme s'altère celui de l'adolescent sous l'influence d'un accroissement de l'activité fonctionnelle des glandes thyroïdes, parathyroïdes et génitales, etc... Voici une observation qui justifie complètement ma manière de voir, et je l'ai prise au hasard dans le service où vous pourrez rencontrer un grand nombre de cas analogues :

Cette femme, fille d'un alcoolisé, chez laquelle on ne remarquait autrefois qu'un peu de débilité mentale, est arrivée dans le service en 1898, âgée de trente ans, mariée, mère de trois enfants qu'elle avait allaités et à l'occasion de l'allaitement de chacun desquels elle avait présenté des troubles psychi-

ques sans que sa santé physique générale semble différer de
celle d'une nourrice de sa condition, jouissant habituellement
de facultés intellectuelles normales; elle allaitait le troisième
enfant depuis quatre mois et demi lorsque de l'aliénation mentale se manifesta caractérisée surtout par de la torpeur intellectuelle, de l'aboulie, de l'indifférence, la perte des sentiments
affectifs et, parfois, par des rires automatiques ou des actes
enfantins automatiques ; la tendance à une vie purement végétative ne fit que s'affirmer, et, depuis huit ans au moins, cette
femme est dans l'état où vous la voyez, incapable de faire
une réponse indiquant la persistance d'un peu de jugement,
d'un peu de souvenir des siens, la conservation d'un rudiment
de sentiment maternel ; elle n'a plus de spontanéité, elle ne
s'occupe même pas automatiquement, elle ne manifeste pas la
moindre émotion lorsque je lui parle de ses enfants, elle ne
vit plus que végétativement ; la fonction du cerveau s'est
éteinte chez elle, comme elle finit chez des adolescents dégénérés à l'occasion de la puberté.

Ce fait vous montre clairement combien est fragile
l'organisation du système nerveux central du dégénéré :
voilà une femme qui ne peut accomplir une fois une
obligation physiologique de la destinée de la femme
(allaitement de son enfant) sans présenter de l'aliénation mentale et qui, finalement, succombe à la tâche.

Cette interprétation relative à la façon dont s'éteint
la fonction du cerveau chez le dégénéré a une certaine
importance au point de vue de la thérapeutique préventive ou palliative de l'aliénation mentale chez les dégénérés ; il en résulte d'abord, en effet, que ce serait inutilement que l'on tenterait une médication contre les
symptômes d'auto-intoxication habituellement constatés chez des malades comme celle que vous venez de

voir, mais que, sachant dans quelles conditions relativement simples leur intelligence disparaît, on peut prévenir, retarder au moins le dénouement déplorable en montrant aux dégénérées elles-mêmes et à leur entourage le danger de grossesses répétées et surtout de l'allaitement au sein.

De légères causes suffisent pour amener un trouble profond et souvent définitif de l'intelligence du dégénéré ; il arrive rarement à un âge avancé sans avoir donné de grosses manifestations de sa déséquilibration psychique ou de véritables signes d'aliénation mentale.

A l'âge habituel de l'époque dite critique de l'existence, le dégénéré qui présente souvent déjà la plupart des signes de la sénilité physique, est facilement atteint d'aliénations mentales délirantes, que nous étudierons plus tard avec celles de l'adulte, mais *l'âge critique* peut être aussi la cause déterminante d'une déchéance intellectuelle simple et rapide, d'une sénilité psychique précoce en quelque sorte parallèle à la sénilité physique précoce, d'une démence non en rapport normal avec le nombre des années et qui, bien souvent aussi, sera précédée, comme la démence précoce des jeunes gens, de phénomènes de dépression générale, d'actes automatiques et même de fugues inconscientes, irraisonnées.

Voici, par exemple, une femme qui s'achemine vers la démence d'une manière assez rapide surtout depuis qu'elle approche de l'âge critique ; c'est une célibataire, âgée de 40 ans, ancienne ouvrière de manufacture, qui sait lire, écrire et compter et qui a pu se diriger seule, pourvoir régulièrement à ses besoins jusqu'en 1906 ; nous n'avons pas de renseignements précis sur ses antécédents héréditaires mais sa tare héréditaire est suffisamment affirmée par la débilité mentale que vous allez constater et par les stigmates physiques, asymétrie faciale, voûte palatine ogivale, oreilles sans lobules, etc... Il n'est survenu dans les conditions de son existence aucune modification qui puisse être considérée comme cause de l'aliénation mentale qui paraît avoir *débuté par une fugue à mobile absurde ;* l'hérédité et l'approche de l'âge critique paraissent seuls pouvoir être incriminés, ainsi que vous allez en juger : elle quitte spontanément son travail un jour de juin 1906, s'en va à Paris à la recherche d'une sœur qui doit être chez un député qui a, dit-elle, les yeux bleus mais dont elle ignore le nom et l'adresse ; elle erre un peu dans la capitale où elle se fait bientôt arrêter et séquestrer dans un service d'aliénées d'où on la transfère à l'asile de Maréville en octobre 1906. Elle nous arrive loquace, parlant seule, tous ses propos trahissant une grande incohérence d'idées, une instabilité enfantine ; elle interprète, comme aujourd'hui, de façon niaise et enfantine, les sensations normales qu'elle éprouve : des mouvements de l'intestin, de simples borborygmes sont pour elle signes de grossesse, elle dit sentir remuer un enfant, raconte qu'elle est enceinte depuis quatre ou cinq ans, et, trois semaines après son admission à Maréville, elle se figure avoir passé une huitaine seulement dans le service ; jugement et mémoire sont donc bien lésés déjà ; quant aux sentiments affectifs, ils n'existent plus, elle ne pense plus à sa sœur ; elle tend manifestement à la déchéance intellectuelle complète, mais ce terme sera un peu plus éloigné que si elle était restée en liberté, abandonnée à elle-même, car elle reçoit ici soins physiques et alimentation régulière dont le défaut ne pouvait que hâter l'affirmation de la démence. On peut donc voir aussi dans les progrès de la débilité mentale une cause de sénilité physique relativement précoce qui contribue à son tour à accroître l'affaiblissement intellectuel et ainsi vous voyez bien attestées les influences réciproques du physique et du moral. Les réponses vagues, enfantines, erronées aux questions si simples que j'adresse à la malade vous montrent qu'elle n'est plus bien éloignée de la déchéance intellectuelle complète et il serait bien difficile de trouver ici d'autres causes que l'hérédité et l'âge critique.

Cette femme présente mensuellement encore quelques jours d'excitation cérébrale se traduisant par de la logorrhée incohérente.

Et, remarque utile surtout au point de vue de mesures précautionnelles à prendre en faveur du malade ou de la société, les recrudescences de troubles psychiques ou psycho-sensoriels que je vous ai dit se produire périodiquement, surtout bien manifestes chez la femme aux époques menstruelles, se répètent mensuellement encore, moins prononcées peut-être, pendant un assez long temps à l'âge critique, parfois pendant quelques années après la disparition définitive des écoulements cataméniaux.

*
*   *

La sénilité est généralement assez précoce chez le dégénéré héréditaire ; il est assez commun de voir sa déséquilibration psychique s'accentuer, ses facultés profondément lésées, en voie d'extinction rapide à un âge où l'individu normal montre encore une intelligence assez ferme et pondérée ; si les facultés du vieillard normal arrivé à un très grand âge sont manifestement très affaiblies, elles restent, en somme, bien supérieures cependant à celles des déments séniles que vous verrez dans nos services et l'on peut dire, à mon avis, que le dégénéré héréditaire seul peut devenir dément sénile, que le vieillard normal ne présente jamais que de l'affaiblissement intellectuel sénile, qu'il n'arriverait jamais à une déchéance intellectuelle et morale aussi complète que celle de beaucoup de dégénérés séniles.

Il résulte de ce que je viens de vous dire que tout dégénéré doit être surtout considéré, au point de vue de l'évolution individuelle, comme tendant à une sénilité précoce que peuvent avancer, en outre des grandes causes déterminantes, non constitutionnelles, d'aliénation mentale, certains états physiologiques temporaires normaux ou l'influence d'une grande étape physiologique de la vie.

Nous avons vu la majeure partie des grands stigmates de dégénérescence et comment peuvent sombrer les facultés intellectuelles ou morales et la volonté de beaucoup de dégénérés à l'occasion seulement de variations physiologiques normales de l'activité de glandes généralement considérées, à juste titre, comme devant assurer surtout la continuité de l'espèce ; mais ce ne sont pas les seuls troubles que l'on puisse rencontrer comme expression de tare dégénérative originelle, nous en relèverons beaucoup d'autres dans les leçons ultérieures et nous aurons à étudier d'autres variétés d'aliénation mentale fournies surtout par une tare héréditaire; nous avons vu aujourd'hui surtout un mode d'évolution de la dégénérescence intellectuelle sous l'influence d'états physiologiques qui ne causent pas de désordres sérieux chez les sujets normaux jouissant antérieurement d'une bonne santé physique.

TROISIÈME LEÇON

Les phénomènes de dégénérescence, en apparence inconstants, considérés comme épisodiques par un grand nombre d'auteurs et qui constituent l'*obsession* et l'*impulsion*, peuvent, doivent à mon avis, être relevés chez tous les dégénérés héréditaires maintes et maintes fois dans le cours de leur existence et ils ont une très grande importance au point de vue individuel et au point de vue social. L'observateur bien attentif les découvrira certainement souvent dans le cours de l'existence du dégénéré [1] et ils méritent à tous égards de figurer parmi les stigmates principaux, primordiaux de dégénérescence mentale. S'ils sont un peu flous, peu marqués chez le dégénéré inférieur qui n'a qu'une volonté rudimentaire, chez lequel les

---

1. Suivant les conditions de milieu dans lesquelles se trouvera placé le dégénéré, suivant les variations de sa santé physique, les crises physiologiques qu'il subira, etc.

réactions, les résistances sont, par conséquent, peu accusées, ils peuvent acquérir par contre une remarquable intensité chez les dégénérés mixtes, à niveau intellectuel moyen, et surtout chez les dégénérés supérieurs ; ils traduisent alors bien nettement aussi l'état de déséquilibration des facultés, de l'insuffisance de la volonté ou plutôt de l'insuffisance des conditions d'exercice de la volonté, ils attestent les troubles de la sensibilité morale et la facilité avec laquelle peuvent se produire chez le dégénéré des phénomènes d'inhibition ou d'arrêt sous l'influence d'une perception un peu intense. S'il est vrai, comme j'aurai maintes fois l'occasion de vous le montrer, que l'impulsion ou l'obsession sont phénomènes fréquents sinon constants dans la symptomatologie de la dégénérescence mentale, les caractères de l'impulsion et de l'obsession donnés par les auteurs qui n'ont basé leur description que sur l'examen de dégénérés relativement supérieurs, ne répondent pas absolument à la réalité clinique.

Mais, *qu'est-ce qu'une obsession, qu'est-ce qu'une impulsion ?*

Toute pensée, toute idée, toute préoccupation qui s'impose irrésistiblement à l'esprit, qui l'envahit et l'absorbe entièrement (Séglas) malgré l'intervention de la volonté, ou qui, par suite de l'insuffisance de la volonté, prend assez d'extension pour accaparer en quelque sorte toute l'activité cérébrale psychogène, toute l'attention, *est une obsession.* Cette malheureuse, à la constitution délabrée, et qui est manifestement

accablée par une profonde douleur, a toute son attention retenue par une préoccupation extrêmement pénible : « je vois bien, je sens bien, répète-t-elle sans
cesse lorsque nous lui parlons, que l'on se figure que
j'ai dû commettre des crimes, que je parle mal du
monde, que je tiens des propos grossiers ; je le vois
bien que l'on me croit méchante et femme d'inconduite, bien que je n'entende rien dire ; et, cependant,
je vous assure que je n'ai rien à me reprocher, je n'ai
jamais dit de mal de quelqu'un et j'ai toujours eu une
bonne conduite. Pourquoi dirait-on de pareilles choses
de moi ! » *Elle est obsédée* par cette idée triste que
l'on doit la calomnier et la mépriser et toutes ses pensées, toutes ses préoccupations semblent aujourd'hui
découler de cette crainte. Elle vous montre combien
envahissante et pénible peut devenir l'idée obsédante.
Si cette femme ne s'alimente pas et manifeste le désir
de mourir, ce n'est pas parce qu'elle tend impulsivement au suicide, c'est parce qu'elle voudrait être débarrassée de souffrances, de tortures morales que lui
apporte l'idée obsédante. Mais nous touchons ici au
rôle de l'idée obsédante dans l'organisation du délire
et la genèse de l'hallucination ; c'est une question que
nous devons réserver pour le moment où nous nous
occuperons des délires systématisés ; nous nous en
tiendrons aujourd'hui à l'obsession et à l'impulsion
surtout considérées comme stigmates de dégénérescence et, en général, associées.

Cette dame, qui se plaint de douleurs abdominales
et de ballonnement du ventre, est obsédée par une
crainte de souillure ; elle avoue très facilement qu'elle

ne va pas à la selle parce qu'elle fait tout son possible pour ne pas y aller: « Je suis retenue par l'idée de souillure, ajoute-t-elle ; il me semble, lorsque je me suis assise sur un siège, qu'il m'en reste quelque souillure que je ne pourrai jamais faire disparaître, et cette idée m'est tellement pénible, elle est tellement puissante que je passe ensuite des heures entières à me laver, à faire des ablutions générales sans parvenir à retrouver la tranquillité ; c'est par suite de la même crainte de souillure que je fais une consommation si considérable de gants ; j'en porte presque constamment et, lorsque je les enlève, je ne peux plus toucher la paire de gants que j'ai quittée, il me faut une nouvelle paire de gants neufs, car il me semble que la première est souillée. Cette idée de souillure est tellement envahissante que je ne peux plus vivre dans mon ménage, car, si quelqu'un, mon mari ou ma fille même, vient à pénétrer dans ma chambre, je passe des heures entières à laver le plancher et à me savonner les mains ; il me semble que je ne pourrais retrouver la tranquillité que dans une petite maison neuve où j'aurais une baignoire en marbre blanc (*sic*) à côté de ma chambre et où je vivrais seule ; dites donc à mon mari d'essayer de me trouver un pavillon répondant à mes désirs. »

Dans les antécédents héréditaires de cette malade, nous trouvons le cas du grand-père *maternel* « nerveux, très minutieux, indisposé à la vue d'un crachat » et celui de *la mère*, aussi obsédée par une idée de souillure (délire du toucher) à la suite d'un accouchement difficile [1].

____

1. Chez notre malade l'idée de souillure, remontant à plusieurs an-

L'impulsion, chez le dégénéré héréditaire, est une tendance consciente, irrésistible à accomplir un acte qu'il sait préjudiciable ou anormal, disent la plupart des auteurs, définissant ainsi seulement l'impulsion du dégénéré à niveau intellectuel un peu élevé. Il me semble plus rationnel, pour donner une définition générale, s'appliquant à tous les degrés de la dégénérescence, de dire que l'impulsion est une tendance *habituellement* consciente, irrésistible, chez le dégénéré non influencé par une intoxication surajoutée, à accomplir un acte *réputé* préjudiciable ou anormal, *contraire aux coutumes ou aux usages,* car un dégénéré très inférieur *peut être inconsciemment* poussé à commettre un acte qu'il peut aussi être incapable de savoir préjudiciable ou anormal.

L'impulsion, chez le dégénéré héréditaire non délirant, procède habituellement de l'obsession : le kleptomane, je ne parle pas du dégénéré qui ne vole que pour taquiner ou dans le but de causer de la peine, mais du dégénéré qui, en même temps, se sent poussé par une force qui lui semble irrésistible à prendre des objets dont il n'a pas besoin, dont il ne tirera aucun parti et se dit qu'un tel acte est déshonorant pour qui l'accomplit et pour sa famille, le kleptomane est le jouet de ce phénomène d'automatisme cérébral qu'est l'obsession, comme le dégénéré poussé à l'homicide, à l'infanticide sans motif, sans intervention d'une idée délirante, d'une hallucination ou d'une interprétation et qui

nées, est apparue pendant une grossesse (unique) et elle a pris une grande intensité surtout après l'accouchement (cas de la mère).

déplore sa situation, qui ne peut se l'expliquer, qui se désole à la pensée qu'il va peut-être succomber et frapper une personne pour laquelle il n'a cependant que de l'affection. Voici, succinctement relaté, un exemple bien net de cette association d'obsession et d'impulsion avec souffrance morale bien accusée : « Une jeune femme « habitant B... avait depuis quelques jours l'idée fixe « de tuer sa mère. Hier, à midi, pour échapper à cette « obsession, elle tenta de se noyer dans l'.... à C.... « Elle fut retirée malgré sa résistance. Elle essaya alors « de s'étrangler avec son mouchoir. On la transporta « à l'hôpital où sa mère vint la chercher à six heures « du soir. Arrivée chez elle, elle se donna deux coups « de couteau. Son état est désespéré[1]. »

Mais, si l'impulsion typique du dégénéré relève souvent du phénomène d'automatisme psychique qu'est l'obsession, il n'en est pas toujours ainsi : l'acte impulsif, particulièrement chez le dégénéré inférieur, est parfois l'effet d'une habitude, comme certains tics, ou consécutif à une sollicitation non ou à peine discutée, le plus souvent exogène, parfois endogène, sollicitation exercée par exemple par la vue d'un étalage ou par une stimulation émanant de l'activité fonctionnelle de glandes génitales (certaines impulsions érotiques)[2] ; l'impulsion peut être aussi, comme nous le verrons à propos des délires des dégénérés, consécutive à une sollicitation d'ordre délirant ou hallucinatoire (hallu-

1. *Le Journal*, 23 août 1902.

2. Le dégénéré inférieur agit alors comme le fauve qui, une proie s'offrant subitement à lui, est soudainement aussi porté à se précipiter sur elle et la saisit brusquement.

cination impérative) ou à une interprétation fausse plus
ou moins ancienne, ou, comme je l'ai donné à entendre, il y a un instant, résultat d'une habitude d'actes
d'abord voulus, accomplis même avec certaines précautions, tels que ceux qui relèvent de la perversité
morale de maints dégénérés : vous avez vu dernièrement une jeune fille qui, tout d'abord, pendant plusieurs années, s'amusa à prendre des clefs de maisons
ou des outils des habitants de son village pour cacher
ces objets et se donner le plaisir de causer des ennuis,
de la peine ; elle faisait primitivement de même ici, elle
cachait les clefs des infirmières afin de les faire répri-
mander ou punir, elle était heureuse de les voir tra-
cassées ; elle en est arrivée, aujourd'hui, à une véritable habitude de s'emparer de tout objet menu et de le
cacher dans son lit, *bien qu'on perquisitionne à chaque
instant dans ce lit* [1] et que l'on en retire, en sa présence, tout ce qu'elle a dérobé ; elle est devenue kleptomane par suite de la répétition d'actes primitivement
intentionnels et elle agit sans angoisse, sans hésitation
lorsqu'elle trouve une occasion de prendre un objet.

L'accomplissement de l'acte [2], par un dégénéré mixte
ou supérieur, attesterait toujours un augment de l'insuffisance de la volonté ou du sens moral ou du jugement, c'est-à-dire un accroissement de la déséquilibration caractéristique ou du trouble du jugement et

---

1. Donc pas de réflexion.

2. De l'acte consécutif aux premières impulsions bien entendu ; il n'en
est évidemment plus absolument de même lorsque les actes impulsifs
ont été commis un certain nombre de fois ; les actes impulsifs peuvent
alors être considérés en quelque sorte comme habitudes, comme variétés de tics.

de la sensibilité générale du dégénéré, une débilité mentale plus accentuée, temporairement, au moins [1].

Dans toute obsession vous pourrez voir, plus ou moins accusées évidemment, suivant la sensibilité morale et le niveau intellectuel habituels du sujet :

1° *Conscience*, le malade déplorant plus ou moins sa situation,

2° *Lutte*, le malade faisant des efforts, parfois inouïs, en apparence au moins (et susceptibles de le fatiguer, de le neurasthéniser), pour arriver à repousser l'idée obsédante,

3° *Souffrance morale*, complément de la conscience et de la lutte, souffrance quelquefois extrêmement vive et neurasthénisante (dégénéré supérieur), et, *parfois :*

4° *Souffrance physique*, expression de neurasthénie, résultant de la durée et de la continuité de l'obsession et de la lutte.

La douleur morale, l'angoisse varie évidemment, comme intensité, avec la mentalité et la sensibilité morale des sujets, comme avec la gravité, le caractère plus ou moins antisocial ou infamant de l'acte à commettre : le dégénéré obsédé par l'idée de prononcer en public un mot trivial ou même ordurier souffre moins que celui qui est obsédé par l'idée d'accomplir un acte réputé crime ou absolument déshonorant.

Conscience, lutte et souffrance, très manifestes chez le dégénéré supérieur, portées parfois à un très haut

---

1. Une thérapeutique préventive de l'acte basée sur cette interprétation la justifie complètement.

degré [1], surtout s'il n'a pas d'appoint d'intoxication exogène (alcoolique par exemple) [2], sont, au contraire, à peine appréciables chez le dégénéré inférieur, mais elles existent cependant habituellement, plus ou moins rudimentaires évidemment, chez presque tous ceux qui ont pu recevoir au moins un faible degré d'éducation et l'observateur attentif en trouvera presque toujours quelque expression, un moment d'hésitation, de craintivité, d'inquiétude, trahissant l'émotion, de courte durée naturellement, de l'imbécile sollicité à un acte qu'il sait un peu préjudiciable ou *punissable*. Le dégénéré inférieur est particulièrement exposé à *commettre* des actes impulsifs, les sollicitations instinctives ou sensorielles ayant une action d'intensité en raison inverse du développement intellectuel et moral et la rapidité de passage à l'acte étant en raison inverse de l'acuité psychique.

On ne peut pas considérer le passage à l'acte comme l'indice d'une diminution de la volonté seule et l'impulsion avec accomplissement de l'acte comme l'expression d'une maladie de la volonté, ainsi que certains auteurs les envisagent, car la volonté est parfois, au contraire, sensiblement accrue, ainsi que vous l'atteste l'observation de l'impulsif qui lutte depuis longtemps, du dégénéré supérieur qui soutient et stimule depuis longtemps sa volonté en faisant appel aux sentiments

1. D'autant plus qu'il a toujours une tendance bien marquée à l'exagération, notamment de ses sensations pénibles (tendance spéciale au névropathisme, à l'hypocondrie).

2. Ceci dit pour vous engager à rechercher toujours les causes accidentelles de conditions particulièrement favorables au passage à l'acte.

développés en lui par l'éducation, par ses études spéciales, etc.., mais, dans cette lutte continuelle, douloureuse, qui lui fait perdre le sommeil, qui se prolonge pendant la nuit, il se fatigue, il devient neurasthénique, sa conscience s'obnubile et c'est alors que l'acte s'accomplit [1]. Il cède soudain et le mot échappé ou l'acte accompli, délivré de l'effort pénible de résistance, il paraît soulagé, moins anxieux, mais il n'est pas toujours libre de toute angoisse, ainsi qu'en témoignera un des malades que je vais vous présenter. Le passage à l'acte, chez le dégénéré relativement supérieur, n'a généralement lieu que lorsque le sujet est fatigué par de longues luttes, par de longues insomnies, lorsqu'un affaiblissement intellectuel ou un équivalent d'affaiblissement intellectuel s'est produit. Du reste, si vous lui rendez le sommeil, si vous lui procurez du repos, vous atténuerez toujours l'obsession et l'impulsion, si vous ne les faites pas disparaître.

Par l'étude de ce qui se passe chez le dégénéré supérieur, on se rend bien compte de ce qui doit se produire, à un degré beaucoup moindre évidemment, chez le dégénéré inférieur dont l'organisation est telle que des fatigues moindres déterminent un résultat analogue à celui qui n'arrive de la part du dégénéré supérieur qu'à la suite d'un long et pénible effort de résistance.

En d'autres termes : lorsque le passage à l'acte a lieu de la part d'un dégénéré impulsif, mixte ou supé

---

1. Il est facile de s'expliquer comment l'appoint d'une intoxication accidentelle, d'un simple excès alcoolique même, peut abréger la lutte et favoriser le passage rapide à l'acte, l'obnubilation intellectuelle ou la diminution des soutiens de la volonté étant bientôt réalisées.

rieur, c'est qu'il a été mis dans la situation d'un dégénéré impulsif inférieur au point de vue de la mentalité
générale et vous vous rendrez bien compte de la légiti-
mité de cette interprétation lorsque vous analyserez,
par exemple, les conditions d'accomplissement d'un
acte impulsif par un dégénéré supérieur en état d'infériorité mentale rapidement survenue sous l'influence
d'une intoxication relativement accidentelle, telle que
celle résultant d'un excès alcoolique, même léger [1].

L'obsession peut cesser d'elle-même ou sous l'influence du sommeil ou par suite d'une distraction ou d'une
conversation et le malade, surtout le dégénéré supérieur, éprouve une profonde satisfaction, une sensation
de bien-être. Puis, après un temps variable d'un sujet
à l'autre ou suivant des circonstances de milieu, ou à

---

1. L'impuissance, l'aboulie, ou plutôt l'insuffisance de volonté peut,
dit-on, s'observer seule sans obsession ni impulsion : le dégénéré
(généralement dégénéré supérieur) se dispose à sortir, à donner une
signature et, tout d'un coup, il se trouve immobilisé, comme figé,
ayant conscience de sa situation et incapable de franchir sa porte ou
de donner la signature que l'on attend et qu'il sait devoir donner ?
Mais, suivant l'expression du professeur Gilbert Ballet, « l'impulsif
n'est qu'un phobique chez lequel la crainte obsédante d'un acte possible engendre la tendance à exécuter automatiquement cet acte. Il n'y a
pas loin de l'appréhension que fait naître la vue d'un objet piquant à
l'impulsion instinctive à se servir de cet objet pour frapper. La représentation mentale intense d'un acte est presque le commencement de
cet acte ». Dans le même ordre d'idées : ne suffit-il pas que le sujet
qui se disposait à sortir ou à donner une signature ait eu une hésitation de quelques secondes, qu'il se soit simplement demandé s'il
devait déjà sortir ou s'il n'avait rien à objecter avant de signer, pour
que cette simple question ait déterminé un phénomène d'inhibition,
l'arrêt conscient dont je viens de parler. Cette interprétation apparaît
surtout vraisemblable si l'on se rappelle que le dégénéré est un hésitant, un indécis et souvent en même temps un neurasthénique.

l'occasion de quelque crise physiologique, elle reparaît, parfois avec une note un peu différente ; chez certaines femmes, elle revient à chaque époque menstruelle, chez d'autres à l'occasion de chaque grossesse (dipsomanie) ou de chaque période d'allaitement. Elle est, en général, intermittente ou rémittente, de durée très variable (de quelques instants à quelques mois ou même de nombreuses années) ; quelques prodromes, dépression, tristesse inaccoutumée, inquiétude ou irritabilité en annoncent parfois la venue, le retour ou caractérisent une période d'approche de paroxysmes. La disparition totale de l'obsession, pour quelques années par exemple, n'est pas rare, mais l'apparition d'autres obsessions, d'autres impulsions, à une époque plus ou moins éloignée, reste toujours à craindre.

La terminaison par la mort, par suicide, est possible ; au paroxysme de la douleur morale, l'impulsif peut se tuer dans la crainte de commettre un meurtre (je vous ai cité un exemple d'un tel suicide), d'accomplir un acte déshonorant pour lui-même ou pour les siens, dans la crainte même de l'aliénation mentale qu'il sait avoir conduit déjà plusieurs membres de sa famille dans un asile spécial, etc. ; le suicide est parfois, enfin, simple conséquence d'une impulsion irraisonnée.

Cette femme, célibataire, âgée de trente-six ans, ancienne ouvrière de fabrique, sachant lire, écrire et compter, hospitalisée en 1903 en raison d'un certain infantilisme psychique et parce qu'elle n'avait plus de parents pour veiller un peu sur elle, admise à l'asile de Maréville fin octobre 1905, vous dit elle-même qu'elle est malade depuis huit ans, que sa « maladie consiste à vouloir embrasser toutes les personnes » qu'elle rencontre, « à les appeler « mon bon monsieur » ou « ma bonne dame », qu'elle cherchait à chaque instant à s'échapper de l'hôpital pour aller embrasser les passants. Lorsqu'elle voit entrer quelqu'un dans le service, elle se précipite pour l'embrasser, en s'écriant « mon bon monsieur » ou « ma bonne dame » — ; elle part comme mue par un ressort, mais, si vous l'observez bien, vous remarquez qu'elle est émotionnée avant de s'élancer, qu'elle rougit, qu'elle a un air égaré, quelques secondes d'inquiétude, d'hésitation, indiquant suffisamment qu'elle a un peu conscience de la bizarrerie de l'acte qu'elle va commettre et attestant un peu de résistance, mais la résistance ne peut évidemment être que très faible et de courte durée puisque l'intelligence est bien peu développée et qu'elle n'est pas non plus poussée à commettre un acte grave. Immédiatement avant l'accomplissement de l'acte, elle est un peu dans l'état où vous la voyez en ce moment : je la retiens par le bras en vous la présentant, vous la voyez rougir, très émue, donner des signes d'anxiété (car je supplée par la force à l'insuffisance de ses facultés et de sa volonté et, faisant obstacle à l'accomplissement de l'acte impulsif, j'accrois l'angoisse), mais, dès que j'ouvre la main, l'impulsion emporte cette fille vers celui d'entre vous qui se trouve en face d'elle, elle paraît soulagée lorsqu'elle le touche, en s'écriant « mon bon monsieur », elle est souriante parce que l'acte est presque accompli ; cependant elle reste un peu penaude, un peu embarrassée parce que l'accomplissement de l'acte impulsif n'a pas été complet, parce qu'elle n'a pas pu embrasser. Voilà donc une observation assez démonstrative des conditions de passage à l'acte impulsif et qui permettra de comprendre facilement ce qui se passe chez les autres malades que nous allons voir.

L'obsession est habituellement consciente ; *lorsqu'elle ne l'est plus complètement*, c'est, le plus souvent, par suite de la fatigue cérébrale qui résulte des efforts faits par le malade pour s'y soustraire; du reste, beaucoup d'impulsifs, dégénérés supérieurs surtout, réclament eux-mêmes une surveillance spéciale et des mesures précautionnelles lorsqu'ils se sentent menacés d'un paroxysme, principalement si les obsessions ou les impulsions dont ils souffrent peuvent les conduire à des actes antisociaux, à des propos orduriers, à des discours ou à des gestes contrastant grossièrement avec l'éducation qu'ils ont reçue. Cette femme, qui, malgré ses efforts, ne peut pas s'empêcher de compter les lettres des enseignes en face desquelles elle se trouve et qui se sent obligée de recommencer sans cesse ses calculs, même alors que telle ou telle enseigne qui l'a frappée n'est plus sous ses yeux, cette femme ne souffre évidemment pas autant que cette autre que vous voyez prendre les plus grandes précautions pour que personne ne la touche ou n'ait le moindre contact avec ses vêtements, car elle se figure avoir une souillure telle que quiconque la toucherait serait damné ou exposé aux pires malheurs.

Lorsque l'impulsion est inconsciente, chez un dégénéré mixte ou supérieur, c'est que, à mon avis, il y a

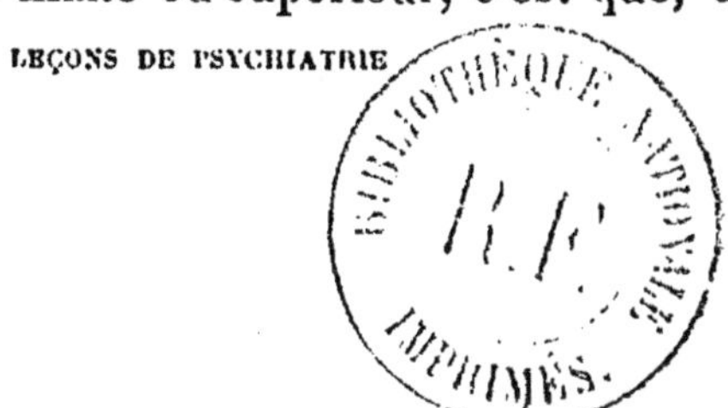

surintoxication chez le sujet qui la présente ; l'impulsion de l'épileptique, presque toujours inconsciente, l'est parce qu'elle se produit, généralement avant ou surtout après une attaque ou un vertige, à un moment où l'intoxication épileptogène va atteindre ou vient d'atteindre son summum, comme chez ce jeune homme qui, tombant sur une route et, sa crise à peine terminée, voyant passer une vieille femme, se précipite sur elle, lui mord une joue et s'en va sans garder le moindre souvenir de son acte. Il en serait ainsi de l'impulsion de beaucoup de dégénérés, d'héréditaires chez lesquels on peut relever des intoxications en quelque sorte surajoutées : l'impulsion du confus mental primitif, comme l'impulsion de l'alcoolisé confus à délire onirique, est presque totalement inconsciente et, quand il en reste un souvenir au malade, ce souvenir n'est que très vague ou il n'est parfois même que l'expression d'une perception peu consciente de causeries de l'entourage du malade ; voici un homme qui s'adonnait depuis longtemps à des excès alcooliques, que l'on voyait presque toujours ivre dans son atelier ; il manifeste brusquement un jour une vive anxiété et, presque aussitôt, au milieu de camarades, il s'empare d'un énorme marteau dont il se frappe la main gauche avec une telle violence qu'il se mutile complètement deux doigts ; lorsqu'on l'amène dans le service, quelques jours après l'accident, il est extrêmement confus, il a de l'excitation surtout motrice et il ne sait rien de ce qu'il a fait, il ne sait même pas qu'il est blessé. Bien que presque convalescent aujourd'hui, il ne s'explique que très confusément son acte : je ne sais pas comment cela est arrivé, dit-il; j'avais la tête perdue ; c'est la boisson qui est cause de cela.

On peut poser en principe que l'impulsivité croît primitivement en raison directe de la diminution de l'activité cérébrale psychogène. La fugue du dément précoce a bien aussi ce caractère d'acte impulsif presque inconscient par suite de surintoxication temporaire des centres nerveux, par hypersécrétion de glandes à sécrétion interne probablement : s'il conserve le souvenir de fugues récentes, il n'en donne généralement, comme vous l'avez vu récemment, qu'une explication niaise, ridicule attestant qu'il a agi comme un automate.

Les réactions d'idées délirantes ou d'hallucinations que l'on compare trop souvent aux impulsions dont nous nous occupons en ce moment, en diffèrent très sensiblement cependant puisqu'elles sont conséquences en quelque sorte naturelles de raisonnements, de discussions, d'interprétations relativement logiques bien que reposant sur une erreur.

Cette simple d'esprit, dont l'insuffisance mentale est très manifeste, était primitivement ambulomane, alors qu'elle était en liberté, mais les impulsions, surtout chez les dégénérés mixtes ou inférieurs, peuvent varier, suivant les circonstances de milieu, notamment ; elle n'a actuellement que des impulsions au vol : elle est poussée à prendre tous les objets menus qu'elle voit ; je lui fais vider ses poches et vous en voyez sortir maints objets disparates qui ne peuvent lui être d'aucune utilité ; elle en remplit son lit bien qu'elle sache que l'on y perquisitionne à chaque instant, et elle ne change pas de cachette, ce qui paraît bien attester

que la simple satisfaction de l'accomplissement de
l'acte lui suffit, qu'elle ne vole pas pour conserver,
pour posséder, pour tirer parti, mais uniquement par
besoin irraisonné de voler. Elle a *conscience* qu'elle
accomplit un acte réputé répréhensible, car elle a un
moment d'angoisse, au moins d'*inquiétude* avant l'accomplissement de l'acte, elle regarde à droite et à gauche, elle hésite, elle est instable, elle a un peu de rou-
geur de la face ; la *lutte* est de courte durée car, l'intelligence étant très débile, la volonté est facilement
dominée ; dès que l'objet est dans sa poche, que l'*acte*
est par conséquent *accompli*, elle *sourit*, elle est satisfaite.

Chez cet homme, âgé de quarante-huit ans, aveugle de
naissance, porteur de nombreux stigmates physiques
de dégénérescence, goitreux et ancien choréique, vous
allez rencontrer obsession et impulsion différentes mais
ayant encore mêmes caractères ; dégénéré supérieur
à la malade qui vient de passer, il vous dit lui-même
que dès l'enfance il a été querelleur, difficile à vivre,
qu'il apprit à lire mais qu'il ne put écrire parce que
resté très maladroit à la suite d'une première atteinte
de chorée ; c'est encore à la chorée qu'il attribue une
lenteur de développement de ses facultés qui fait qu'il
n'a pu recevoir une éducation professionnelle et que
l'on a tenté inutilement de lui donner des leçons de
piano. Il avoue facilement d'anciennes pratiques érotiques qui ont dû favoriser aussi la réapparition de
troubles choréiques, puisque, toujours d'après ses dires,
il en aurait eu plusieurs atteintes. Il déchire chaque

jour impulsivement ses vêtements et sa literie : « je sais que je ne devrais pas le faire, dit-il, mais je ne peux pas m'empêcher et, quand je résiste un peu longtemps, j'ai comme de la danse de Saint-Guy pendant que je déchire. » Un système nerveux de choréique, qui s'onanise encore, ne peut évidemment pas permettre une longue résistance ; cependant il y a lutte suffisante pour déterminer cette fatigue équivalent d'affaiblissement intellectuel qui précède l'accomplissement de l'acte, puisque le malade nous déclare lui-même qu'il a de la dépression, de la céphalalgie, parfois de la danse de Saint-Guy pendant et après l'accomplissement de l'acte.

Vous voyez combien est anxieuse, à la seule pensée que je vais vous parler de son cas, cette femme devenue dipsomane à l'approche de l'âge critique et à l'occasion de la perte d'une petite fille ? Elle présente la même anxiété lorsqu'elle ressent l'impulsion à boire, lorsqu'elle sent, par exemple, comme cela arrive fréquemment, surtout aux époques menstruelles, qu'elle va s'emparer de toutes les rations de vin de ses compagnes ; elle souffre alors, mais, dès qu'elle a bu quinze ou vingt gobelets de vin mouillé, comme elle le fait lorsque la surveillance fléchit, elle éprouve un véritable soulagement en outre de légers symptômes d'ivresse. « Je sais bien que ce n'est pas beau, ce que je fais là, dit-elle, j'en souffre assez, mais je ne peux pas toujours résister quand cela me prend ; c'est assez malheureux ! » En liberté, elle buvait ainsi jusqu'à l'ivresse sordide et elle devenait de plus ambulomane, elle s'en allait errant de village en village poursuivie et maltraitée par des gamins, et, l'ivresse dissipée, elle déplorait sa situation, se promettant de faire à l'avenir de plus énergiques efforts de résistance mais succombant toujours cependant.

Chez aucun de ces malades la souffrance morale qui accompagne l'obsession n'a été aussi vive que chez cette ancienne institutrice qui est venue vous raconter elle-même sa lamentable histoire, mais elle se sentait poussée à commettre des actes beaucoup plus graves, plus infamants, non seulement pour elle-même, mais pour ses parents : Petite-fille d'une mélancolique (grand'mère paternelle ayant eu deux accès de mélancolie et morte démente), fille d'un nerveux, scrupuleux, irritable, elle était, dans la *première enfance*, vive, colère, susceptible, très émotive ; elle fut bonne élève, intelligente, elle passa facilement ses examens pour obtention de brevets d'institutrice (brevet supérieur). Elle avait quatorze ans lorsque les *premières règles* apparurent et, peu de temps après, elle fut sous l'influence de scrupules religieux, elle craignait d'avoir fait une mauvaise première communion et elle était très tracassée, bien qu'elle n'eût rien trouvé de particulier à se reprocher. Puis vinrent des idées obsédantes d'homicide ou d'infanticide qui la chagrinaient beaucoup ; elles devenaient surtout intenses, pénibles lorsqu'elle apercevait un couteau, un bâton, une hache ou simplement à l'occasion de la prononciation des mots « couteau, hache » ; mais, à la vue d'un enfant, d'une personne chère, la douleur morale devenait extrême ; elle avait tellement pour de ne pouvoir résister toujours, qu'elle songea maintes fois à se donner la mort ; elle fut soutenue, dit-elle, par la crainte de la damnation éternelle, par appels à l'éducation religieuse qu'elle a reçue. « J'ai presque toujours peur de quelque chose, ajoute-t-elle : lorsque je vois des aiguilles, je crains d'être obligée de les jeter dans le potage, dans les aliments des pauvres dames qui mangent à ma table ; je suis bien malheureuse ! Et cela dure depuis plus de vingt ans ! » Elle a parfois encore des scrupules religieux, elle n'ose plus toucher tels ou tels objets dans la crainte qu'ils n'aient été consacrés par le culte.

Vous avez pu remarquer facilement que cette malade aime à ce que l'on s'occupe d'elle, qu'elle se plaint volontiers de troubles du côté des organes génitaux, qu'elle parle alors avec un ton langoureux, qu'elle a souvent des accents de mysticisme assez caractéristiques d'un érotisme inconscient. Il semble que l'appareil génital joue un rôle assez important dans la pathogénie de troubles présentés par cette demoiselle ; je reviendrai plus tard sur cette question.

Après vous avoir fait connaître les grands caractères de l'obsession et de l'impulsion, caractères qu'il importe de retenir non seulement en raison de leur utilité pour l'institution d'une thérapeutique rationnelle mais afin de démasquer plus facilement le simulateur qui invoque l'obsession ou l'impulsion comme excuse à des actes anti-sociaux, je dois appeler votre attention sur *quelques points d'étiologie* auxquels il est aussi utile de penser pour l'application du traitement ou la prescription de mesures précautionnelles :

Ces phénomènes (obsessions et impulsions) peuvent apparaître, dit-on généralement, sans autre cause que la tare dégénérative ou à l'occasion d'excès alcooliques ou vénériens, d'une maladie infectieuse, d'une grossesse, de la lactation, etc., d'un trouble de la menstruation, de névralgies, ou ils débutent brusquement à l'occasion d'une lecture, d'un fait divers, d'un mot qui frappe l'imagination au point d'absorber bientôt toute l'activité psychogène, — à l'occasion d'un rêve, — d'une conversation, — de la vue d'un objet, couteau, rasoir, aiguille, etc... Mais l'observation attentive doit amener à attribuer un rôle étiologique assez important aux fonctions des glandes génitales ou des glandes avec lesquelles elles sont en relation assez intime, l'observation attentive fait constater, en effet, un rapport important entre les phénomènes physiologiques un peu sous la dépendance de l'activité de ces glandes et les phénomènes que nous venons d'étudier. Si l'on a pu constater des obsessions et des impulsions chez l'enfant et chez le vieillard [1], on a remarqué d'un autre côté qu'elles apparaissent surtout bien caractérisées et plus fréquentes à la puberté, aux époques menstruelles, pendant la grossesse, chez les nourrices, chez les célibataires, notamment chez les vieilles fil-

---

1. Passage à l'acte évidemment plus facile et plus rapide chez l'un et l'autre puisque les conditions de débilité mentale que nous avons montrées utiles sont plus promptement réalisées grâce à la débilité mentale de leur âge.

les [1], chez les mariés qui sont relativement *conti-nents* [2], chez des érotiques dont les sens ne sont pas satisfaits. Je ne suis pas éloigné, par conséquent, d'attribuer aux glandes génitales un très grand rôle dans la pathogénie des obsessions et des impulsions, rôle analogue à celui que j'ai prêté à ces glandes dans la pathogénie de l'épilepsie convulsive ; outre que les conditions de fréquence ou de rareté en rapport avec les grandes étapes physiologiques de la vie sont à peu près les mêmes pour les accès d'épilepsie et pour les impulsions non dites épileptiques, la parenté de ces troubles est bien attestée un peu, il me semble, par ce fait qu'il n'est pas exceptionnel de trouver parmi les *enfants d'un même lit* : un épileptique, un choréique, un goitreux exophtalmique, un dégénéré impulsif non convulsif ; je connais plusieurs familles ainsi composées et des dégénérés impulsifs non convulsifs descendant d'épileptiques ou des épileptiques descendant de dégénérés n'ayant jamais présenté de troubles dits épileptiques.

Beaucoup des causes occasionnelles, dont je parlais il y a un instant, n'auraient donc qu'une influence relativement secondaire au point de vue étiologique, elles ne feraient pour ainsi dire que donner la couleur, la variété de l'obsession ou de l'impulsion ou en hâter l'éclosion. J'emprunte à Ch. Féré, qui l'a obligeamment

1. Sujets continents à érotisme surtout psychique. Les obsessions sont surtout fréquentes chez les vieilles filles, les veuves, les femmes mariées qui ont toujours eu une certaine répulsion pour l'accomplissement des devoirs conjugaux.

2. Dont la continence est absolument volontaire.

mise à ma disposition, une double observation de phobies gémellaires qui viendrait encore complètement à l'appui de mon opinion :

« Les ressemblances morphologiques et fonctionnelles, fréquentes chez les jumeaux normaux, se rencontrent assez communément aussi chez les jumeaux anormaux [1]..... Cette simultanéité s'est montrée sous une forme qu'on n'a encore guère signalée parmi les psychopathies gémellaires :

« A..., et L..., jumelles âgées de seize ans, appartiennent à une famille où on ne connaît pas d'exemple de gémelliparité... Deux grossesses précédentes avaient donné naissance à un enfant unique, mâle, ayant succombé à des convulsions [2] au cours du premier mois. La mère est morte d'éclampsie quelques jours après leur naissance. Elle avait déjà eu des attaques d'éclampsie au cours de ses deux premières grossesses, et, antérieurement, plusieurs accès de chorée ; elle était migraineuse et sujette à des accès de tristesse. Du côté maternel, il y a un oncle qui a eu un accès maniaque et est resté original, et un cousin germain séquestré dans une maison de santé depuis plus de dix ans. Du côté paternel, il n'existe aucune tare névropathique..... Le père étant obligé par ses affaires de s'absenter souvent, ses deux sœurs prirent chacune une jumelle, qui fut

---

1. Opinion que j'ai déjà exprimée bien souvent et qui a été soutenue aussi dans la thèse inaugurale de mon collaborateur et ami, le Dr Aubry. Thèse de Nancy, 1900.

2. Parenté encore affirmée de l'impulsif ou de l'obsédé non convulsif et du dégénéré convulsif, c'est-à-dire certaine analogie symptomatique ou un peu d'équivalence de l'impulsion, de l'obsession et de la crise convulsive épileptique.

élevée par une nourrice différente et dans un milieu dif-
férent.

« La ressemblance physique avait frappé tout d'abord...

« Le *père est mort* d'accident *dix-huit mois après leur naissance.* Les deux tantes ont gardé la charge chacune d'une des jumelles, qui ont été élevées à part d'une manière différente, bien qu'ayant des rapports fréquents jusqu'à l'âge de six ans..... Elles n'ont eu dans leur première enfance aucun trouble nerveux. On remarquait chez elles des ressemblances fonctionnelles, dans la voix, l'articulation, l'expression, la démarche, les attitudes, la manière de tenir la plume ou l'aiguille, dans certaines préférences ou certaines répugnances pour les aliments..... Les sympathies et les antipathies pour les personnes et pour les animaux présentaient aussi une similitude frappante.....

« *Elles avaient six ans* quand elles furent séparées par le *départ pour l'étranger* de la famille où vivait L.... Elles ne communiquèrent que par l'intermédiaire de la correspondance des deux tantes, à laquelle on leur faisait ajouter quelques mots dont on avait connaissance. Jusqu'à la puberté, cette correspondance ne relève que le parallélisme d'une évolution normale. La menstruation est apparue à treize ans et trois mois, à trois jours de distance. On fut très frappé de voir que L...., réglée trois jours plus tôt, était celle qui avait été expulsée la première.....

« Quatre mois plus tard, A...., fut effrayée par une voiture..... Il ne parut d'ailleurs rester aucune trace immédiate de la frayeur. Les règles apparurent à leur époque ordinaire, le surlendemain, sans aucun trouble apparent. C'est le lendemain de leur cessation que la phobie se manifesta pour la première fois ; au repas du soir, ayant voulu boire, on la vit poser brusquement son verre avec effroi ; elle déclara qu'il devait y avoir des fragments de verre qui se détachaient du bord du vase, que ce bord pouvait la blesser, qu'il devait y avoir des fragments tombés au fond du verre. Il devint impossible de se servir d'un verre ; on la fit boire dans une tasse d'argent. Peu à peu on la vit surveiller les flacons ; elle craignait qu'on ne lui versât des fragments de verre tombés au fond du vase ; elle n'acceptait que quand le vase était presque plein. — Lorsque cette singularité fut signalée à la famille où vivait l'autre jumelle, l'attention fut appelée sur une singularité analogue *qui existait déjà depuis plusieurs semaines chez L....* Elle ne vidait pas complètement son verre et jetait dans son assiette ce qui restait au fond avant de le laisser remplir. On évita de la questionner. Les choses restèrent en l'état pendant une quinzaine de jours, mais, à la suite d'une angine assez grave, la phobie prit une intensité considérable : ce n'est plus seulement la peur d'avaler du verre, mais la peur du contact, la peur à distance des objets de verre ou même de matières ressemblant à du verre. Quelques mois plus tard, elle ne pouvait entendre parler d'objets en verre sans une répugnance visible. A..., en est restée à la peur d'avaler du verre ; elle s'essuie les mains quand elle en a touché. »

Vous voyez d'un côté même *tare originelle*, de l'autre mêmes phobies éclatant à la *puberté* chez deux sœurs qui sont séparées depuis sept ans, très éloignées l'une de l'autre et qui ne correspondent pas directement, qui n'ont pu s'influencer l'une l'autre pour arriver à partager les mêmes craintes ; l'influence de la tare héréditaire et d'une évolution dans la sphère génitale est ici, par conséquent, incontestablement primordiale ; les phénomènes, frayeur, accident, etc., auxquels on est généralement porté à attribuer un rôle étiologique important, ne sont donc, en réalité, que causes occasionnelles tout à fait secondaires, *susceptibles cependant de hâter* l'éclosion de troubles psychiques ou convulsifs *ou d'accentuer les premiers*. — C'est une remarque sur laquelle j'appelle un peu spécialement votre attention et dans laquelle vous pourrez peut-être trouver quelque enseignement utile à l'occasion d'un rapport à faire sur un cas de troubles psychiques ou convulsifs rattachés par un malade ou par des parents à un accident du travail, à un accident professionnel.

* *

Variétés d'obsessions ou d'impulsions. — Le caractère le plus saillant de l'obsession ou de l'impulsion ou le danger qu'elles présentent ou dont elles semblent menacer avaient surtout frappé les auteurs anciens qui, négligeant la mentalité fondamentale (on est encore un peu tenté de le faire aujourd'hui, du reste) avaient admis autant de variétés d'aliénation mentale que nous voyons de variétés d'obsessions ou d'impulsions ; c'est ainsi qu'ils trouvaient une monomanie incendiaire ou pyromanie, une monomanie du vol ou kleptomanie, une dipsomanie (impulsions à boire), etc., la dénomination *monomanie* attestant suffisamment qu'ils ne voyaient dans la symptomatologie que la tendance à boire, au vol, ou à l'incendie, et qu'ils paraissaient ignorer la mentalité fondamentale. Morel combattit cette manière de voir et engloba la plupart des monomanies dans la symptomatologie de la dégénérescence, mais il fut trop frappé par les caractères d'angoisse des obsessions non suivies d'impulsions, comme l'agoraphobie, la claustrophobie, l'idée de souillure, le délire du toucher; il lui échappa encore que ce ne sont là que phénomènes à **signification** analogue à celle des autres obsessions et il les en distingua en appliquant la dénomination *délire émotif* à tout état anxieux se rattachant à une obsession sans impulsion, il considérait son délire émotif comme une expression d'une affection du grand sympathique, oubliant que les troubles du grand sympathique sont le plus souvent consécutifs au trouble psychique. Outre que obsessions et impulsions peuvent se succéder chez un même malade ou coexister, comme vous l'avez vu, plus ou moins nombreuses et variées, ce qui obligerait à le classer dans plusieurs groupes, à le considérer comme atteint successivement ou simultanément de plusieurs monomanies et de délire émotif, — obsessions et impulsions peuvent être si nombreuses et variées que l'on arriverait à créer un nombre illimité de monomanies.

Quelques mots seulement au sujet des obsessions ou des impulsions autres que celles dont je viens de vous entretenir et que l'on rencontre le plus fréquemment (simples renseignements généraux pouvant être utiles au praticien non spécialiste) :

Agoraphobie : peur des espaces ; le malade a conscience de l'absurdité de sa peur, mais il ne peut pas éviter l'angoisse lorsqu'il doit traverser une place, par exemple ; s'il est absolument obligé de le faire, il y parvient quelquefois après une lutte plus ou moins longue, après beaucoup d'hésitation, il s'élance, inquiet, effaré, comme s'il pressentait un grand danger, la marche mal assurée et il éprouve un grand soulagement, une véritable satisfaction lorsqu'il arrive au but ;

Claustrophobie : pour des espaces restreints ou clos ; mêmes angoisses, mêmes caractères généraux ;

Érytrophobie : peur de rougir dans certaines circonstances, et angoisse, lutte, souffrance morale lorsque le sujet doit se trouver dans quelqu'une de ces circonstances ;

Folie du doute : état d'esprit du sujet qui s'interroge sans cesse, qui est toujours à la recherche de la solution de quelque question, qui se surmène à la recherche d'une solution qu'il trouve parfois assez facilement mais qui ne le satisfait presque jamais complètement ; exemples : femme qui malgré l'évidence négative, se demande sans cesse avec anxiété si elle n'a pas trompé son mari, — comptable qui, craignant toujours une erreur, recommence quinze, vingt fois et plus une addition sans être jamais tranquille ;

Délire du toucher : idée obsédante de souillure, anxiété lorsque le malade doit toucher tel ou tel objet : bouton de porte, clef, etc…; (exemples relatés précédemment) ;

Pyromanie: impulsion à incendier, moins fréquente qu'on ne le croit généralement ; on considère parfois, en effet, comme pyromanes des enfants [1], des dégénérés qui mettent le feu pour voir un gros feu ou pour causer de la peine, ou des délirants qui deviennent incendiaires sous l'influence d'une idée de vengeance, d'une interprétation erronée, etc..., tous sujets qui ont évidemment agi en dehors de toute influence obsédante ou impulsive ; je connais un dégénéré (débilité mentale) qui a brûlé sa maison pour ne plus payer de contributions ;

Oniomanie : impulsion à acheter tout ce qui tombe sous les yeux, à collectionner tels ou tels objets dont il ne sera tiré aucun parti ou qui ne présentent aucun intérêt ;

Arithmomanie : besoin obsédant de compter, de calculer sans cesse ;

Onomatomanie: recherche irrésistible de certains mots, souvent très pénible, pouvant occasionner une grande fatigue: le malade trouve parfois facilement le mot cherché, il éprouve un soulagement, mais, quelques instants après, de nouvelles recherches s'imposent à lui, etc... ;

Coprolalie: besoin irrésistible de prononcer un mot grossier ou ordurier ;

Dipsomanie : impulsion à boire, particulièrement dangereuse pour le malade auquel elle peut apporter tous les accidents physiques et psychiques de l'intoxi-

---

1. Je vis arriver un jour à Maréville un arriéré, âgé de *quatre ans*, avec le diagnostic « pyromanie » simplement motivé par ce fait que l'enfant non surveillé jouait volontiers avec des tisons!

cation alcoolique, dangereuse ainsi également pour la famille et pour la société. Trop fréquente et trop négligée chez la femme enceinte ou nourrice, les boissons toxiques ingérées par la femme enceinte ou par la nourrice au sein ayant toujours un retentissement fâcheux aussi sur le système nerveux et le développement du fœtus ou du nourrisson.

Je vous ai dit combien pénibles sont, en général, les impulsions conscientes à l'homicide, au suicide [1], à l'infanticide [2], etc...

Les impulsions peuvent, je le répète, varier beaucoup chez le même sujet, diverses impulsions coexisteront ou se succéderont, notamment chez le dégénéré inférieur d'autant plus exposé aux impulsions par sollicitations exagérées, par influences de milieu ou par influences sensorielles endogènes (sens génital) qu'il est toujours en état de réceptivité particulière puisqu'il n'a que de faibles moyens de défense à opposer à des sollicitations dont le caractère antisocial lui échappe en partie et puisque les moindres efforts psychiques suffiront pour le placer dans cet état d'affaiblissement intellectuel ou de désorientation qui précède immédiatement l'accomplissement de l'acte; il commet surtout d'autant plus facilement viols ou attentats à la pudeur ou aux mœurs que l'influence pré-

---

1. Impulsions en quelque sorte héréditaires dans quelques familles. Mais il faut aussi faire la part de la suggestion.

2. Ces dernières particulièrement fréquentes chez les femmes enceintes, nouvelles accouchées ou nourrices, mais alors, le plus souvent, inconscientes. Il en sera surtout question dans une leçon ultérieure.

pondérante du sens génésique dans l'étiologie de l'impulsion et de l'obsession paraît bien attestée (même chez le dégénéré supérieur). Cela suffirait à montrer déjà l'importance du choix du milieu, des conditions de milieu, dans la détermination des mesures précautionnelles ou préventives à prendre pour protéger à la fois le dégénéré et la société.

.˙.

Traitement. — Y a-t-il un *traitement préventif* de l'obsession et de l'impulsion ? — On peut poser en principe que le dégénéré sera d'autant moins exposé aux obsessions et aux impulsions, intenses, antisociales tout au moins, qu'il se trouvera dans des conditions plus favorables au point de vue du développement physique, de la santé physique, du milieu, de l'éducation et du genre de vie habituel, qu'il sera moins exposé aux entraînements fâcheux de fréquentations mauvaises, aux excès susceptibles d'ajouter une intoxication qui amoindrirait encore la mentalité fondamentale, qu'une volonté tutélaire suppléera à l'insuffisance de ses facultés et contribuera à les développer en les soutenant, en cultivant surtout la volonté débile, qu'il ne sera ni astreint à une continence anormale, ni livré aux caprices de ses instincts.

Quant au *traitement curatif*, il découle surtout de ce que nous avons vu des conditions du passage à l'acte impulsif et il doit avoir, par conséquent, pour objet de prévenir la neurasthénie, de rendre au malade la puissance de sa synthèse mentale affaiblie (Gilbert Ballet) ;

tous les reconstituants du système nerveux, l'hydrothérapie, les frictions sèches ou aromatiques, l'arsenic,
une bonne alimentation, pourront être utiles ; *l'insomnie devra être combattue sans retard* et le repos cérébral assuré autant que possible (donc éloignement de
la famille). Toutes les fonctions de la vie végétative ou
de la vie de relation doivent être surveillées et s'accomplir dans des conditions aussi voisines que possible de
la normale (donc, si possible, ni continence anormale,
ni surtout dérèglement de mœurs).

L'hypnotisme, au moins tant qu'il n'y aura pas une
amélioration franche, serait plus nuisible qu'utile.

Faites bien attention surtout, en tentant de combattre l'insomnie par des médicaments, de ne pas occasionner de troubles gastriques ou gastro-intestinaux,
et, si votre malade présente un peu de confusion mentale ou d'obnubilation intellectuelle, faites-lui donner
une surveillance bien soutenue, soyez parcimonieux
d'hypnotiques, n'abusez pas surtout de l'hydrate de
chloral ou du bromure de potassium et *surveillez
l'appareil digestif si souvent point de départ de troubles surajoutés ou aggravants, sinon des premiers troubles* (intoxications d'origine intestinale) ; rappelez-vous
que le passage à l'acte impulsif est d'autant plus
prompt que la conscience est plus amoindrie.

Le traitement par distraction est un adjuvant utile,
à la condition qu'il ait simplement pour objet d'occuper un peu l'esprit du malade sans amener la moindre fatigue ; on peut donc donner, à la femme surtout,
quelques petits ouvrages d'agrément.

Le traitement moral, par persuasion, a rarement un effet salutaire tant qu'une amélioration n'est pas manifeste, mais il ne doit cependant pas être négligé ; le cas suivant prouve peut-être que, s'il était habituellement bien orienté, il donnerait plus fréquemment de bons résultats :

J'avais récemment à traiter une malade depuis près de deux ans sous l'influence d'obsessions (idées de souillure) devenues tellement pénibles qu'elle s'était expatriée pensant trouver le calme loin des siens que, du reste, elle avait fini par prendre presque en aversion parce qu'ils ne comprenaient pas ses besoins, disait-elle. Elle vint en France où elle rechercha en vain les conditions de propreté qu'elle jugeait indispensables à sa tranquillité ; lorsque je la vis, elle accusait une constipation opiniâtre, *conséquence de rétentions volontaires* par crainte d'entrer dans des water-closets. Je pensai à profiter de cet aveu pour agir sur elle par substitution de craintes et je réussis complètement et rapidement par ce raisonnement : toutes vos angoisses sont précisément la conséquence de constipation et de votre obstination à ne pas aller quotidiennement à la selle, à ne pas faire le nécessaire pour assurer la fonction régulière de votre intestin ; vous dites avoir constamment peur de microbes, vous ne voyez que malpropreté autour de vous et vous ne remarquez pas que vous faites tout ce qu'il faut pour favoriser la multiplication des microbes en vous-même ; vous vous obstinez à accumuler en vous des matières fécales qui finissent par se putréfier à la façon de tous les détritus, et qui subissent en vous des transformations qui ne peuvent évidemment qu'être favorables au développement de microbes autrement dangereux que ceux qui peuvent arriver au contact de la peau ; il serait plus sage, au contraire, d'évacuer régulièrement tous ces immondices, de prendre même à cet effet purgatifs et laxatifs. Comme les nuits étaient souvent très mauvaises, je prescrivis un gramme de sulfonal à prendre au repas du soir et des frictions sèches soir et matin. Dès le lendemain, la malade prenait un purgatif ; elle veillait ensuite à éviter la constipation, et, dix jours après, elle venait m'annoncer qu'elle n'avait plus la moindre crainte, qu'elle pouvait toucher sans appréhension les boutons de portes ou de fenêtres et qu'elle n'avait plus la moindre anxiété lorsqu'elle entrait dans des cabinets d'aisances. Elle est rentrée, il y a quelques mois, dans sa famille, ayant retrouvé calme et sentiments affectifs.

Maints cas d'obsessions ne pourraient-ils pas apporter aussi quelques indications particulières susceptibles de servir de base à un traitement moral curatif ? Il appartient au médecin de rechercher toujours le moyen d'action sur l'esprit du malade, la crainte salutaire à substituer.

QUATRIÈME LEÇON

Nous arrivons maintenant à l'étude des variétés d'aliénation mentale que l'on observe le plus fréquemment dans notre région chez les dégénérés héréditaires, variétés qui sont caractérisées et différenciées notamment par des troubles psychiques ou psycho-sensoriels plus ou moins isolés ou diversement associés et qu'il est utile de vous faire connaître isolément d'abord : idée délirante, hallucination, illusion, interprétation fausse ou interprétation délirante :

Le délire ? — Pour l'aliéniste, le délire est : ou le résultat, l'expression d'une association de représentations, de conceptions erronées ou absurdes, — ou un raisonnement basé sur une hallucination, sur une erreur, sur une interprétation fausse, sur une association de conceptions erronées et d'hallucinations ou d'illu-

sions, — ou résultat erroné d'un besoin de s'expliquer
un état anormal ou maladif. Dans le premier cas, délire
sans hallucination, vous trouverez toujours comme
point de départ une conception absurde, un scrupule
ou une interprétation fausse : cet homme qui vous prie
de ne pas l'approcher, qui crie s'il vous voit venir à lui
malgré sa prière, a peur de vous foudroyer car il croit
être un puissant appareil électrique (absurdité), mais,
en somme, sa crainte est fondée ou légitime par rapport à sa croyance ; cette femme qui a prodigué les soins
les plus dévoués, les plus attentifs à un enfant qu'elle
vient de perdre, qui s'est fatiguée, épuisée près du
petit malade, est aujourd'hui convaincue qu'elle est une
grande coupable, qu'elle sera cause du malheur de tous
les siens, et pourquoi ? — Parce qu'elle a probablement,
dit-elle, négligé quelques soins qui auraient pu sauver
son enfant ; « je n'ai probablement pas bien compris
les prescriptions du médecin, ajoute-t-elle, ou je ne
les ai pas bien exécutées » ; à la base de son délire,
vous trouvez un scrupule, un doute, une conception
erronée. Le délire peut être à tel point logique que vous
ne pourrez le considérer comme phénomène pathologique qu'à la condition de trouver l'idée ou les conceptions erronées sur lesquelles il repose.

L'hallucination ? — A côté des idées délirantes, dont
la variété vous apparaîtra de plus en plus au fur et à
mesure que nous avancerons dans nos études cliniques,
vous rencontrerez très fréquemment, caractérisant aussi
l'aliénation mentale, mais découlant généralement de
l'idée délirante : l'hallucination, phénomène également

important au point de vue du diagnostic, du pronostic, des mesures précautionnelles à prendre, etc... Elle n'est pas toujours très facile à reconnaître ; on pourrait parfois prendre pour une hallucination un phénomène, illusion ou interprétation fausse, se rattachant à une idée délirante ou à une hallucination réelle. L'hallucination, suivant une définition ancienne très simple, la meilleure en somme, reprise par Séglas, est une perception sans objet ; c'est, pour Vallon, « une perception sans impression » ; ne serait-il pas plus exact, comme l'indique ce que nous en dirons plus loin, de la définir une perception sans sensation ?

L'illusion ? — Est, au contraire, une perception objective erronée ; il peut y avoir une impression sensorielle dans l'interprétation fausse ou dans l'illusion ; il n'y en a pas dans l'hallucination : alors que le silence le plus absolu règne autour de nous, cette femme vous dit qu'elle entend une voix, qu'elle entendait déjà chez elle, qui la suit partout ; elle est hallucinée ; mais le malade qui, regardant les plis de rideaux de sa chambre, croit voir des figures grimaçantes, est le jouet d'illusions, comme le chasseur qui tire sur une pierre croyant viser un lièvre.

L'interprétation délirante, l'interprétation fausse ? — Cette même malade perçoit sous forme de mots grossiers, de paroles injurieuses ou malveillantes, le son des cloches, le bruit d'une pendule, des grelots ou du pas d'un cheval, des voitures, de l'eau qui tombe d'une

fontaine et même le chant des oiseaux ; elle interprète
de façon erronée, suivant le thème habituel de son délire, dans lequel prédominent des idées de persécution,
— comme cette autre malheureuse qui se dit condamnée à mourir suppliciée et qui, au moindre bruit, paraît
affolée, se figurant que l'on fait les derniers préparatifs et que le moment des tortures est arrivé.

Cette convalescente d'un accès d'agitation maniaque
fait une simple interprétation fausse, sans rapport avec
une idée délirante, lorsqu'elle nous dit que son mari,
avec l'aide de voisins, a voulu la faire périr, qu'il l'a
attachée avec des cordes et qu'il lui a mis la tête dans
un seau d'eau ; elle a été, en effet, ligotée à l'aide de
cordes avant son transfèrement à l'asile, parce que ses
parents ne savaient comment la maintenir, et, comme
le médecin de la famille avait prescrit des applications
d'eau froide sur la tête, on n'a trouvé rien de mieux
que de lui plonger la tête dans un seau d'eau froide,
mais évidemment sans intention de la faire mourir.

Hallucinations, illusions et interprétations délirantes
ou fausses doivent être différenciées par le clinicien
qui tient à un diagnostic et à un pronostic précis ; c'est
pour vous rendre cette distinction plus facile que je
crois devoir retenir un peu votre attention sur l'hallucination, sur sa pathogénie ; cela vous aidera, du reste,
à comprendre et retenir la systématisation et le mode
d'évolution de certains délires.

La pathogénie de l'hallucination a été l'objet de nombreuses études[1] ; son interprétation a fait éclore un assez grand nombre de théories qui, somme toute, peuvent se ramener à quatre (Séglas).

1° *Théorie sensorielle,* qui rattache toute hallucination à un trouble sensoriel, qui fait du sens sinon le siège, au moins le point de départ de l'hallucination ;

2° *Théorie psychique,* qui fait, au contraire, de l'hallucination un phénomène purement psychique, phénomène d'idéation, comme le délire proprement dit ;

3° *Théorie mixte ou psycho-sensorielle,* participant des deux premières et longtemps admise par la majorité des aliénistes ;

4° Enfin, *théorie corticale,* de Tamburini, ou *des centres corticaux sensoriels,* plus en rapport avec l'observation clinique et avec nos connaissances actuelles en anatomie et physiologie du cerveau, — d'après laquelle toute hallucination serait l'expression d'une activité spéciale d'un centre cortical.

Prenons comme exemple la pathogénie de l'hallucination de l'ouïe, la plus fréquente ; mais voyons d'abord comment se produit la perception normale d'un son ? — Le son vient ébranler l'organe terminal de l'appareil sensoriel de l'ouïe, organe de Corti ; l'excitation (*sensation*) se transmet par le nerf auditif au centre auditif cortical (moitié de la partie des deux premières circonvolutions temporales bordant la partie moyenne de la scissure parallèle), centre qui transforme le processus moteur en un processus que nous appelons *im-*

---

1. Celle de M. Séglas (*in Leçons cliniques,* 1895) est une des meilleures, certainement la plus claire, et je m'en inspire volontiers.

pression (perception inconsciente) ; dans ce centre quelques neurones sont ébranlés, mis en action, et ils deviennent le point de départ d'une excitation qui va gagner le centre cortical supérieur, centre O de Grasset, centre de l'activité psychique volontaire, de la mentalité consciente, où s'effectuera une nouvelle opération, la *perception* consciente, mais perception du son seulement avec ses caractères de tonalité, timbre, etc..., qui ne laissera en somme que l'image auditive de ce son, image auditive élémentaire qui reparaîtra chaque fois que les neurones désormais différenciés du centre cortical auditif seront mis en jeu. Qu'un trouble vienne à éclater dans ce centre cortical, le groupe des neurones différenciés étant mis en jeu sans ébranlement préalable de l'appareil sensoriel terminal, périphérique, une excitation à destination du centre supérieur (circonvolutions frontales) en partira qui donnera la perception d'un son, une image auditive élémentaire ; ce sera la perception auditive élémentaire, sans excitation sensorielle, c'est-à-dire l'hallucination élémentaire de l'ouïe, *hallucination auditive élémentaire*, correspondant à la perception auditive élémentaire normale (Séglas).

Si la perception de ce son a été accompagnée autrefois de la perception visuelle de l'objet qui le produit habituellement (cloche, tambour, par exemple), il est possible que l'opération qui vient de se faire pour la perception auditive réveille dans le centre supérieur de l'activité psychique volontaire, consciente, et des souvenirs la première association d'images (auditive et visuelle) et que le son soit ainsi rattaché à l'objet qui l'a produit (tambour ou cloche) ; ainsi est donnée l'*hallucination auditive commune.*

Qu'une excitation simultanée des centres corticaux sensoriels, auditif, visuel, centre moteur d'articulation (circonvolutions des régions Wernicke-Broca) soit produite, le centre O de Grasset ayant, par exemple, fait le premier appel, les premiers centres rappellent des images dont l'association fournit l'image complète du mot, l'individu croira entendre un mot, une phrase, un discours, il aura une *hallucination verbale auditive.*

Le même raisonnement est applicable à l'intelligence de la pathogénie des hallucinations des autres sens.

Il semble résulter de cela que ce sont les centres corticaux postérieurs, compris dans le polygone de l'activité psychique involontaire (Grasset), de la mentalité inconsciente, qui seraient le point de départ de l'hallucination. Mais il est facile de comprendre que les centres corticaux antérieurs (centre O, de Grasset) peuvent inversement produire le phénomène, une idée fixe, une pensée tenace, obsédante, peut finir par exciter un centre cortical sensoriel et faire naître ainsi une image sans intervention première d'une excitation périphérique ou corticale postérieure ; ce serait, à mon avis, le cas habituel (certains cas de délires oniriques exceptés). Vous entendrez fréquemment cette réponse sortir de la bouche de nos malades: « J'ai été longtemps à me demander ce que l'on pouvait raconter contre moi et j'ai fini par entendre » ; ainsi s'expliquent les hallucinations coordonnées avec le délire, en quelque sorte complémentaires des idées délirantes, par appel du centre du psychisme supérieur aux centres polygonaux, corticaux sensoriels, du psychisme inférieur. Si le délire donne généralement la note des hallucinations, vous verrez, notamment en interrogeant des malades sous l'influence d'hallucinations motrices, comment les hallucinations peuvent à leur tour apporter quelques caractères particuliers au délire, à son évolution.

Il peut y avoir autant de variétés d'hallucinations qu'il y a de centres sensoriels (ouïe, vue, odorat, goût, toucher ou sensibilité générale, sens génésique) ou de centres moteurs (hallucinations motrices, verbales motrices) ; des associations d'hallucinations peuvent résulter d'incitations parties simultanément de plusieurs centres corticaux ; mais vous ne constaterez pas très fréquemment la coexistence d'hallucinations de la vue et de l'ouïe, vous remarquerez que nos malades hallucinés de l'ouïe disent surtout entendre des « invisibles » ou désigner, par cette expression « *les invisibles* », les personnes auxquelles ils attribuent les voix qu'ils croient entendre. Les hallucinations de la vue et de l'ouïe ne coexistent guère que dans les cas d'aliénation mentale relevant d'une intoxication exogène ou d'une intoxication endogène relativement accidentelle ; cette remarque est donc utile au point de vue du diagnostic, et notamment du diagnostic étiologique, et du pronostic. Les hallucinations de l'ouïe sont parfois associées à des hallucinations verbales motrices, le malade dit alors entendre des propos *qu'il sent prononcer* avec sa langue ; mais ces dernières peuvent se produire isolément, c'est-à-dire sans être rattachées à des hallucinations de l'ouïe, l'aliéné croyant sentir des voix qu'il n'entend pas mais qu'il comprend, car on imprime à sa langue des mouvements analogues à ceux qu'il fait volontairement lorsqu'il prononce tels ou tels mots. Ces hallucinations qui ont un certain retentissement dans le délire, ont aussi une influence dans la genèse et l'expression d'idées de défense (malades se mordant la langue pour en arrêter les mouvements, par exemple, ou malades poussés à s'automutiler afin de ne pas servir plus longtemps d'intermédiaire, etc.). Chez quelques malades, comme celle-ci, de véritables impulsions semblent découler d'hallucinations motrices : D... sent agiter ses bras, son corps et vous la voyez souvent secouer bras et tête [1], agissant ainsi, vous dit-elle, indépendamment de sa volonté, mue par la Sainte Vierge qui se sert aussi fréquemment de sa langue pour lui parler ou pour manifester quelque désir ; « je ne peux pas résister, ajoute-t-elle ; du reste, on ne résiste pas à la Sainte Vierge, elle parle quand elle veut par ma bouche, et quand je remue les bras, comme cela, c'est qu'elle le veut ; pourquoi ? — Elle ne me le dit pas toujours. »

Si les associations d'hallucinations peuvent répondre aux associations d'idées délirantes, on peut aussi rencontrer un antagonisme analogue d'idées délirantes et d'hallucinations, c'est-à-dire que de même que l'on pourra constater chez un malade, en face d'idées de persécution, des idées de défense passive, on pourra relever aussi des hallucinations complètement anta-

---

1. D... n'est affectée d'aucun tremblement pouvant autoriser à penser à une interprétation fausse ou à une illusion.

gonistes : cette femme vous dit qu'elle entend les calomnies que les curés répandent contre elle, qu'ils la persécutent depuis plusieurs années, mais qu'elle ne répond pas parce que Dieu lui dit de les négliger, qu'il la soutiendra toujours « envers et contre tous ». Il est enfin des aliénés qui affirment entendre les voix amies toujours du même côté et les voix ennemies toujours du côté opposé.

On a relaté un certain nombre de cas d'hallucination unilatérale et, dans ces cas, l'hallucination a été rattachée par la plupart des aliénistes à une altération sensorielle ; je crois, avec Vallon, que l'on a confondu illusion sensorielle, interprétation délirante et hallucination sensorielle ; le fait suivant, signalé par Vallon au Congrès de médecine mentale de Nancy (1896), me paraît à cet égard aussi probant que possible : un homme atteint d'une perforation des deux tympans avait de l'affaiblissement de l'ouïe, des bourdonnements d'oreilles, des sifflements, etc... ; il se rendait bien compte de l'origine de ces bruits, il les rattachait bien aux lésions de l'oreille ; « pendant des mois, cette conscience de son état persista chez le malade ». « Plus tard, sous l'influence de chagrins divers, il tomba dans un état mélancolique ; bientôt, sur ce fond mélancolique, se développèrent des idées de persécution ; alors, mais alors seulement, il interpréta d'une façon délirante les sensations auditives qu'antérieurement il appréciait à leur juste valeur, il se figura que c'étaient des gens qui lui sifflaient dans les oreilles, qui lui disaient des choses désagréables. » Un observateur qui n'aurait rien su de la mentalité et de l'état physique antérieurs à l'état mélancolique, aurait conclu à l'existence d'hallucinations d'origine périphérique ; il est probable que c'est par suite d'une ignorance des antécédents individuels complets que l'on a été amené à admettre des hallucinations d'origine périphérique.

En résumé, l'hallucination est un phénomène purement cérébral ; l'ordre d'apparition et le développement de ce phénomène dans les délires systématisés de dégénérés relativement supérieurs, ses rapports toujours évidents avec le délire ou avec des idées délirantes même non primitives, comme les idées de défense (et hallucinations antagonistes), l'attestent suffisamment, il me semble.

Cette malade présente presque tous les phénomènes dont je viens de vous entretenir : elle vous dit que les voix ennemies qu'elle entendait chez elle, l'ont suivie jusqu'ici ; elle les reconnaît, elles parlent d'elle comme autrefois, la calomniant, la menaçant ; elle vous explique comment elle a été amenée à ne plus manger que des œufs à la coque et encore finit-elle par être persuadée qu'on les altérait par des procédés chimiques, car elle leur trouvait parfois une saveur ou une odeur anormales « et cependant, ajoute-t-elle, je changeais mes fournisseurs à chaque instant, car je voyais bien qu'ils étaient d'accord avec les mauvaises gens dont j'entendais les injures et les menaces ». Elle accuse des hallucinations de tous les sens, de la vue exceptée, et elle l'indique bien dans cette phrase : « Ce sont de méchantes gens invisibles qui me torturent depuis si longtemps en attaquant ma réputation et qui voudraient faire la fin de moi ; ils ont essayé de tous les moyens : j'ai bien senti qu'ils mettaient du poison dans mes aliments, qu'ils répandaient des poudres et des odeurs dans ma chambre pour me rendre malade ; c'étaient probablement des gaz qu'ils poussaient par les fissures des murs ou du plancher ; ils ont aussi tenté de me mettre enceinte pour justifier toutes les horreurs qu'ils disent contre moi. » Mais elle a aussi des hallucinations motrices accompagnées d'interprétations délirantes : « On répète mes pensées, on les connaît toutes, s'écrie-t-elle, et, lorsqu'elles sont mauvaises, on me donne des secousses dans les membres, on me remue la langue comme pour m'obliger à me gronder moi-même » ; les interprétations délirantes sont, du reste, très manifestes, très étendues : elle vous raconte qu'elle a été réduite à arrêter sa pendule dont les bruits et la sonnerie l'injuriaient, qu'elle a dû déposer une plainte contre les sonneurs de sa localité qui la laissaient injurier et calomnier par les cloches des églises, etc... Elle vous indique, enfin, les principaux dangers auxquels sont exposés et que font courir à la société les malades qui présentent de tels troubles et comment ces malades se font habituellement arrêter, lorsqu'elle vous apprend que, fatiguée, énervée d'être ainsi poursuivie de haines imméritées, et par tout le monde, elle a fait une tentative de suicide, puis qu'elle a consenti à vivre dans l'espoir qu'on finirait par la laisser tranquille en voyant à quelle extrémité on la poussait, mais que, toujours injustement persécutée, elle s'est rendue à l'église, un dimanche, pendant la messe, un revolver à la main, pour tirer sur un de ses ennemis, le curé, dont elle avait sans succès dénoncé à la gendarmerie les calomnies répétées par les cloches : « Et puis, dit-elle encore, on m'avait dit qu'il devait prononcer un sermon contre moi et j'étais allée à l'église avec un revolver, non dans l'intention de le tuer mais pour appeler l'attention et me faire rendre justice. »

Voici quelques malades qui ne parlent pas ou qui ne répondent que très laconiquement et après un long interrogatoire ; cependant il n'est pas difficile de faire chez eux le diagnostic de l'hallucination, il suffit de les regarder : cet homme, qui ne prête aucune attention à nos questions mais qui, le regard fixe, élevé du côté du plafond, est manifestement aux écoutes, est certainement halluciné de l'ouïe, et il entend des voix amies ou consolatrices puisqu'il sourit ; celui-ci qui se bouche les oreilles avec les doigts et qui, le front plissé, les sourcils froncés, paraît peiné, croit évidemment entendre des voix ennemies ou désagréables, car il cherche à les empêcher d'arriver à ses oreilles ; hallucinée de l'ouïe est incontestablement aussi cette femme qui se serre les oreilles à l'aide d'un foulard que vous voyez maintenir deux tampons fermant les oreilles ; hallucinée de l'odorat cette femme qui se maintient les narines fermées à l'aide de deux doigts (elle craint d'aspirer des gaz délétères dont les mauvaises odeurs qu'elle perçoit lui font soupçonner la dissémination autour d'elle) ; hallucinée du sens génésique, cette dame dont robe et jupons sont noués entre les jambes et qui paraît avoir ainsi une sorte de pantalon; halluciné de la sensibilité générale, cet homme qui accole son pantalon sur ses jambes à l'aide de mouchoirs (il veut empêcher ainsi rats ou souris « de lui déshonorer la chair » en courant sur sa peau) ; vous ne négligerez donc pas les réactions mimiques : l'attitude du malade, ses gestes et l'expression de son regard, de sa physionomie vous mettront souvent sur la voie d'idées délirantes, d'hallucinations, d'interprétations délirantes et vous aurez, dans l'étude de la mimique, un précieux élément de diagnostic lorsque vous vous trouverez en face d'un sourd, d'un malade qui, par méfiance ou pour obéir à une hallucination impérative, se renfermera dans un mutisme absolu.

Nous pouvons commencer maintenant l'étude des variétés d'aliénation mentale relevant surtout d'une tare originelle.

Folies des dégénérés héréditaires dits dégénérés mixtes.

Toutes les causes occasionnelles générales de la folie, causes physiques et causes morales, ont une action particulièrement intense et rapide, je le répète, chez le dégénéré qui présente *ab ovo* des stigmates de dégénérescence ; on doit le considérer comme constamment candidat à la folie proprement dite, c'est-à-dire à l'aliénation mentale délirante ou hallucinatoire, à l'aliénation mentale caractérisée par idées délirantes, interprétations erronées ou variations pathologiques de motricité, indépendantes d'altérations anatomiques. Il est, en effet, facilement accessible à tous les entraînements pernicieux, à toutes les sollicitations qui s'adressent aux sens ou aux instincts, puisqu'il est toujours poussé par son naturel à la recherche de la plus grande somme de jouissances physiques, de sensations voluptueuses et qu'il est fréquemment aussi, par hérédité directe, similaire, enclin à divers excès, notamment aux excès alcooliques. Il réagit d'autant moins contre ces impulsions qu'elles répondent à un égotisme que ne vient pas neutraliser une intelligence suffisante des conventions sociales ou auquel il ne peut opposer qu'une volonté instable. Il s'adonne ainsi facilement à tous les excès qui, à côté de leur action plus ou moins toxique, ont pour résultat de diminuer l'énergie du système nerveux, d'accroître son état de faiblesse irritable et, par conséquent, d'accentuer tous les caractères les plus accusés de dégénérescence qu'il présentait ; aussi voyez-vous habituellement dans la symptomatologie de la folie par intoxication exogène du dégénéré une association de troubles psychiques ou psycho-sensoriels qui accusent à la fois la cause déterminante nouvelle et l'exagération de la mentalité fondamentale, c'est-à-dire et une accentuation des stigmates psychiques de la dégénérescence et les troubles psychiques ou psycho-sensoriels de l'intoxication (alcoolique, morphinique, cocaïnique, etc.).

Voici un malade chez lequel il vous sera facile de constater l'exagération de l'instabilité, de l'égotisme, de la tendance à se croire persécuté lorsque cet égotisme se heurte à quelque obstacle, etc. ; cette accentuation des principaux stigmates psychiques de dégénérescence a été occasionnée par une intoxication dont les symptômes sont encore bien manifestes, intoxication

résultant elle-même d'impulsions et d'une aboulie relative sur lesquelles le sujet appellera lui-même votre
attention :

Ce jeune homme est né en 1883 ; il a reçu une instruction primaire moyenne ; sorti de l'école, il a été
successivement commis chez un avoué (3 ans), apprenti
menuisier (2 ans 1/2), ouvrier cultivateur ; il était sour-
nois, extrêmement susceptible et irritable, méfiant, porté
à se croire moins bien traité que ses frères ou sœurs.
Cette instabilité, cette irritabilité et cette tendance aux
idées de persécution, stigmates de dégénérescence, sont
naturellement expliqués par les antécédents familiaux :
le grand-père maternel fut traité six fois à l'asile de
Maréville et plusieurs fois séquestré dans d'autres asiles ; le père était un ivrogne à intelligence très débile ;
la mère, très nerveuse, a un caractère difficile ; une sœur
est décédée à l'âge de onze ans par suite de méningite ; mais une sœur et deux frères ne présenteraient
encore rien de particulier. En 1904, notre malade a
des idées de persécution avec craintes d'empoisonnement de la part de sa mère qu'il soupçonnait de mettre
du poison dans ses aliments, car il leur trouvait parfois
une odeur désagréable, une odeur de pourriture et de
soufre [1] ; il ne se nourrissait plus suffisamment et les
idées de défense, les réactions devenaient violentes, il
ne dormait plus, il était toujours coléreux, il lui arriva
même de frapper sa mère ; on dut le placer à l'asile de
Maréville ; un mois après, il était revenu à *son état*
normal et rendu à sa famille.

1. Accentuation manifeste de la mentalité première dont je vous ai
donné les principaux caractères.

Il nous est ramené cette année présentant des troubles psychiques résultant, d'après ses parents, d'excès de boissons alcooliques et surtout d'absinthe; vous allez constater que ces troubles sont en grande partie analogues, à l'intensité près, à ceux dont je viens de vous entretenir et les excès alcooliques vous apparaîtront surtout cause occasionnelle ; il prétend que sa mère n'a jamais eu d'affection pour lui, que sa sœur et ses frères partageaient les sentiments malveillants de celle-ci, que l'on a cherché maintes fois à se débarrasser de lui par le poison; il s'en est aperçu, dit-il, par la façon dont on l'invitait à manger et en dégustant attentivement les aliments ; ils avaient parfois des goûts bizarres. Il a de plus, aujourd'hui, des illusions et des hallucinations pénibles multiples, notamment de la sensibilité générale et de la vue ; ces troubles derniers venus relèvent surtout, comme vous le verrez plus tard, de l'intoxication alcoolique; il croit que les personnes qui le soignent ici veulent le faire périr en le torturant : elles sont payées pour cela [1], s'écrie-t-il, « pourquoi mettent-elles des serpents dans mon lit et toutes sortes de bêtes qui courent sur moi, si ce n'est pas pour me faire du mal ! », et, sous l'influence de cette interprétation délirante et de ces hallucinations, il cherche fréquemment, *surtout le soir ou pendant la nuit, au moment où les hallucinations de la vue et de la sensibilité générale atteignent leur paroxysme* [2], à se jeter sur ses infirmiers, à les frapper, et il est alors très dangereux, extrêmement difficile à maintenir.

1. Prédominance de l'idée de persécution.
2. Chez les alcoolisés.

Lorsqu'on détourne son attention par des questions relatives à ses occupations chez lui, à ses habitudes, on peut trouver une certaine lucidité et il vous déclare qu'il a été *poussé à boire* par une force à laquelle *il ne pouvait résister* ; de sorte que nous avons rencontré ici des impulsions dipsomaniaques, phénomène spontané de dégénérescence, et des réactions impulsives sous la dépendance d'idées délirantes, d'hallucinations pénibles, et, comme premières manifestations délirantes se rattachant à la dégénérescence, surtout des idées de persécution. Ce sont d'ailleurs principalement des idées de persécution ou des récriminations que vous remarquerez comme premiers phénomènes bruyants ou saillants *dans les accès de folie* greffée sur de la dégénérescence héréditaire bien affirmée, comme c'était ici le cas [1].

Les intoxications endogènes accidentelles ont une action assez analogue à celle des intoxications exogènes chez le dégénéré originel et elles déterminent facilement aussi des aliénations mentales caractérisées par idées délirantes, hallucinations, etc... ; c'est ainsi que vous verrez fréquemment la folie occasionnée chez

---

1. Incidemment : Vous avez pu remarquer combien ce malade est maussade et peu disposé à répondre à nos questions lorsque nous l'interrogeons alité, combien il est, au contraire, plus facile d'obtenir quelques renseignements lorsqu'il est levé ; il faut conclure de là qu'il est peu sage de se montrer exclusif dans le choix des méthodes d'examen d'aliénés, que, contrairement à l'opinion de maints aliénistes, il est des malades qu'il faut examiner levés, s'il en est qu'il soit indispensable d'examiner alités, et qu'il est peut-être préférable de soumettre chaque sujet à un premier examen, malade au lit, et à un second examen, malade non alité.

lui par une affection du foie ou du rein, par une grippe, par une insuffisance hépatique ou une insuffisance rénale, par une maladie physique qu'il suffira souvent de combattre pour ramener la mentalité antérieure :

Une dame, dégénérée héréditaire, ayant vécu très longtemps en Afrique, ayant eu une première atteinte de folie en 1891-1892, était de nouveau mise en traitement dans ce service en 1904, présentant encore un accès de folie caractérisée par du délire de persécution avec idées de jalousie, craintes d'empoisonnement ou de mort violente, de vols, et, comme réactions, accusations fausses, moments d'exaltation mélancolique avec idées et même tentatives de suicide ; mais, en outre de ces troubles, on remarquait de la confusion mentale, l'expression des idées délirantes était parfois très confuse, il arrivait assez fréquemment à la malade de s'égarer dans ses discours ; elle s'écriait alors : « et puis, je sais bien ce que je veux dire ; quand même je ne trouverais pas les mots pour me faire comprendre, je sais que j'ai raison d'avoir peur. » Elle avait habituellement un teint subictérique qui accusait manifestement un trouble fonctionnel de la glande hépatique ; elle fut mise au régime lacté, tantôt absolu, tantôt mitigé, et maintenue alitée le plus longtemps possible, prenant souvent laxatifs et cholagogues ; elle eut, au commencement de 1905, une crise de coliques hépatiques après laquelle son état général se modifia heureusement et bientôt, en quinze jours, elle était revenue à son état normal qu'elle conserve depuis plus de deux ans. La cause occasionnelle de la folie était bien, ici encore, une intoxication, intoxication d'origine hépatique ; les conditions dans lesquelles la guérison s'est produite l'attestent absolument.; nous avons pu distinguer dans ce cas, comme dans le précédent, des symptômes (délire de persécution sans idées délirantes très fixes notamment) relevant surtout de la tare originelle et des troubles symptomatiques d'intoxication (confusion mentale, craintivité et même phobies).

Il est, à mon avis, très douteux que la folie, c'est-à-dire l'aliénation mentale caractérisée par des idées délirantes avec hallucinations, illusions, etc..., soit jamais indépendante d'une intoxication et c'est de la détermination de cette intoxication que doivent découler surtout le pronostic et le traitement de la folie du dégénéré. Cette détermination peut, à la vérité, être parfois fort difficile, car *une cause occasionnelle très légère peut avoir une réaction intense sur un système nerveux anormalement constitué :* c'est ainsi que l'on voit l'un, à la suite des moindres excès alcooliques, rechercher toutes les occasions de discussions, de contradictions, de querelles, etc., qui amèneraient chez lui des colères paroxystiques rapidement suivies de propos grossiers, injurieux ou de voies de fait, — que l'on voit tel autre, à l'occasion des moindres écarts de conduite, en proie à une exaltation, à une surexcitation que l'on prendrait, à un examen superficiel, pour de l'excitation maniaque, — tel autre encore enclin à la tristesse, à la dépression la plus profonde, voyant tout à travers un prisme noir sous l'influence de contrariétés, de déboires qui toucheraient à peine un homme normal, — tel autre enfin, plutôt déséquilibré de la sensibilité, exagérer les moindres sensations pénibles et en faire ainsi le point de départ de préoccupations hypochondriaques intenses, d'interprétations absurdes. De simples variations de la fonction de glandes à sécrétion interne ou d'organes excréteurs doivent avoir un retentissement fâcheux sur le système nerveux du dégénéré originel, ces variations pouvant, du reste, se produire[1] en raison d'une organisation originelle spéciale que nous ignorons encore, et c'est probablement à la faveur d'une insuffisance d'élimination de produits physiologiques, même normaux au point de vue qualitatif (sécrétions ou déchets), accumulés dans le sang, que sont dues les crises périodiques caractéristiques générales de dégénérescence, crises à l'approche desquelles et pendant lesquelles le sang est, du reste, hypertoxique, et après lesquelles il redevient temporairement hypotoxique? On peut poser en règle générale que le pronostic est toujours grave lorsque la folie paraît déterminée par une intoxication endogène surtout sous la dépendance d'une activité fonctionnelle anormale *par organisation originelle*[2] d'une glande à sécrétion interne ou d'un organe excréteur ou d'un système de tels organes et glandes.

L'observation de ce malade qui se rapproche par beaucoup de points des précédents, est à cet égard assez démonstrative :

Cet homme, qui présente de grossiers stigmates phy-

---

1. Indépendamment de toute affection organique ou infectieuse accidentelle, en dehors de toute altération appréciable de la santé physique.

2. Innervation ou constitution intime

siques de dégénérescence, qui vous dit qu'il n'a pu
recevoir aucune instruction, qu'il ne sait pas lire, qu'il
n'a jamais été bien malin *(sic)*, a toujours eu de la débilité mentale ; nous n'avons donc pas besoin de renseignements sur ses antécédents héréditaires pour affirmer qu'il est un dégénéré héréditaire. Il était autrefois
assez facile à diriger, puisqu'il a pu, même avec son
infériorité mentale, faire trois ans de service militaire
sans encourir une punition. Il a toujours été bien portant, dit-il, et sa santé physique paraît encore très bonne.
Agé de trente-sept ans, il doit cependant délirer depuis
longtemps déjà puisqu'il déclare qu'il a été dispensé
de faire une période de treize jours de service militaire
parce qu'on « le trouvait malade comme aujourd'hui ».
Il est content que l'on s'occupe de lui, aussi répond-il
volontiers à nos questions et avec une exubérance un
peu enfantine ; tout en se disant lui-même peu intelligent, il se montre cependant assez satisfait de lui :
« Je ne suis peut-être pas très malin, s'écrie-t-il,
mais je ne suis pas fou, je suis tout à fait lucide, je sais
tout ce que je dis, je n'ai aucun mal, j'ai de la santé
plus qu'il n'en faut ; avec mes jambes je pourrais marcher pendant quinze jours et quinze nuits; je ne serais
pas ici s'il n'y avait pas toujours quelqu'un pour me
dire de mauvaises raisons, pour m'embêter. J'ai été
conseiller municipal, malgré moi puisque je savais bien
que je n'étais pas assez intelligent pour avoir une opinion, pour rester avec un parti plutôt qu'avec l'autre,
et je passais de l'un à l'autre pour faire plaisir à tout
le monde ; c'est de là que je suis ennuyé. Mais c'est
surtout une vieille femme qui est toujours après moi,

qui me parle tout le temps, qui me suit partout et qui a dit qu'elle me ferait manger tout mon avoir jusqu'au dernier sou ; elle n'a cependant aucun motif de m'en vouloir, je n'ai rien à me reprocher envers elle : elle m'enlève les forces et m'empêche de travailler, depuis plus d'un an ; elle tient des propos qui m'agacent, mais ce qui me fatigue le plus, ajoute-t-il, ce sont toutes les fantasmagories qu'elle me fait voir et qui me font parfois un peu peur (il n'a pas fait d'excès alcooliques) ; ce sont parfois des fantômes qui passent devant moi, comme des ombres, parfois ce sont des figures qui font des grimaces ou des squelettes qui dansent et qui ne font que passer ; parfois elle me fait voir mon double, en lahude *(sic)*, comme elle me fait voir aussi le double d'autres personnes, en lahude. » Lorsque je lui demande quelle signification il donne à ce mot, il répond : « Cela veut dire qu'elle a un pouvoir particulier pour faire voir quelqu'un qui n'est pas là. » Il est parfois très criard, grossier, impatienté, dit-il, par les voix qui le poursuivent partout ou par les fantasmagories que l'on fait passer devant lui.

Cet homme est resté célibataire et, si vous lui demandez pourquoi, il s'écrie : « Je n'ai jamais eu envie de me marier ; si je vous disais que je ne suis jamais allé avec une femme ; je n'ai jamais tenu aux filles ; j'ai été soldat, je suis bien allé avec les camarades causer avec des filles, j'ai payé, mais cela n'est pas allé plus loin. »

J'attache une assez grande importance à cette dernière réponse : ces délires, à couleur de délire onirique, alimentés par des hallucinations ou par des illusions sensorielles, notamment par de prétendues visions de fantômes, de squelettes, de figures grimaçantes, changeant d'expression d'un instant à l'autre, se produisent surtout, suivant mes observations, assez nombreuses, chez des célibataires habituellement continents, et ainsi[1] paraîtrait attestée une action toxique de produits de sécrétion de glandes de l'appareil génital ou de glandes en rapport intime avec la fonction de l'appareil génital. J'ai pu suivre un assez grand nombre de faits[1] qui confirmeraient cette appréciation que n'infirmeraient pas quelques cas de délires analogues présentés par des malades mariés, notamment par des femmes mariées qui, pour une raison quelconque[2], étaient astreintes à une continence ou presque complète ou même absolue.

Il y a donc une très grande analogie entre le cas que nous venons d'analyser et ceux que nous avons examinés antérieurement, bien qu'il n'y ait ici qu'hérédité et intoxication non causée par un phénomène pathologique. En étudiant un peu méticuleusement la symptomatologie et les rémissions de la folie du dégénéré héréditaire, on trouvera toujours, à mon avis, des indices d'une intoxication dépendant ou simplement de l'organisation originelle ou de conditions de genre de vie ou d'altérations accidentelles, etc...

La symptomatologie générale de la folie du dégénéré dénonce toujours la tare héréditaire ; si vous observez attentivement le malade, vous voyez toujours, dans

1. Surtout présentés par vieilles filles ou veuves incontestablement sobres.
2. Impuissance du mari dans plusieurs cas notés.

l'expression de ses troubles, alternance d'exubérance et de dépression ou caractère rémittent, c'est-à-dire cette fluctuation bien accusée que nous avons vue stigmate général de dégénérescence. C'est ainsi que vous verrez tel débile délirant tantôt exubérant ou relativement expansif, répondant volontiers à vos questions, tantôt concentré, déprimé ou particulièrement maussade ou méfiant, sans que les circonstances de milieu se soient modifiées, sans qu'il soit possible de trouver à ses variations une cause autre que sa disposition individuelle. Vous savez que, si nous sommes tous plus ou moins circulaires, ce caractère est particulièrement prononcé chez le dégénéré ? Eh bien, il n'est pas rare de voir une même cause déterminante, perte d'une personne chère par exemple, occasionner, à quelques années d'intervalle, chez le même sujet, deux accès d'aliénation mentale assez différents (un accès de folie dépressive et un accès de folie exubérante, ou inversement); on ne peut évidemment expliquer cette action différente qu'en envisageant l'état de réceptivité du sujet : la même cause détermine un accès de folie exubérante ou un accès de folie dépressive suivant qu'elle vient influencer le sujet alors qu'il est relativement déprimé ou qu'elle le surprend en période d'exubérance relative, et l'état de réceptivité diffère évidemment en raison des variations d'incitences exercées sur le système nerveux supérieur (influence de glandes à sécrétion interne ou d'organes excréteurs encore manifestement accusée).

Quelques mots maintenant surtout relatifs à la constitution fondamentale du délire :

Il est une tendance, une idée que l'on rencontre,
plus ou moins accusée mais constante, dans toutes les
formes de folie du dégénéré héréditaire, c'est *la tendance à l'idée de persécution*, quand ce n'est pas l'idée
de persécution ; sa constance n'apparaît-elle pas absolument logique chez un sujet en quelque sorte originellement condamné à souffrir de nos conventions
sociales, puisque mal organisé pour les luttes de l'existence, essentiellement égoïste, et rarement, on pourrait
presque dire jamais, animé de sentiments altruistes
mesurés. Le dégénéré qui est assez intelligent pour
connaître nos conventions sociales mais qui ne peut ni
les bien comprendre ni les respecter, est naturellement
porté à chercher à justifier sa manière d'être, sa conduite, ses prétentions et il arrive d'autant plus facilement à accuser, à se poser en victime qu'il a souvent
à souffrir réellement un peu de son insuffisance mentale, de la disproportion de ses désirs ou de ses prétentions et de ses moyens de les réaliser. Vous découvri-
rez l'idée de persécution au milieu de divagations
religieuses, de délire de sorcellerie : tel malade, pour
expliquer sa situation, ses ennuis, vous dira qu'on lui
a jeté un sort ; tel autre, qu'il est ou qu'il sera persécuté par le démon ; vous rencontrerez cette idée associée à du délire hypochondriaque, à du délire ambitieux, etc... ; l'insuffisance de jugement et l'égotisme
ont pour conséquence une tendance en quelque sorte
impulsive à attribuer tout ce qui est désagréable ou
pénible à une intervention malveillante de tiers, tendance telle que l'idée de persécution se présente parfois
avec une note grossièrement absurde : nous avons eu

récemment dans le service, mais non simultanément, deux dégénérées, qui ne se sont jamais rencontrées, et qui, toutes deux, dans une période de dépression avec préoccupations hypochondriaques, se disaient « persécutées par les nerfs » ; « ils dansent autour de la tête, ils frappent, ils font siffler dans les oreilles, ils secouent, ils ne laissent pas un instant de repos, faites-les donc arrêter ; je n'ai rien fait pour être martyrisée de la sorte », disait l'une, et les plaintes de l'autre étaient formulées à peu près de même. (Elles sont revenues toutes deux à leur état normal antérieur.) Voici un malade illettré, dont les raisonnements puérils accusent suffisamment la débilité mentale, l'insuffisance mentale ; éprouve-t-il quelque malaise, une douleur, une sensation non habituelle, en cherche-t-il la cause, son jugement débile et sa tendance particulière à l'idée de persécution le portent immédiatement à l'attribuer à quelque personne jalouse ou malveillante ; pourquoi cette intervention ? — Il est incapable de l'expliquer, il ne le cherche même pas. Il a lu un jour que l'électricité peut occasionner des douleurs passagères, des secousses, et il vous dit : « On me persécute par l'électricité ; ce sont des gens mal intentionnés qui font cela ; ça me donne quelquefois des douleurs entre les épaules, ça agit sur les parties et quelquefois cela m'empêche même de respirer ou cela fait qu'il y a autour de moi des odeurs de chloroforme probablement par suite de la décomposition de l'air » (craintes d'empoisonnement par le chloroforme ou d'asphyxie).

Les autres idées délirantes sont excessivement variables et peuvent se succéder ou s'associer plus ou moins bizarrement chez *le dégénéré à lourde tare héréditaire*, à insuffisance mentale très caractérisée, et le polymorphisme rapidement accusé du délire traduit bien la déséquilibration générale des facultés, permet même d'affirmer que cette déséquilibration devait être antérieurement bien manifeste[1] pour l'observateur attentif, mais il est possible que quelque groupe d'idées délirantes vienne à prédominer ; il peut en être ainsi notamment des idées de persécution que vous verrez associées à des idées de grandeur, à des hallucinations et des illusions de l'ouïe, de la sensibilité générale ou même de tous les sens. Le dégénéré mixte, dont nous nous occupons surtout en ce moment, peut présenter un délire un peu analogue au délire coordonné dit délire systématisé progressif que nous étudierons prochainement et il importe de les bien distinguer, car le second a une évolution fatalement progressive que le premier n'affecte pas, au moins au même degré : le délire systématisé progressif, délire chronique, type Magnan, peut être un peu rémittent, mais il ne l'est jamais autant que l'est parfois le délire de persécution ou le délire polymorphe du dégénéré mixte, qui, après une longue période de délire, peut revenir à son état mental antérieur ou à une mentalité relativement satisfaisante encore pour un temps parfois assez long[2].

Le début du délire de persécution, chez le dégénéré

---

1. Cette remarque présente évidemment un certain intérêt au point de vue médico-légal.

2. Cela suffirait, à mon avis, pour montrer l'utilité d'une étude attentive des caractères distinctifs des divers délires de persécution.

à déséquilibration psychique antérieurement bien accusée[1] ou affirmée par un polymorphisme précoce, est généralement assez brusque ; il est toujours lent, insidieux, au contraire, chez le dégénéré supérieur non sénile. Lorsque le début est insidieux, chez le dégénéré bien caractérisé, dégénéré mixte, la connaissance du passé mental du malade vous permet suffisamment d'éviter une confusion que, du reste, l'analyse de la symptomatologie rend difficile : les hallucinations ou les illusions multiples apparaissent souvent en même temps que les idées de persécution ou paraissent même parfois, comme les idées de grandeur, les précéder, tandis qu'elles éclosent dans un ordre de succession relativement très régulier dans le délire systématisé à évolution progressive, dans lequel on ne rencontre jamais d'hallucinations de la vue si le sujet n'a pas fait d'excès alcooliques[2]. Enfin, le délire de persécution du délire systématisé progressif[3] n'apparaît nettement qu'à l'âge mûr, presque à l'âge critique[4], tandis qu'il n'est pas rare de voir des dégénérés relativement très jeunes, des enfants même, délirer avec prédominance

1. Dégénéré habituellement *descendant direct* d'un alcoolisé, d'un aliéné ou d'un dégénéré mixte, ce qui le différencie encore, comme je l'établirai plus loin, du sujet présentant un délire systématisé progressif.

2. Et il est tout à fait exceptionnel de relever de tels excès dans les antécédents individuels de ce malade.

3. Que je considère comme un délire de dégénéré supérieur, de dégénéré à tare originelle en voie de réversion.

4. A une époque où les facultés intellectuelles et morales et la volonté du dégénéré mixte, relativement inférieur, sont généralement en pleine voie de déchéance, annonçant une sénilité psychique relativement très précoce.

d'idées de persécution et de grandeur et hallucinations
ou illusions multiples et revenir au bout d'un temps,
variable d'un sujet à l'autre, à leur état antérieur ou
à un état voisin mais un peu inférieur.

Le jeune malade (25 ans) que je vais vous présenter, est fils d'un ivrogne invétéré, neveu d'un apoplectique ; il a deux sœurs dont l'une, la plus âgée (28 ans),
« est restée en enfance, incapable de pourvoir à ses
besoins » (dires des parents). J'appelle aussi votre
attention sur son asymétrie faciale grossièrement
accusée, sur ses oreilles mal conformées, asymétriques
de développement et d'implantation, sur un prognathisme remarquable du maxillaire inférieur et sur sa
voûte palatine très ogivale. Voilà évidemment beaucoup d'indices d'une lourde tare héréditaire ; du reste,
le sujet a toujours été considéré dans son village
« comme un détraqué » ou comme un « concentré »,
bien qu'il ait reçu assez facilement une assez bonne
instruction primaire. Il éprouva, il y a cinq à six mois,
dit son père, quelques troubles physiques, quelques
malaises qui paraissent avoir été la cause occasionnelle
de l'aliénation mentale actuelle. Naturellement porté,
en raison de sa tare originelle, aux idées de persécution et à l'hypochondrie, le jour où il se demanda
quelle pouvait être la cause de ses malaises, il songea
bien vite à la malveillance, il devint méfiant, il épiait
les moindres actes des personnes qui l'entouraient, il
dégustait ses aliments avec une attention spéciale,
bientôt il trouvait à ceux-ci des saveurs bizarres, il se
demandait s'ils ne contiendraient pas quelques sub-

stances nuisibles et il ne tardait pas à se répondre
affirmativement. Sa conviction faite, il l'exprimait en
disant : « Je suis empoisonné, on me tue lentement et
ce ne peut être que ceux qui ont intérêt à se débarrasser de moi qui me font prendre du poison, mon père,
mon oncle et mes cousins. » Son raisonnement, à base
erronée, n'avait évidemment ni beaucoup d'étendue ni
beaucoup de logique, puisqu'il ne faisait aucune allusion à ses deux sœurs dont l'une est intelligente, et
que, avant d'accuser oncle et cousins, il ne se demandait même pas si elles n'éprouvaient pas aussi des
symptômes d'empoisonnement ; enfin, il prêtait gra-
tuitement à son père, toujours bon et très attentionné
pour lui, une altération de sentiments affectifs qui
n'existait réellement que chez lui-même, essentiellement égoïste. Comme il vous le dit, en montrant toujours de l'animosité, il se sentait constamment menacé
par ces parents qui devaient convoiter son petit avoir,
il trouvait du poison dans tous ses aliments, on devait
lui faire prendre des poudres que l'on avait soin de
cacher afin qu'il ne puisse pas les faire analyser, il
sentait que l'on devait en répandre dans l'atmosphère,
on lui faisait prendre « quelque chose » qui lui donnait des pertes séminales qui devaient l'affaiblir et il
entendait « dire et colporter » maintes calomnies contre lui : on l'accusait notamment d'avoir des relations
avec ses sœurs ; « on faisait probablement courir ces
bruits, ajoute-t-il, pour me déterminer à me suicider ».
Il vous fait connaître lui-même les réactions de ses
hallucinations, de ses interprétations délirantes, lorsqu'il vous dit qu'il a fait venir des médicaments, des

spécialités pharmaceutiques qu'il considérait comme des contre-poisons, qu'il a consulté divers médecins, qu'il a pris ainsi beaucoup de mélanges de médicaments, car il suivait simultanément les ordonnances de plusieurs médecins, et que, ses malaises augmentant néanmoins (peut-être en raison aussi de ses traitements plus ou moins bizarres), il a, finalement, menacé son père, son oncle et ses cousins de les tuer, d'incendier leurs maisons s'ils ne cessaient pas de lui nuire. Il vous montre encore le peu d'élévation de son niveau intellectuel en ajoutant qu'on lui fait entendre des voix par hypnotisme et que ses pertes séminales ne peuvent être que produites par des drogues qu'on lui fait ingérer à son insu et qui modifient ses organes puisqu'un de ses cousins lui disait, il y a quelque temps: « Tu ne dois plus avoir les parties faites comme autrefois. »

Vous trouverez, en résumé, chez ce *jeune* malade, une tare héréditaire directe, affirmée d'abord par des stigmates physiques et par un certain fonds de débilité mentale, affirmée ensuite par le début, et l'extension rapide, sous l'influence d'une cause occasionnelle problématique, d'une aliénation mentale caractérisée par des idées de persécution, de l'hypochondrie, des interprétations délirantes et des hallucinations de presque tous les sens, tous ces troubles apparaissant en très peu de temps (quelques semaines) et bientôt accompagnés de réactions d'autant plus redoutables que le niveau intellectuel n'est pas très élevé. *Le pronostic est d'autant plus grave que les idées prédominantes ont plus de fixité et il l'est surtout parce que les troubles cœnes-*

thésiques tendent à prédominer. Des mesures précautionnelles sont nécessaires et elles doivent être dictées surtout par ce que nous avons vu des dangers que la mentalité du malade peut faire courir à lui-même et aux siens : ses idées de défense sont dangereuses pour lui-même, puisqu'il est toujours à la recherche de contre-poisons, qu'il prend médicaments sur médicaments, qu'il fait des associations médicamenteuses peut-être susceptibles de produire des troubles gastro-intestinaux plus ou moins graves ; elles sont dangereuses pour diverses personnes qu'il a menacées de mort ou d'incendie ; le placement d'office dans un service fermé d'aliénés s'impose donc à tous égards.

Cet autre malade, célibataire, âgé de trente-deux ans, cultivateur, est fils d'une débile mentale très instable ; il a présenté, surtout depuis l'âge de seize ans, un nervosisme exagéré, des habitudes constantes de masturbation, une débilité mentale et une instabilité telles qu'il n'a pu se fixer nulle part, conserver aucun emploi ; ne trouvant rien à sa convenance en France, il est allé tenter la fortune en Amérique où il a surtout contracté des fièvres paludéennes et des habitudes d'intempérance. Il est bientôt rentré chez ses parents et il a pensé à se marier, mais ses parents ne prêtaient aucune attention à ses idées de mariage et ses camarades en riaient ; il ne tarda pas à considérer les uns et les autres comme ennemis persécuteurs et, bientôt, il eut des hallucinations de l'ouïe, des hallucinations et des illusions de la *vue* (*buveur et auto-masturbateur*), il entendait des bruits qui l'effrayaient, il voyait des pièces de mon-

naie dans l'air, etc. ; il se figura, enfin, que ses parents
voulaient le faire périr par le poison et il manifesta
des idées de défense active, de vengeance, qui nécessitèrent son placement dans un service d'aliénés en octobre
1905 ; il était alors âgé de vingt-neuf ans ; il était délirant depuis deux mois environ ; il se calma assez rapidement, reconnaissant peu à peu la fausseté de ses craintes et on allait le rendre à sa famille lorsqu'il s'évada,
fin novembre 1906. Il fut réintégré dans le service
quelques mois après, présentant, comme aujourd'hui,
idées de persécution, hallucinations multiples, anxiété
surtout entretenue par des hallucinations de la sensibilité générale ou des hallucinations motrices : il vous
dit qu'il est sans cesse menacé ou victime de brutalités, qu'il ressent à chaque instant des secousses, qu'il
sent parfois remuer sa langue comme si quelqu'un voulait parler en lui ; il ajoute qu'il a remarqué que ces
mouvements ou ces secousses se produisent surtout
lorsqu'il a de mauvaises pensées, ce qui lui fait supposer (interprétation délirante) que l'on connaît ses pensées. Il attribue. ses souffrances et les menaces qui
l'épouvantent à l'influence de ses parents sur les personnes qui l'entourent. Toujours auto-masturbateur,
ayant accru ou même occasionné par ses pratiques
d'onanisme un certain état de faiblesse irritable, il est
très impulsif et les réactions de ses idées délirantes de
persécution, de ses craintes, de ses interprétations pénibles, seraient particulièrement à redouter s'il était libre ;
il doit donc être maintenu aussi dans un service fermé
d'aliénés où l'on devra surtout combattre ses habitudes d'onanisme, jouant rôle de circonstances aggra-

vantes, et lui éviter le contact de personnes susceptibles de le taquiner, de discuter son délire ; les arguments
les mieux présentés n'ont, en effet, jamais d'influence
heureuse sur une telle mentalité, ils ne font que fixer
les idées ou les interprétations délirantes et, souvent,
exaspèrent, irritent le malade qui ne vise qu'à gagner
son interlocuteur à sa cause et qui finit par le considérer comme ennemi s'il reste contradicteur.

Cette demoiselle, âgée de trente-quatre ans, dans le
service depuis trois ans, porteuse de nombreux stigmates physiques apparents de dégénérescence, dont le
père et la mère avaient respectivement quarante-cinq
et quarante-trois ans lorsqu'elle est née, et qui n'a commencé à marcher qu'à l'âge de trois ans, est domestique
depuis l'âge de vingt et un ans, mais elle avoue facilement, en riant, qu'elle n'a jamais pu rester plus de
quelques semaines ou quelques mois dans la même
maison et elle trouve cela tout naturel : « Je changeais
quand les patrons ne me plaisaient pas, dit-elle, ou
quand le pays ne me plaisait pas ; quand je m'embê-
tais (*sic*) dans un endroit, j'allais dans un autre. » Il
vous suffira, du reste, de l'entendre encore quelques
minutes seulement pour apprécier davantage, si vous
n'êtes pas encore édifiés, l'instabilité, la débilité mentale et la faiblesse de sens moral qui stigmatisent surtout la dégénérescence : « J'ai quitté, continue-t-elle, les
deux dernières maisons dans lesquelles j'ai été en service pendant trois mois (elle indique ainsi la durée du
délire antérieurement à son arrestation) parce que j'ai
remarqué que l'on mettait dans mon vin ou dans mes

aliments quelque chose qui me rendait malade ; j'avais souvent des malaises, mal à l'estomac, à la tête, dans les membres ; je ressentais des choses extraordinaires quand j'étais couchée, et puis j'entendais tenir sur mon compte des propos que je ne méritais pas ; on ne me le disait pas en face, mais je les entendais cependant bien et on avait encore l'air de dire que ce n'était pas vrai lorsque je me plaignais ou que je protestais. Tenez, il y avait aussi, à V..., un médecin qui m'a toujours regardée de travers parce que je faisais de la médecine, que je savais soigner un grand nombre de maladies sans avoir étudié la médecine ; je ne serais pas surprise qu'il m'ait fait donner du poison et qu'il ait été aussi cause de tout ce que j'éprouvais de semblable à ce que je ressens ici, mais, on aura beau faire, je sais déjouer tous les mauvais tours, je connais tous les contre-poisons. Du reste, je vais faire punir tous les empoisonneurs, tant pis si vous êtes du nombre, je vous condamne à mort et vous serez exécuté par les bourreaux à mes ordres. Tenez, voilà une lettre pour eux ; vous pouvez la lire, vous ne comprendrez pas, mais ils savent ce que tout cela veut dire ; et, maintenant, en voilà assez, n'est-ce pas, vous n'allez pas m'embêter plus longtemps, fichez-moi la paix. » Voici sa lettre [1], dans laquelle vous relè-

1. « ** Père et* Mère* Rapport * Réponse * Pressé * Sayzie * forcé. Pressé * ancine ** cienne ** Haute-Savoie * Je viens en Justice pour vous avoquer et vous faire répondre de force et obligé au Palais de justice forcé pour l'assurance justifié Mort ou Vie * vous êtes parvenus à me faire mettre à Maréville me faire passer pour folle Archie mais vous en serez quitte pour payer vos sayzie de disfamation..... le jour de l'enterrement vous m'avez tous fait le signe de glotine en sous le cou et de **** pour avoir dit en justice que j'étais médecine

verez aussi idées de persécution, divagations ambitieuses, idées de satisfaction personnelle, de puissance, délire
hypochondriaque, expressions d'hallucinations du goût,
de l'odorat, de l'ouïe, de la sensibilité générale, etc.,
mais lettre dans laquelle vous remarquerez des expressions emphatiques bizarres, une certaine incohérence,
des signes ** et quelques néologismes : « Cela fait partie,
s'écrie-t-elle lorsqu'on lui en demande la signification,
d'un *langage spécial* connu de moi seule que j'emploie
lorsque je veux que les méchantes gens ne sachent
pas tout ce que j'écris et ne connaissent pas tous mes
ordres » (orthographe et langage spéciaux résultent
donc ici d'une idée de défense).

Rappelez-vous, cela a de l'importance au point de
vue du diagnostic et du pronostic différentiels des délires de persécution, que, chez cette malade, idées de
persécution et idées ambitieuses se sont manifestées
presque en même temps, que les hallucinations du goût
et de l'odorat semblent être apparues, sinon avant, au
moins en même temps que les hallucinations de l'ouïe,
et, enfin, que cette femme paraît avoir moins de coordination des idées lorsqu'elle écrit que lorsqu'elle parle,
mais que, dans ses écrits, sont disséminés un certain

----

de Vorte. C'est vos motifs * je n'ai plus guère à vivre, mais vous parai-
trez dans ma prézence la semaine prochaine, mercredi ; voici votre
jugement : vous êtes condamné à Mort et perpétuité et forcé et obli-
gense avec les cas et motifs et forcé de payer vos sayzies. Jamais
personne n'a vu mon derrière que ce que le Gouvernement a forcé.....
Tu m'as assez fait avaler de vitriol, du soufre et de potion ; tu as
gagné ta cellule, tu me répondras ce que je vous ai fait avaler en fait
de poizon à tous dans le manger et la boisson et tanner ferrer à la
gorge et trancher. »

nombre de signes particuliers (expression de méfiance, de défense) et qu'elle déclare employer des formules spéciales afin de n'être pas comprise de « tout le monde », de sorte que l'incohérence de ses écrits est en partie voulue, *incohérence de défense.*

Il y eut aussi apparition simultanée, ou à peu près, d'idées de persécution, de puissance, de grandeur et d'hallucinations chez ce malade qui est heureux de vous apprendre qu'il fera pirouetter (*sic*) le Gouvernement, qu'il est appelé à la Présidence de la République, qu'il possède une barrière cachée dans l'invisible mais qui est visible pour lui et à l'aide de laquelle il protégera la France contre ses ennemis, à l'aide de laquelle, avec des millions de canons du ciel, il reprendra l'Alsace et la Lorraine ; « j'ai des ennemis partout, on est jaloux de moi, s'écrie-t-il, on ne cherche qu'à me faire du mal, mais je ne craindrais pas un million d'ennemis, j'ai ma barrière invisible qui me protège, le bon Dieu et moi cela ne fait qu'un, c'est un mystère, je suis comme Jeanne d'Arc », etc.... En apparence inoffensif, cet homme s'est cependant montré dangereux au moment de l'inventaire auquel il a été procédé dans l'église de son village : il s'est présenté menaçant, armé d'une serpe, devant le percepteur, et se croyant chargé d'une mission divine. Que ce prétendu dieu boive un jour un peu plus que de coutume, qu'il ait été quelque peu taquiné par des personnes peu intelligentes, il passerait peut-être facilement de la menace à l'acte, car, je le répète, le passage à l'acte a lieu d'autant plus facilement et plus rapidement que le niveau intellectuel est moins élevé.

Vous apprécierez surtout l'utilité des remarques sur lesquelles je viens d'insister un peu longuement, lorsque nous étudierons les délires de persécution de dégénérés relativement supérieurs, persécutés-persécuteurs ou aliénés à délire systématisé progressif.

A l'occasion de l'étude des aliénations mentales occasionnées surtout par une intoxication exogène ou par une altération de la santé physique, vous verrez des caractères particuliers, caractères physiques notamment, qui permettent de différencier assez facilement ces aliénations mentales de celles dont nous nous occupons en ce moment.

CINQUIÈME LEÇON

Sommaire. — Quelques considérations résumées sur délire polymorphe des dégénérés mixtes ; réactions à redouter ; évolution chronique. Faits cliniques. — Constitution et évolution de psychoses périodiques de dégénérés mixtes ; faits montrant, pour chaque période, évolution analogue à celle de psychose syndromique typique correspondant. — Agitation des dégénérés mixtes n'est souvent que réaction d'idées délirantes ou d'interprétations.
Démence précoce paranoïaque ou paranoïde à ses deux premières phases ; faits cliniques.

Le délire du dégénéré héréditaire (mixte) peut se présenter, avons-nous dit, d'emblée avec l'allure d'un délire à la phase d'état ; il reste souvent avec la même note générale pendant un temps plus ou moins long, avec rémittences cependant assez marquées dans son intensité, ou dans quelques-uns de ses facteurs au moins, et variations de détails dans sa couleur ; la symptomatologie générale peut se maintenir si longtemps à peu près stationnaire qu'un grand nombre d'auteurs ont donné ce délire comme n'évoluant pas ; ce sont des auteurs qui n'ont probablement pas pu suivre leurs malades pendant un temps très long, c'est-à-dire jusqu'aux dernières étapes de l'existence. Il n'y a pas, en général, de fixité sérieuse, de très grande fermeté des idées délirantes ou des hallucinations ou

au moins d'enchatnement bien logique des idées délirantes ou des hallucinations; le malade ne les discute
pas toujours avec obstination, il les abandonne parfois
même assez volontiers, momentanément au moins, d'autres venant habituellement alors les remplacer (ainsi
se manifeste toujours la mentalité fondamentale désé-
quilibrée sur laquelle repose le délire). Idées délirantes et hallucinations ont parfois, comme vous l'avez
vu dernièrement, un caractère de niaiserie, de puérilité
qu'elles n'ont pas dans les délires de dégénérés supérieurs. Les réactions délirantes sont parfois très vives,
accusant l'irascibilité, l'irritabilité, la débilité de jugement et de volonté du dégénéré, et elles sont, je ne
saurais trop insister sur ce point, souvent d'autant plus
à redouter, plus précoces que le niveau intellectuel est
moins élevé, que l'égoïste qu'est le dégénéré croira,
par conséquent, plus facilement à la réalisation possible et proche d'actes ou de menaces dont il pense devoir être victime; c'est ainsi que les actes de vengeance,
de défense active, sont plus à redouter de la part du
persécuté dégénéré relativement inférieur que des persécutés supérieurs, moins craintifs, et surtout plus soucieux de conserver leur liberté et les moyens de confondre leurs ennemis.

Tantôt le délire du dégénéré relativement inférieur
ou mixte s'atténue progressivement ou disparaît presque brusquement laissant seule la mentalité primitive;
c'est la guérison, disent encore la plupart des aliénistes; ce n'est trop souvent qu'une rémission, des troubles,
ou identiques ou un peu différents ou contrastant même
complètement avec les premiers, ramènent presque tou-

jours, tôt ou tard, le sujet au médecin ; il en est ainsi surtout si le délire n'avait pas été occasionné par une émotion profonde, ou par intoxication exogène à laquelle le dégénéré sera de nouveau exposé, ou par une maladie épidémique (grippe), ou par une altération accidentelle de la santé physique.

Tantôt au premier état délirant succède une excitation que l'on a comparée à l'excitation maniaque dont nous verrons plus tard les caractères, excitation de durée variable, qui n'est parfois aussi qu'une réaction du délire, et qui s'effacera pour laisser un nouvel état délirant simple.

Mais, si plusieurs accès distincts se sont produits en dehors de causes purement accidentelles en quelque sorte ou acquises, il arrive toujours un moment où un peu de systématisation relativement fixe semble s'implanter sérieusement, où le délire est limité à un petit cercle d'idées de persécution, d'interprétations fausses, de préoccupations hypochondriaques, d'idées ambitieuses, ces dernières semblant prédominer et, comme nous le dirons plus tard, affirmer par leur fixité même une diminution définitive du niveau intellectuel ; c'est alors une phase avancée de chronicité. Si les hallucinations persistent encore, elles sont moins accusées, moins coordonnées avec les idées délirantes dernières, nouvelle preuve qu'elles découlent des idées délirantes, puisqu'il est de règle, comme vous le constaterez à chaque instant, que ce sont les troubles psychiques ou psycho-sensoriels les derniers venus qui disparaissent les premiers. La déchéance intellectuelle est relativement rapide chez le dégénéré mixte, il touche plus vite au terme mental final, à la démence, que le dégénéré supérieur délirant, et il n'est peut-être pas exagéré de dire qu'*il tombe d'autant plus rapidement en démence qu'il est devenu délirant plus jeune* [1] (démence précoce paranoïaque de la puberté, démence précoce paranoïaque des jeunes mères ou des jeunes nourrices, etc.), qu'il se maintient, au contraire, assez longtemps avec un certain niveau intellectuel s'il n'a commencé à délirer qu'à l'âge mûr et si les troubles présentent des caractères assez tranchés de rémittence ou d'alternance.

Les quelques cas que nous allons analyser à l'occasion de présentations de malades que j'observe depuis fort longtemps, quelques-unes depuis quinze à vingt ans, vous diront ce que deviennent à la longue les adultes dégénérés mixtes délirants :

Voici d'abord une malade qui a présenté un délire polymorphe analogue à l'un de ceux que vous avez observés récemment ; c'est une demoiselle, âgée de trente-six ans, qui a pu recevoir une instruction primaire moyenne, qui a toujours vécu en famille et qui s'est toujours fait remarquer par une grande instabilité et dont la tare originelle est accusée aussi par les troubles psychiques actuels et par les nombreux stigmates physiques que vous constatez (crâne asymétrique, front fuyant, denture irrégulière, voûte palatine ogivale, oreilles grossièrement asymétriques, etc.). Elle est entrée dans le service, il y a quatre ans, affectée depuis fort longtemps de troubles psychiques et psycho-senso-

---

1. Peut-être, faisant allusion à la démence sénile type, pourrait-on ajouter : ou *à un âge plus avancé.*

riels, idées de persécution, divagations religieuses, idées
de grandeur, hallucinations ou illusions multiples fréquemment accompagnées de réactions bruyantes, cris,
vociférations grossières, menaces, mais ce n'est qu'en
1900 qu'elle arriva aux actes violents, mordant, frappant parfois ses parents qui cherchaient à combattre ses
idées délirantes par contradictions ou raisonnements
un peu impératifs et qui finirent ainsi par se faire traiter en véritables ennemis ; elle frappa même sa mère
avec une tringle de fer et avec une telle violence qu'elle
lui fractura une portion de la table externe du crâne.
Les scènes violentes prirent de tels caractères que les
parents durent se résigner à la placer dans un service
d'aliénées ; elle nous vint avec un délire polymorphe,
idées de persécution, de richesses, de grandeur, variant
à chaque instant, hallucinations et illusions ne se rattachant pas logiquement aux idées délirantes du jour ;
ses idées de persécution étaient souvent suivies encore
de réactions violentes, elle frappait même ses compagnes, en lesquelles elle voyait ou rivales ou jalouses,
ou assassins, etc. ; elle se disait fille du roi de Prusse,
mère de Louis XIV, mère royale de Marie Stuart ; elle
me remit maintes fois des écrits signés de son prénom
suivi de plusieurs titres, comme ce factum signé : « *Marie*, Stuart, Louis XIV, Louis XV, Louis XVI, Notre-
Dame de G..., Roi de Prusse, Roi d'Allemagne, Roi de
France ». Lorsque nous lui parlons de cette époque de
son passé pathologique, nous nous heurtons aujourd'hui
à des dénégations ; vous venez de l'entendre s'écrier :
« Mais vous plaisantez, sans doute, vous vous amusez de
moi ! Je n'ai jamais dit ni écrit cela ; qui a pu vous dire

cela? Ce n'est pas sérieux ; ce sont des méchants ou des jaloux qui ont inventé tout cela ; j'ai eu quelquefois des discussions avec mes parents qui me traitaient toujours comme une enfant, qui voulaient toujours faire croire que je ne savais pas ce que je disais, mais je ne les ai pas frappés, je ne me serais pas permis cela. Je sais bien que je ne suis pas Marie Stuart, ni Louis XIV, ni Louis XV, mais j'appartiens réellement, par mon père, à une famille princière allemande, et je voulais aller voir mes parents d'Allemagne ; qu'y a-t-il d'extraordinaire à cela ? » J'ajouterai qu'elle est habituellement calme depuis de longs mois déjà, qu'elle est même relativement un peu déprimée, bien qu'elle s'occupe régulièrement. Il s'est donc bien produit une évolution dans sa mentalité: le champ de son délire est plus restreint, son activité cérébrale psychogène est diminuée, sa mémoire de faits relativement récents est altérée et si des idées de persécution persistent, ce sont surtout des idées ambitieuses qui prédominent encore mais moins variées et plus fixes qu'autrefois. De tels malades peuvent à la rigueur être replacés dans un milieu familial où ils trouveront surveillance et sollicitude, mais il ne faut pas oublier que le retour temporaire d'un délire plus étendu, plus actif, mélange d'idées de persécution, de grandeur avec hallucinations, etc., sorte de bouffée délirante, est encore possible, sous l'influence de *contrariétés, d'écarts de régime* par exemple, et c'est ainsi que le médecin non spécialiste peut être appelé à voir de tels chroniques et à donner des conseils en vue du traitement, dont nous parlerons plus tard, et du retour de ces bouffées délirantes.

Cette autre femme [1] qui, au premier abord, vous apparaît bien dégénérée mixte, son physique et la débilité mentale qu'accusent ses premiers propos ne nous permettent pas de conserver le moindre doute à cet égard, est pour la troisième fois dans le service ; l'aliénation mentale se traduit actuellement par une symptomatologie générale assez analogue à celle des deux premières atteintes, mais, dans son délire polymorphe, on constate une tendance à une plus grande fixité du délire ambitieux, à une systématisation un peu logique ; relativement incohérente autrefois, elle n'aurait pas pu tenir ce raisonnement que vous venez d'entendre : « Je suis tout de même plus que vous ne croyez, puisque j'ai vu Dieu, que tout le monde ne peut pas voir, puisqu'il m'a fait la faveur, que tout le monde n'a pas, de me parler, puisqu'il me fait de temps en temps la faveur de m'inspirer et de me faire connaître bien des choses que vous ne pouvez pas connaître et que je ne connaîtrais pas sans lui. »

Cette fixité et cette logique relatives du délire ambitieux ne sont pas, comme vous pourriez le penser tout d'abord, l'indice d'un relèvement du niveau intellectuel, d'une amélioration ; elles expriment, au contraire, une diminution de l'activité cérébrale psychogène, elles résultent d'une pénurie relative d'idées, ainsi que l'attestent presque tous les cas de délire ambitieux prœdémentiels sur lesquels j'appellerai votre attention.

.·.

---

1. Père alcoolisé ; mère très querelleuse, emportée ; une tante maternelle aliénée.

Je vous ai dit que les troubles psychiques ou psycho-sensoriels greffés sur de la dégénérescence mixte sont, en général, rémittents; que des troubles assez dissemblables, contrastant même plus ou moins, peuvent se succéder et finir par alterner; les alternances deviennent parfois assez régulières, au point de donner une vérita-ble *psychose périodique, même chez des dégénérés à débilité mentale très accusée;* cette évolution est d'autant plus naturelle que nous sommes tous plus ou moins circu-laires (Gilbert Ballet), que la périodicité peut être consi-dérée comme un des caractères de notre activité vitale normale, son exagération seule stigmatisant un état pathologique ou anormal.

Mais l'aliénation mentale du dégénéré mixte s'étant peu à peu affirmée avec caractères bien tranchés de périodicité aura ensuite encore d'autres expressions d'évolution vers une déchéance intellectuelle plus com-plète, seulement l'évolution sera très lente ; niée par quelques auteurs, qui n'ont pas pu suivre leurs malades pendant un très grand nombre d'années, elle est toute-fois incontestable comme le prouvent les observations que nous allons analyser, qui vous montreront com-ment se constitue la psychose périodique, comment elle devient psychose circulaire, comment elle évolue ensuite et qui, rapprochées des faits précédemment ana-lysés, vous feront mieux retenir les grands caractères de chronicité, les grands indices d'incurabilité:

Banna est fille d'un alcoolisé, sœur aînée d'une dégé-nérée dont la mentalité présente les mêmes caractères généraux que la sienne; elle est arrivée dans le service à l'âge de trente-huit ans; elle sait lire, mais à peine écrire.

Elle était âgée de douze ans seulement lorsqu'elle perdit sa mère ; à dater de cette époque elle fut presque toujours livrée à elle-même, à peine surveillée et comment soignée par un père qui s'adonnait à l'ivrognerie et qui n'avait probablement jamais assez de lucidité pour songer un peu à l'éducation de ses enfants. Elle montra de bonne heure un caractère exalté, irascible et quelques troubles hystériformes (« crises nerveuses (?) avec sensation de boule rétro-sternale mobile, étouffements ») apparurent à la puberté, attestant en quelque sorte la parenté de la dégénérescence proprement dite et de l'hystérie. Elle put se livrer assez longtemps sans grossesse aux caprices de ses instincts et de ses passions, mais, vers la trentaine, elle se trouva enceinte et donna, à terme, le jour à un enfant qu'elle nourrit au sein ; à peine était-il sevré qu'elle avait une nouvelle grossesse qui achevait de la plonger dans la misère ; elle nourrit encore cet enfant au sein jusqu'à sept mois et elle l'étrangla, « sans trop savoir ce qu'elle faisait », dit-elle aujourd'hui ; elle fut condamnée à cinq ans de prison. Elle subissait sa peine quand elle présenta des troubles qui la firent transférer dans un service d'aliénées ; elle arriva ici maussade, déprimée, donnant des signes *grossiers* d'impatience lorsqu'on la pressait de questions, indifférente, au moins en apparence, à tout ce qui se passait autour d'elle, ne cherchant pas à s'occuper ; cependant, par un interrogatoire pressant, après avoir reçu quelques expressions plus ou moins grossières de maussaderie, on obtenait la confirmation des renseignements que je viens de relater. Quinze jours après l'admission, on remarquait une exaltation psychique qui contrastait absolument avec l'état antérieur, mais son caractère fondamental, déjà bien indiqué, restait assez saillant : Banna était loquace, très instable, très mobile, mais sa logorrhée traduisait surtout son irascibilité, son irritabilité, son insuffisance de sens moral et de sentiments altruistes ; elle se plaignait de tout, de toutes les personnes qui l'entouraient et elle ne proférait que dénonciations mensongères ou menaces, accompagnées parfois de véritables crises de colère avec pleurs, crises de *désespoir simulé* (car elle riait lorsqu'on lui tournait le dos et qu'elle ne se croyait plus observée), par lesquelles elle cherchait à donner des airs de sincérité à ses accusations mensongères (mythomanie). C'est ainsi encore, une certaine tendance à l'hypochondrie aidant (tendance commune à la plupart des dégénérés), qu'elle s'écriait, à bout d'arguments: « Et puis je suis malade, je maigris, je m'affaiblis, et on ne me soigne pas ! », alors que sa santé physique était très bonne. Après une nouvelle quinzaine, cette exaltation s'atténuait et restait subaiguë pendant un mois environ ; puis de la dépression reparaissait, à laquelle succédait plus tard encore de l'exaltation analogue à celle que je viens de décrire et les périodes de dépression, d'exaltation, de calme relatif, se succèdent ainsi jusqu'à ce jour, un peu variables quant à leur durée respective.

Cette mentalité et cette circularité de manifestations surtout dégénératives ne datent pas de l'incarcération de Banna; elles existaient antérieurement : nous avons appris, en effet, qu'elle était domestique et qu'elle n'a jamais pu passer une année en service dans la même maison. Nous arrivons ainsi, établissant les analogies de la mentalité actuelle et de la mentalité ancienne, à cette conclusion, fort importante, que la mentalité de cette femme n'a jamais été normale, que les caractères anormaux se sont peu à peu accusés seulement. Vous verrez fréquemment les stigmates psychiques de dégénérescence s'accentuer sous l'influence de causes de débilitation de l'organisme et notamment de la misère, de chagrins, de grossesses répétées ou d'un allaitement trop prolongé ou continué alors que l'organisme est dans un état de délabrement ; vous verrez fréquemment les causes qui peuvent favoriser quelque intoxication endogène, avoir un retentissement particulièrement prononcé sur le système nerveux du sujet né avec une tare dégénérative analogue à celle de Banna. Je ne suis pas éloigné de croire qu'elle a tué son second enfant (qu'elle allaitait depuis sept mois) alors qu'elle était dans une crise d'exaltation psychique analogue à celle qu'elle vous montre aujourd'hui, mais crise à cette époque plus intense car elle était dans la misère, car elle avait de la misère physiologique (et anémie des femmes, enceintes, récemment accouchées ou nourrices), circonstance aggravante expliquant assez un augment notable de la faiblesse irritable habituelle et de l'impulsivité spéciale que nous avons dite assez commune chez les dégénérés[1].

Je vous prie de vous rappeler avec quelle facilité cette malade porte des accusations contre toutes les

---

1. On aurait donc condamné une aliénée? — Le fait n'est pas, du reste, exceptionnel, et je vous montrerai plus tard le danger de telles condamnations, non seulement au point de vue de l'intérêt individuel ou familial, mais surtout au point de vue de l'intérêt social.

personnes qui l'entourent habituellement, avec quelle indifférence elle parle de sa sœur ; une contradiction, la non-satisfaction immédiate d'un désir causent, vous l'avez vu, des récriminations véhémentes, des menaces qui seraient facilement suivies d'effets si elle se trouvait dans un milieu où l'on n'aurait pas l'intelligence de sa situation, où elle serait en butte à des contradictions, à des contre-menaces. Au moindre heurt, à la moindre contrariété, elle crie à la malveillance, elle se pose en victime, elle se dit méprisée, ridiculisée, elle affirme bien une tendance au délire de persécution ; ses jugements erronés, enfantins, vous ont donné la mesure de son insuffisance intellectuelle ; vous l'avez entendue faire d'un simple malaise une maladie extrêmement grave, nous dire qu'elle allait mourir de phtisie galopante parce qu'elle avait des picotements dans la gorge, accuser ainsi de la déséquilibration de sensibilité, de l'hypochondrie, etc. Vous avez rencontré, en somme, un ensemble de grands caractères qui permet de la placer dans le même cadre que les derniers malades que nous avons examinés et dans un rayon très voisin malgré la périodicité de troubles sur laquelle j'ai appelé votre attention. Ce rapprochement est bien légitimé, comme l'attestent encore les observations suivantes [1] de dégénérées aliénées de plus longue date et chez lesquelles, en dehors de caractères de périodicité, il existe depuis fort longtemps du délire polymorphe tout à fait analogue aux délires que nous avons vus dernièrement, délire qui, bien que très lentement,

---

1. Particulièrement intéressantes car j'ai pu suivre les malades pendant un très grand nombre d'années.

a évolué à la façon de la plupart des délires d'emblée chroniques :

Cette dégénérée chez laquelle vous trouverez, en outre des stigmates fondamentaux et d'un certain nombre de stigmates secondaires de dégénérescence, des crises alternantes de dépression et d'exaltation psychiques ou psycho-sensorielles, montre bien, par l'évolution de son délire, la parenté étroite existant entre toutes les aliénations mentales relevant uniquement d'une tare originelle : « dégénérescence avec délire paranoïaque », « démence précoce paranoïaque », « délire systématisé progressif ou paranoïa primitive », etc., aliénations mentales dans lesquelles l'observateur attentif discernera toujours, plus ou moins accusées évidemment, des alternances de dépression et d'excitation psychiques ou psycho-sensorielles :

Gehanne est née en 1860, avec une tare héréditaire nerveuse ; nous ne savons rien de son enfance, si ce n'est qu'elle aurait eu une fièvre muqueuse (?) à l'âge de onze ans ; elle se marie à vingt ans, mais son mari l'abandonne bientôt, pour lui revenir cependant un peu plus tard ; néanmoins Gehanne prend un amant et ne tarde pas à quitter à son tour le toit conjugal ; à l'âge de vingt-trois ans, elle est envoyée à la maison départementale de secours où elle reste quelques jours en observation, très déprimée, ne parlant pas, ne répondant à aucune question, ne mangeant pas (très délirante comme nous l'apprendrons plus tard), ce qui détermine à la transférer dans un service d'aliénées. Elle vient à l'asile de Maréville ; elle ne parlait pas ou elle échappait à voix basse quelques mots habituellement inintelligibles lorsqu'on la pressait de questions ; on distinguait parfois notamment ces mots, prononcés avec un peu d'anxiété : « des chiens ! des chiens ! » et elle présentait des mouvements spasmodiques incessants, surtout des membres supérieurs ; elle acceptait les aliments. On pouvait soupçonner, par ses rares chuchotements ou par ses exclamations, du délire onirique ; les personnes qui l'avaient amenée à l'asile, avaient, du reste, raconté qu'elle prétendait, un jour peu éloigné, avoir entendu sonner le tocsin à l'occasion d'un incendie qu'elle croyait avoir allumé et qu'elle se voyait alors poursuivie par des chiens.

Quinze jours après l'admission dans le service, elle parle volontiers et dit que, dans sa période de mutisme, elle entendait le tocsin et des aboiements de chiens qui semblaient à ses trousses, mais elle est excitée, loquace, elle se déplace sans cesse, franchissant tables, barrières, criant des propos grossiers ou des menaces à l'adresse d'anciennes camarades d'atelier, de personnes qu'elle prétend malveillantes à son égard, etc... Cette période d'excitation dure une quinzaine de jours.

Déprimée ou excitée, Gehanne laisse toujours apparaître la débilité, l'insuffisance psychique qui caractérise surtout sa mentalité fondamentale ; son niveau intellectuel est, en effet, peu élevé, comme l'indiquent ses raisonnements niais ; sa sensibilité morale est très variable ; elle est très instable dans ses affections et dans les manifestations de son sens moral ou de sa volonté, toujours débile malgré quelques menaces for-

mulées de temps en temps avec une véhémence qui
pourrait en imposer un peu.

Elle eut, depuis que je l'observe, de très nombreuses
grandes crises d'exaltation et de dépression analogues
à celles dont je vais vous parler; les accès, composés
de deux de ces crises, d'abord séparés par des périodes de
lucidité relative, finirent peu à peu par se succéder presque sans phase de transition. Si je prends mes notes de
juin 1802, par exemple, nous voyons la malade déprimée
avec idées de persécution de la part d'une belle-sœur
contre laquelle elle porte les accusations les plus graves, de même que, du reste, contre maintes autres
personnes; elle profère des menaces contre cette belle-
sœur, contre les protecteurs de celle-ci et elle déclare
qu'elle se suicidera si elle ne parvient pas à les faire
punir. En juillet 1802 succède directement à la période
précédente une période d'excitation qui dure deux
mois environ, caractérisée par une très grande mobilité et par une loquacité intarissable ; les idées de
persécution, les accusations fausses, les jugements
enfantins sont portés ou soutenus avec une animosité
extrême, les menaces de dénonciations, de vengeance,
de suicide tombent abondantes, etc...

Peu à peu les crises d'exaltation ou de dépression
deviennent plus longues, mais elles se présentent toujours avec prédominance de la même symptomatologie
générale en quelque sorte stéréotypée. Cependant une
évolution se fait presque insensiblement et elle apparaît très manifeste depuis 1903 surtout : en juillet 1903,
par exemple, la crise d'exaltation est caractérisée par
de la loquacité, des chants, des vivats, des danses,

une exubérance de gaieté, de satisfaction liée à des *idées de grandeur* religieuse, de puissance : la malade se dit fille du général ''', protégée par la Vierge qui lui apparaît à chaque instant, qui lui fait connaître les grands événements avant leur réalisation, qui lui promet des décorations pour toutes les personnes qui lui donnent des soins, qui lui a remis le drapeau de la France pour (nouvelle Jeanne d'Arc) conduire nos armées à la gloire, etc., etc. ; elle se croit remarquablement douée à tous égards, ses discours sont fréquemment rimés, elle compose complaintes ou chansons enfantines, niaises, dans lesquelles elle témoigne d'une affectivité démesurée pour toutes les personnes qui l'entourent; les idées de persécution anciennes, les accusations de jadis reparaissent de temps en temps dans ses divagations, mais au second plan. Quant aux crises de dépression, qui auront désormais, comme les périodes d'excitation, une durée beaucoup plus longue, elles seront caractérisées par une dépression plus profonde avec idées de persécution, avec accusations fausses grossières, avec une méfiance extrême et fréquentes *menaces de suicide jamais suivies de tentatives;* les idées de grandeur religieuse persistent dans cette période: on la surprend de temps en temps, en effet, en attitudes extatiques qui ne laissent aucun doute à cet égard, on l'entend même parfois répéter, en les scandant lentement, la voix chevrotante trahissant une émotion profonde, une sensiblerie extrême, les révélations qu'elle reçoit de la Vierge, mais alors révélations pénibles, annonces de malheurs dont le Ciel nous menace, etc.

1. Elle exceptée, évidemment.

Il y a toujours une stéréotypie générale de chaque période, mais il s'est produit une évolution cependant très appréciable à dix ans d'intervalle : les idées de persécution, les accusations fausses, les idées de vengeance ont perdu de leur intensité parce que l'égotisme constamment prédominant a engendré peu à peu, la débilité mentale progressant avec l'âge aidant, du délire ambitieux bien accentué. Dans les cas de délire grossièrement polymorphe en quelque sorte d'emblée chronique, une évolution analogue se produit de la même façon, le polymorphisme du délire s'atténue finalement et le délire ambitieux reste prédominant.

Prenez cette malade en période de dépression ou en période d'excitation, vous distinguerez toujours, comme aujourd'hui (période de dépression) : un égotisme anormal, de la sensibilité démesurée, quelque préoccupation hypochondriaque ou des traces d'anciennes préoccupations hypochondriaques, des jugements grossièrement faux ou enfantins, une instabilité spéciale, c'est-à-dire des caractères qui accusent à la fois de l'insuffisance de la volonté, de la déséquilibration de l'intelligence et de la sensibilité, de la débilité mentale, tous les stigmates principaux de dégénérescence que vous offraient nos malades précédemment examinées ; elle est venue devant vous marchant à pas lents, presque péniblement, la tête baissée et c'est avec un profond accent de tristesse qu'elle a répondu à ma première question : « Laissez-moi, je vous prie, vous m'avez trompée vous avez soutenu mes ennemis contre moi, vous n'avez jamais cru ce que je vous ai dit et, eux, vous les avez toujours écoutés ; je vous aimais bien pourtant, mais, tant pis pour vous, vous serez puni comme eux, vous ne valez pas mieux qu'eux maintenant! », phrase dans laquelle elle exprime bien idées de persécution et exagération du sentiment de la personnalité qui s'accuse encore, en même temps que de l'hypochondrie et une persistance d'idées ambitieuses, dans ces autres propos : « Je suis bien malade en ce moment, je ne peux presque pas remuer, ni manger, mais je n'ai pas besoin de vos soins, vous me rendriez plus malade ; je sais bien que je guérirai, car il y a eu haut quelqu'un qui se charge de me soigner et de punir tous ceux qui m'ont fait du mal et ceux qui se sont mis avec eux. » Etc… Même dans la période de dépression, vous retrouvez encore l'idée ambitieuse bien accentuée chez cette dégénérée relativement inférieure ; sa mentalité a donc bien subi une évolution définitive analogue à celle que vous observerez dans l'aliénation mentale de dégénérés supérieurs.

Chez cette autre femme, la folie a évolué de même : Ramoy est en période d'exaltation psychique avec idées ambitieuses, persistance d'idées de persécution que vous annoncent ses premières paroles, et elle vous offre avec la précédente, en période de dépression, le tableau complet des grands caractères des crises habituelles à une étape avancée de l'évolution de l'aliénation mentale surtout caractérisée primitivement par de la débilité intellectuelle et morale avec idées de persécution, tendances à l'hypochondrie et rémittences bien prononcées :

Ramoy, âgée de quarante-quatre ans, dont le père, at-

teint d'une « maladie nerveuse (?) », s'est suicidé, arrivait
dans mon service il y a un peu plus de dix-sept ans ;
c'était une fille qui, au premier examen, paraissait surtout très instable, assez satisfaite d'elle-même, se croyant
intelligente et instruite parce qu'elle savait lire, écrire,
et qu'elle avait lu et retenu quelques histoires de sorcellerie, quelques contes dont l'influence dans sa mentalité s'accusait par des interprétations niaises de sensations ou d'incidents de causes banales ; elle avait eu un
enfant après avoir été violée, disait-elle, par un *domes-*
tique [1], par un homme auquel elle ne se serait jamais
donnée librement, s'il ne l'avait gagnée par de belles
paroles, par des cajoleries mensongères, ajoutait-elle
rectifiant l'accusation de viol. Elle était, durant les premières années passées à l'asile de Maréville, d'humeur
assez changeante, on la voyait tantôt exubérante, loquace,
sans délire à orientation déterminée, tantôt déprimée,
plutôt disposée au mutisme, à l'isolement, tantôt maussade, coléreuse, portée à critiquer tout et tout le monde,
hypochondriaque. Peu à peu ces trois états, qui semblaient se présenter sans régularité, comme chez la
plupart des dégénérés mixtes, s'affirmèrent mieux quant
à la mentalité caractéristique et à la durée de chacun
d'eux : cette fille, qui, primitivement surtout débile
mentale, était toujours telle que l'on pouvait distinguer sa tendance particulière à expliquer par sorcellerie ou sortilèges les sensations pénibles qu'elle éprouvait parfois, ainsi que ses tendances érotiques, chez
laquelle on ne remarquait qu'une méfiance relativement

---

1. Je souligne à dessein, ce mot.

vague ou une irritabilité en rapport avec son égoïsme et sa satisfaction personnelle de dégénérée, cette fille se montra peu à peu tantôt indifférente à tout ce qui se passait autour d'elle, sans initiative, maussade, peu disposée à parler, tantôt gaie avec un érotisme exubérant, une tendance à trouver charmantes toutes les personnes qui l'entouraient ou qui lui donnaient des soins, célébrant assez volontiers aussi les qualités qu'elle s'attribuait : « vertu, ruse, finesse d'intelligence », tantôt réclameuse, hypochondriaque avec idées de persécution et interprétations fausses toujours malveillantes pour son entourage qu'elle injuriait aussi grotesquement qu'elle le louangeait quelques jours auparavant. Depuis une douzaine d'années ces trois variétés de mentalité se succèdent toujours dans le même ordre, mais la durée de chacune a augmenté peu à peu ; elle est passée, pour chacune, de quelques jours à quelques semaines, puis à quelques mois ; elles sont restées toutes trois assez *stéréotypées quant à leurs caractères principaux*, phénomènes d'irritabilité, de morosité, phénomènes de dépression générale, mais, peu à peu, sont survenues, dans la période d'excitation, des idées ambitieuses de mieux en mieux affirmées, — peu à peu, au fur et à mesure que la malade approche de l'âge critique, du délire mélancolique de culpabilité tend à s'implanter au milieu des idées de persécution et des interprétations à caractère hypochondriaque, — peu à peu aussi à la dépression simple se substitue de la stupidité. Voilà donc bien une évolution, mais que l'on ne peut apprécier réellement qu'en opposant les états actuels aux états constatés dix ou quinze ans aupara-

vant. J'insiste sur quelques preuves de cette évolution : cette malade qui, il y a seize ans, prétendait
avoir été violée par un domestique, dit aujourd'hui,
en période d'expansivité : « C'était bien un domestique, mais il fallait qu'il soit intelligent, car il est devenu
médecin et il m'a été révélé qu'il appartenait à une
grande famille, mais j'appartiens aussi à une grande
famille de médecins, de magistrats ; ce que j'ai été de
temps pour le trouver ! Je n'aurais jamais cru que j'ap-
partenais à une telle famille » ; dès les premiers jours
de cette période d'expansivité, elle me remettait une
lettre dont j'extrais ces passages qui vous disent à la
fois ce qu'était sa mentalité pendant la période précédente, ce qu'elle devient dans la période d'exubérance :
« Je suis guérie de toute la sorcellerie qui a été sur
moi ;.... je n'avais aucune folie, aucune maladie, c'était
un sort que l'on avait jeté sur moi, comme sur les chevaux d'une cultivatrice de ma famille....... Je vais
demander au médecin de me faire mourir ; il n'y a
plus que la mort que je n'ai pas subie à Maréville »,
et la lettre se termine ainsi : « Vous savez que mon
grand-père M... n'était pas un pauvre et tous les frères et sœurs de mon grand-père M... étaient tous riches
et tout le monde de mon pays avait recours à mon
oncle M... pour son instruction et tout le monde de
même avait recours à mon père pour sa pêche. » Puis
sont arrivées les manifestations franchement ambitieuses
que vous constatez, avec persistance de quelques idées
de persécution qui n'apparaissent pas spontanément
mais qu'un interrogatoire fait jaillir assez facilement,
avec persistance de divagations érotiques contrastant

complètement avec celles que vous observerez pendant
la période de prédominance d'idées de persécution ;
c'est ainsi qu'elle s'écrie aujourd'hui, riant et dansant :
« Je suis la plus grande coureuse d'hommes de la Terre,
je suis la Reine des coureuses d'hommes », etc., alors
que, dans la période précédente, elle disait, sur un ton
lamentable :« Pourquoi me faire endurer plus longtemps
toutes les persécutions que je subis depuis tant d'années, puisque je vous dis que je suis la dernière des
dernières des filles publiques, débarrassez-vous donc
de moi, mettez-moi dehors ou donnez-moi du poison ;
j'ai donné la maladie à je ne sais combien d'hommes [1]...,je mérite la guillotine, faites-moi guillotiner,
puisque je vous dis que je ne vaux pas un centime. »
A côté d'idées de persécution analogues à celles d'autrefois, on relève donc maintenant des idées de culpabilité, d'indignité, etc... Il s'est donc produit une
évolution qui est bien marquée dans les périodes d'exubérance, comme dans les périodes de délire pénible, et
même dans les périodes de dépression générale ; dans
ces dernières, elle n'est plus simplement déprimée,
sans spontanéité, muette seulement quand on ne lui
parle pas, comme elle était autrefois, mais il est difficile de la déplacer, elle voudrait rester alitée, elle
s'alimente moins bien et lorsqu'on insiste pour obtenir quelques mots, quelques renseignements sur les causes de son abstinence relative, elle se dit très malade,
elle se râcle la langue pour montrer un enduit qu'elle
considère comme signe de maladie grave et, dans un

---

1. Auto-accusations complètement fausses.

effort paraissant considérable, elle s'écrie, désolée :« Je vous en prie, laissez-moi sortir ou je me suiciderai », puis elle retombe inerte, muette, indifférente à ce qui se passe autour d'elle.

Voilà donc des psychoses de dégénérés mixtes qui ont pris peu à peu caractères de psychoses périodiques et qui ont incontestablement évolué, chaque période se trouvant actuellement avoir évolué à la façon d'une psychose syndromique non périodique dont on pourrait la rapprocher. Ces exemples vous montrent déjà qu'il doit y avoir des liens de parenté bien étroits entre les psychoses nettement périodiques et les psychoses syndromiques types dont on voudrait les séparer par un fossé beaucoup trop large. Cette parenté intime me paraît attester aussi qu'il existe à la base des unes et des autres une *tare héréditaire commune*, relativement isolée ou faible chez certains sujets, dégénérés supérieurs, associée à d'autres influences héréditaires ou acquises chez les autres, dégénérés mixtes. Nous reviendrons, du reste, sur ces questions à propos de l'étude des psychoses syndromiques types ou des psychoses périodiques chez les dégénérés supérieurs et vous verrez que, à l'accentuation près, de la périodicité existe dans toutes les aliénations mentales de dégénérescence et que l'on a accordé peut-être beaucoup trop d'importance au caractère de périodicité en voulant distinguer très catégoriquement une psychose périodique entité syndromique sinon entité morbide.

*
* *

J'ai évité autant que possible jusqu'à présent d'employer l'expression « excitation maniaque » en vous parlant de *l'agitation des dégénérés mixtes*, me réservant de vous entretenir un peu spécialement de cette question assez intéressante au point de vue du diagnostic différentiel ; l'excitation que' l'on observe souvent chez ces dégénérés diffère presque toujours assez sensiblement de l'excitation qui caractérise un des grands types vésaniques de la vieille école psychiatrique française, « *la manie* », que l'école allemande actuelle s'efforce d'effacer du cadre des maladies mentales et dont je vous présenterai incessamment quelques exemples ; vous les différencierez facilement de ces dégénérés excités que vous avez vus nombreux en parcourant nos services, de ces loquaces à discours récriminatoires, accusateurs, menaçants, injurieux, en rapport avec la mentalité fondamentale, trahissant la tendance particulière aux idées de persécution et l'égotisme sur lesquels j'ai retenu votre attention ; leurs cris, leurs vociférations et leur mimique ne sont guère qu'expression paroxystique de troubles délirants ou hallucinatoires ou de réactions délirantes, d'interprétations plus ou moins absurdement erronées et il n'en est pas de même de l'agitation qui caractérise surtout le syndrome « manie » et dont la pathogénie est plus complètement analogue à celle des troubles impulsifs inconscients.

Je terminerai cette leçon par la présentation de malades qui, en vous montrant comment le délire ou des aberrations de sens moral et de volonté peuvent encore intervenir pour entretenir de l'excitation, vous donneront surtout la symptomatologie principale de l'aliénation mentale des dégénérés mixtes dite *démence précoce paranoïaque ou paranoïde*, à ses phases de début et d'état, variété de démence précoce la plus grave, survenant chez des dégénérés dont la tare originelle est habituellement bien accusée dès la première enfance et par des stigmates physiques externes et par des stigmates psychiques relativement grossiers. Cette appellation « Démence précoce » n'est peut-être pas très logique, puisqu'il n'y a pas immédiatement la déchéance intellectuelle complète que l'on considère habituellement en psychiatrie comme caractérisant « la démence », et puisque de longues rémissions ou la guérison (relative du moins) sont même possibles, mais on l'emploie couramment en France et même à l'étranger en raison de l'abaissement très marqué, dès le début, du niveau intellectuel et moral, et vous verrez que la dénomination complète « démence précoce *paranoïde* », c'est-à-dire avec délire polymorphe, n'est pas non plus rigoureusement rationnelle, qu'il n'est peut-être pas très rationnel de différencier sérieusement cette aliénation mentale de sujets relativement jeunes de celles que nous avons vues précédemment :

II... Émile est âgé de vingt-six ans, célibataire, ancien journalier, dans le service depuis un an environ. A l'âge de quelques mois, encore à la mamelle, il eut des convulsions ; il ne sut parler qu'à l'âge de six ans ; il apprit cependant à lire et un peu à écrire ; c'est tout ce que nous savons de son enfance. Il a été condamné par défaut à cinq ans de prison pour désobéissance et vol avec effraction pendant son service militaire (en Allemagne) ; incarcéré en Allemagne fin mars 1906, il fut bientôt mis en observation pour examen d'état mental et néanmoins jugé et condamné en juillet de la même année à neuf mois de prison. Mais à peine commençait-il à subir sa peine que l'on remarqua qu'il racontait des niaiseries, qu'il déchirait ses effets, qu'il manifestait des idées de grandeur, se disant par exemple neveu du général X... On le transféra dans un asile d'aliénés fin août. Il n'y présenta tout d'abord que de la débilité mentale avec apathie, indifférence ; au commencement de septembre, il eut des impulsions violentes, il devint très agressif, réclamant véhémentement sa liberté et se figurant que l'asile était sa propriété, que le médecin en chef était un de ses amis ; ses réclamations étaient un peu confuses. On le fit passer dans un autre établissement spécial allemand en octobre 1906, avec le diagnostic « démence précoce » ; là, on le vit tantôt désorienté, assez calme, mais faisant parfois le contraire de ce qu'on lui demandait, répondant grossièrement ou par propos sans suite aux questions qu'on lui adressait, tantôt loquace, ne laissant pas le temps, à qui voulait lui parler, de placer un mot, parfois aussi déprimé, inerte, muet ; exubérant ou déprimé, il conservait cependant des idées de richesse et de grandeur : il se disait propriétaire de l'établissement, des châteaux et des parcs voisins ; tous les tissages des Vosges lui revenaient par héritage ; il était bon médecin, bien que n'ayant pas fait d'études, capable de guérir les paralysés, de ressusciter les morts. On avait noté aussi qu'il mar-

chait quelquefois à reculons, qu'il regardait furtive-
ment de tous côtés, qu'il mangeait avec gloutonnerie.
Il eut une rémission à la fin de 1906, puis il redevint
très agressif au commencement de 1907, demandant
encore, avec menaces et injures, sa sortie pour aller
travailler dans ses châteaux, diriger ses usines, etc...

Il fut envoyé dans notre service en juin 1907 :

À l'arrivée, il paraissait méfiant, il regardait furti-
vement à droite et à gauche, il répondait rarement à
nos questions, rarement directement au moins, il se
contentait, le plus souvent, après avoir donné quelques
signes d'impatience, de dire « je ne peux pas vous répondre » ou « je ne dois pas le dire » ou « puisque je
vous dis que je ne peux rien répondre parce que je
suis suivi par des dormeuses ; ce sont des gens qui
m'en veulent, qui me feraient du mal ; je ne peux
rien dire » ; il refusait de faire connaître son nom ou
celui de son village, ajoutant : « Vous devez bien me
connaître, tout le monde ici me connaît bien ; ce n'est
pas mon nom ni celui de mon pays qui sont sur vos
papiers, ce sont de faux papiers ; mon village est près
de la frontière, c'est mon oncle qui l'a fait bâtir ; je
ne veux pas prononcer les noms de villages parce que
je suis bon catholique ; on est jaloux de moi parce que
je suis patron : c'est à moi toutes les usines des environs, les verreries de glaces, les cotonneries, les pa-
peteries des Vosges. » Réticent, un peu hésitant en face
des médecins, il prenait des airs arrogants, hautains
avec les infirmiers, menaçant de les faire mettre en
prison, s'ils n'obéissaient pas à ses ordres. Enfin, il ne
prenait pas ses repas régulièrement sous prétexte que

la nourriture ne devait pas être saine et, malgré ses idées de richesse et de grandeur, il est parfois très déprimé ; lorsqu'on lui demande le motif de ses refus d'aliments ou de sa dépression, il répond, en général à voix basse : « J'ai des vers partout dans la tête et dans les membres, je les sens voyager dans les joues, dans les oreilles, je n'ai pas besoin d'en former encore, la nourriture d'ici n'est pas bonne. » Vous allez le voir ainsi déprimé, sous l'influence de telles préoccupations hypochondriaques, qu'il accusera dans les termes que je viens de rapporter, et il vous dira aussi qu'il saura se guérir quand il sera dans ses propriétés, dans ses châteaux, quand il pourra jouir de ses richesses. Il a, de loin en loin, encore quelques moments d'excitation caractérisée surtout par des récriminations plus ou moins grossières, par des menaces avec gesticulation niaise...

Vous voyez chez ce jeune homme stigmates physiques externes de dégénérescence, débilité mentale, qui a toujours été manifeste, mais qui s'accroît rapidement depuis deux ans, délire polymorphe niais constitué surtout par idées de richesse et de grandeur, idées de persécution, préoccupations hypochondriaques, hallucinations et illusions, tous troubles analogues à ceux que nous avons rencontrés déjà chez d'autres dégénérés mixtes, comme les rémissions, les moments de dépression ou d'excitation et même la confusion relative des idées qui est souvent la conséquence d'une hyperactivité psychogène chez les délirants (fatigue cérébrale).

Chez cet autre malade, nous trouvons d'abord de

la dégénérescence bien accusée (renseignements probants donnés par les parents laissés de côté), par de l'asymétrie faciale, de l'asymétrie d'implantation et de développement des oreilles qui n'ont pas de lobules, par une denture irrégulière, mauvaise, une voûte palatine très ogivale, etc., et par une instabilité mentale toujours telle qu'il a tenu, à l'âge de vingt-huit ans, maints emplois très divers. Malgré cela, ce jeune homme put faire une année de service militaire (fils de veuve) sans encourir de punition grave et il fit face à ses besoins jusqu'en juillet 97 ; mais on remarquait qu'il avait des moments de plus en plus fréquents « de bizarrerie, comme de vague des idées », et qu'il devenait indifférent à l'égard de sa mère et de ses sœurs, *dont l'une, âgée de trente-deux ans, est atteinte de démence précoce depuis neuf ans ;* on le mit en traitement dans un hôpital où il passa cinq semaines présentant d'abord « des troubles nerveux peu caractérisés et du mutisme », et en dernier lieu « des troubles délirants (état d'euphorie alternant avec des périodes de dépression), quelques hallucinations, une insomnie à peu près complète, de l'agitation avec des intervalles de lucidité ». On l'envoya en observation dans une maison de santé où il arriva en rémission, n'ayant qu'un certain éréthisme nerveux avec un peu d'instabilité et de confusion de souvenirs ; comme il se maintenait calme, conscient de ces troubles relativement légers, facile à diriger, on lui rendit la liberté, mais la rémission ne fut pas de longue durée, il redevint plus instable, il fit plusieurs fugues niaises, il n'eut plus guère que pensées et déterminations enfantines, absurdes, attestant affaiblissement intellectuel, perte des sentiments affectifs, disparition de tout sens moral et il ne tarda pas à se faire arrêter sous l'inculpation d'escroquerie ; il passa bientôt de la prison dans notre service où il arriva, il y a quelques jours, tel que vous le voyez aujourd'hui : il est verbiageur, il a la logorrhée emphatique de l'enfant, il tutoie tout le monde, il donne un nom à chacun de nous comme s'il nous connaissait tous de longue date, il emploie à chaque instant des expressions grossières ou même ordurières, mais il cherche parfois aussi ses mots et il lui arrive de tenir des discours manifestement incohérents par pénurie d'idées, par fatigue cérébrale, répétant les mêmes phrases jusqu'à ce qu'il puisse échafauder quelque autre niaiserie : « Je viens du ballon captif, je viens du ballon captif ; j'ai été arrêté pour vols de miches de pain, j'ai été arrêté pour avoir volé des miches de pain, oui, oui, j'avais volé vingt miches, ou plutôt cinquante, ou plutôt cinq cents, ou plutôt un milliard ; je vais attraper au moins six mois, peut-être à perpétuité ; je suis d'une famille de maboules ; bienheureux les gens fous, le royaume des cieux est à eux ; c'est Dieu qui l'a voulu, je suis Dieu. » Et il siffle, il grimace, il rit, il fait les contorsions les plus grotesques, se disant Roi, Dieu, promettant millions et millions aux personnes qui l'entourent. Il se dit propriétaire de brasseries, de hauts fourneaux, etc... Il refuse parfois les aliments, et il est déchireur ou gâteux volontairement, pour occuper, s'écrie-t-il, médecins, infirmiers et infirmières qui ne font rien. Mais ce qui prédomine surtout depuis quelques semaines, ce sont les divagations emphatiques absurdes qui rappellent le délire ambitieux niais du paralysé général et un tel délire remonte à quelque temps déjà chez notre malade, car nous avons reçu pour lui depuis qu'il est ici : 1° une lettre d'un journaliste étranger qui ne le connaît pas et qui lui demande de tenir une promesse de capitaux qu'il lui a faite par écrit, — 2° un avis de chef de gare l'informant qu'il tient à sa disposition une bicyclette à son adresse contre remboursement de quelques cents francs, — 3° une réclamation d'un carrossier auquel il a fait une commande, — 4° une note d'un grand chemisier l'avisant qu'on pourra lui livrer incessamment ce qu'il a demandé, etc... Et cet homme ne présente aucun trouble somatique différent de ceux que l'on rencontre habituellement chez l'aliéné qui a du délire onirique, qui ne sommeille pas normalement, qui a de l'hyperactivité cérébrale, qui offre des troubles psychiques ou psycho- sensoriels paraissant relever d'une intoxication endogène par organisation originelle anormale.

Ce cas et le précédent vous donnent le tableau des phases de début et d'état de l'aliénation mentale dite « Démence précoce paranoïde », c'est-à-dire démence précoce avec délire polymorphe niais et qui, généralement, après des rémissions plus ou moins longues, se termine par une déchéance intellectuelle complète analogue [1] à celle que vous avez vue phase terminale de « Démence précoce hébéphrénique »; mais cette ter-

---

1. Phase terminale à laquelle doit toujours penser le praticien consulté sur la terminaison probable de *l'aliénation mentale d'un sujet jeune (Pronostic toujours grave)*.

minaison est plus tardive et presque fatale chez le dément précoce paranoïaque, tandis que la guérison ou
une guérison relative peut se produire chez le dégénéré
présentant des symptômes des premières phases de la
démence précoce hébéphrénique.

Quant à la troisième variété de démence précoce
généralement décrite aujourd'hui et dite démence précoce catatonique, nous verrons plus tard, en faisant
l'étude clinique de la confusion mentale primitive, s'il
y a réellement lieu de la différencier complètement de
la confusion mentale primitive aiguë ou chronique de
l'adulte, si elle n'est pas simplement la confusion mentale primitive aiguë ou chronique de l'adolescent ou
du sujet jeune?

SIXIÈME LEÇON

Les persécutés-persécuteurs. — Le délire du *persécuté-persécuteur primitif*, que je qualifie ainsi (primitif),
parce que l'idée de persécution et sa réaction s'affirment presque simultanément et parce qu'il évolue, très
longtemps au moins sinon toujours, sans troubles psycho-sensoriels en quelque sorte complémentaires [1],
est, comme tous les délires à idées de persécution bien

1. Ce sont les idées de persécution qui appellent les hallucinations
ou les illusions sensorielles dans le délire systématisé progressif,
type Magnan.

accusées, aliénation mentale relevant surtout de dégénérescence. Ce délire qui semble, le plus souvent, résulter d'une vive contrariété, de la perte d'un procès, de l'échec de démarches ou d'un projet depuis longtemps caressé, — qui ne s'affirme habituellement qu'à l'occasion d'une déception, d'un ennui, d'un traumatisme moral, — s'organisait en réalité depuis longtemps ; il est la conséquence logique de l'évolution de l'idée démesurée de satisfaction personnelle, de l'exagération très anormale du sentiment de la personnalité, de l'hypertrophie du moi si accusée chez un dégénéré ou du besoin de contradiction qui fait naître contradicteurs ou opposants ou indifférents, au moins dans l'esprit du dégénéré. Le sujet, un homme le plus souvent, un vieux garçon généralement, qui présente ce délire, est bien, en effet, un dégénéré : il n'a pas toujours des stigmates physiques externes bien sérieux de dégénérescence, il en a cependant plus que le délirant systématique primitif et progressif, mais la connaissance de ses antécédents familiaux révèle toujours une tare héréditaire analogue à celle du persécuté systématique primitif et progressif et l'analyse complète de ses antécédents individuels, notamment au point de vue du développement de l'intelligence, de la pondération des facultés, affirme que *cette tare est plus lourde*. Qu'est, en effet, avant de toucher au délire le persécuté-persécuteur? — C'est l'ouvrier ou l'ouvrière, vieux garçon ou vieille fille, se distinguant de ses camarades d'atelier par des airs très prétentieux de supériorité, c'est l'ouvrier ou l'employé (homme ou femme) au langage emphatique contrastant grossièrement avec son instruction, c'est le politicien de village dictant magistralement instructions ou conseils, c'est le réformateur qui critique tout, qui ne trouve bien que ce qu'il fait, c'est l'homme, c'est la femme qui n'a reçu qu'une instruction sommaire ou batarde et qui croit tout connaître, qui cherche avec une morgue naïve à en imposer aux gens de sa condition, ou c'est le prétentieux qui vit à l'écart, dédaigneux, orgueilleux, méticuleux, autoritaire, mécontent, tatillon, uniquement satisfait de ses jugements. Et c'est ainsi surtout qu'il vous apparaît encore, mais avec ces caractères plus saillants, lorsqu'il *approche de la quarantaine*, lorsque *le délire va réellement s'affirmer.* Suivant l'instruction qu'il a pu recevoir, le milieu dans lequel il a grandi, le genre d'éducation qui lui a été donné, les difficultés contre lesquelles il a dû lutter dans les premières phases de son existence, les déboires qu'il a pu éprouver, ce dégénéré vous apparaîtra avec telle ou telle note prédominante particulière, il sera ou persécuté processif, procédurier, ou persécuté mystique, persécuté érotomane, persécuté revendicateur [1], persécuté mégalomane, persécuté régicide (Régis), *etc..,* mais, quelle que soit l'étiquette relative à la couleur du délire, il aura toujours la mentalité fondamentale sur laquelle j'appelle surtout votre attention :

Éprouve-t-il une inclination, pour une personne de condition habituellement plus élevée que la sienne, par exemple, ou traite-t-il une affaire d'intérêts, si la solution n'est pas telle qu'il l'avait escomptée, ce dégé-

---

1. Souvent: enfant naturel qui se croit descendant d'un haut personnage et qui prétend qu'on lui a attribué un nom qu'il ne devrait légalement pas avoir.

néré se croit victime de détracteurs ou de manœuvres déloyales ; il est tellement confiant en lui-même, tellement sûr de son jugement qu'il ne peut admettre un instant que l'on ne partage pas son appréciation, qu'il aurait pu commettre une erreur, être le jouet d'une illusion ; c'est toujours à la malveillance ou à la jalousie qu'il attribuera l'échec de ses combinaisons, la déception de ses espérances, le rejet de ses prétentions ou des aspirations de son cœur ; s'il aborde quelque question scientifique, il est bientôt certain d'en avoir trouvé la seule solution véritable et qui lui fait des objections ne tarde pas à lui devenir suspect ; ses contradicteurs, d'abord des adversaires, deviennent bientôt, à son sens, des envieux ou des ennemis. Et pourtant, ses prétendues découvertes dont il grossit toujours l'importance, ne sont, le plus fréquemment, que des réminiscences inconscientes ou solutions de problèmes enfantins. C'est ainsi qu'il en vient promptement à crier à la malveillance, à la persécution et à engager une lutte obstinée pour le triomphe de ses idées erronées ; *dégénéré raisonnant*, il discute, il agit, il poursuit avec l'animosité d'un mécontent orgueilleux et tenace qui se sentirait amoindri s'il ne triomphait pas et il cherche souvent le triomphe bruyant. *Persécuté, il devient* assez promptement *persécuteur*, obsédant de plaintes, de récriminations, de dénonciations, magistrats, supérieurs, toutes les personnes qu'il croit pouvoir l'aider à atteindre son but ; en général éconduit, il reçoit de chaque heurt un appoint d'animosité, mais il reste néanmoins fort longtemps *persécuteur relativement prudent*, veillant à ne pas commettre d'ac-

tes susceptibles de lui faire perdre la liberté dont il
a besoin pour épuiser toutes les procédures habituelles ; il n'arrive que *tardivement* aux *réactions extrêmes*. A propos, par exemple, d'une question d'intérêts
insignifiante, inconsidérément engagée ou soulevée
par simple besoin inconscient de se mettre en évidence,
de contradiction, de discussion, de se révéler sagace
ou procédurier, vous verrez ce dégénéré faire procès
sur procès, démarches sur démarches, étudier codes
et procédures, et généralement battu ou condamné
parce qu'il a voulu diriger son affaire seul, sans le secours d'un avoué ou d'un avocat, qu'il l'a dirigée avec
une mentalité insuffisante, il range peu à peu au nombre de ses adversaires ou de ses ennemis non seulement toutes les personnes qui ont été appelées à témoigner ou à juger mais toutes celles auxquelles il
s'adresse ensuite en vain pour obtenir une révision,
hommes de lois, députés, sénateurs, etc... ; il ne voit
peu à peu que coquins qui s'entendent pour le perdre,
pour le ruiner, pour le dépouiller de ses biens, ou, ce
qui lui est le plus sensible en raison de son orgueil,
pour le ridiculiser, etc. (suivant la prédominance qui
caractérise sa mentalité, suivant son thème préféré), et
de nouvelles idées de vengeance prennent corps dans
son esprit. Après avoir vainement tenté de gagner à
sa cause, ou par adulation, par flagornerie, par essais
de persuasion, ou par menaces, magistrats, chefs,
ministres, etc., après avoir commencé à tenter de l'in-
timidation, à se venger par dénonciations, injures, etc.,
il en appelle parfois au public en commettant quelque acte bruyant qui fixera l'attention sur sa personna-

lité et sur ses revendications : coups de revolver en pleine séance d'une chambre de Parlement, harangue dans une Assemblée de Représentants du peuple, attentat simulé à la vie d'un haut personnage (faux régicides de Régis) ; il est alors bien près de devenir véritablement dangereux pour les personnes ou pour les associations qu'il suppose faire échec à ses prétentions. Lorsqu'il s'est ainsi adressé en vain aux plus hautes autorités, lorsqu'il est, par conséquent, sur le point d'avoir épuisé tous les moyens de lutte susceptibles de lui laisser un peu d'espoir de triompher sans compromettre sa liberté, il devient particulièrement dangereux car il va recourir aux moyens extrêmes ; il serait donc imprudent de tergiverser encore, la séquestration s'impose.

Quelquefois, rarement cependant, ce délire de persécution peut débuter en apparence [1] par une *hallucination*, alors *très temporaire,* comme chez ce malade :

Ch... raconte qu'il croit avoir entendu dire dans son atelier (et vous ne trouverez pas chez lui trace d'une autre hallucination) qu'il avait des relations contre nature avec un de ses camarades d'atelier : « *Je me demandais pourquoi mes voisins d'atelier me regardaient* lorsque je levais la tête, dit-il, et pourquoi ils paraissaient gênés, embarrassés lorsque je les regardais à mon tour, surtout quand je les fixais un peu, et je me

---

1. Je dis « en apparence » car c'est la méfiance, la tendance à l'idée de persécution, l'orientation particulière habituelle de l'esprit du dégénéré qui donne surtout l'hallucination. Des hallucinations un peu étendues ne se rencontrent guère que chez le persécuté-persécuteur mystique.

suis expliqué leur attitude quand j'ai enfin entendu ce que l'on disait de moi. Ils ne me l'ont pas dit en face, mais j'ai bien entendu et, quand je les regardais ensuite, ils étaient décontenancés ; n'était-ce pas se trahir ? » Il a poursuivi les *auteurs présumés* de cette calomnie qu'il s'était figuré entendre et il a perdu à la fois son procès et son emploi, « mais je ne me suis pas découragé, ajoute-t-il, je suis allé en appel où j'ai trouvé une nouvelle déception, seulement je ne me laisserai pas faire, je suis sûr que les jugements ont été mal rendus, que les magistrats sont contre moi, comme les avocats : j'ai bien vu que l'avocat qui plaidait pour moi, s'entendait avec les juges, mais je veux un jugement public, je veux obtenir justice, je veux qu'on revise ces procès, car j'ai perdu aussi les quelques économies que j'avais faites et je ne veux pas me laisser réduire à la misère, je veux retrouver l'argent que j'ai dépensé près des hommes d'affaires et pour acheter des livres de droit, car je ne me fiais pas trop à tous ces gens-là et j'ai voulu vérifier dans les livres de droit ce qu'ils me disaient ; je me suis adressé à des hommes politiques, à des journalistes qui n'ont pas voulu m'écouter ; c'est pour cela que j'ai fait du scandale, mais je n'ai pas commis un acte bien grave, en somme, j'ai jeté du crottin sur un juge qui sortait du Palais de Justice ; cela ne pouvait pas le blesser, je ne voulais pas le blesser, je voulais seulement l'obliger à me faire passer aux assises ; je ne suis pas fou, comme vous voyez, je sais ce que je fais et pourquoi je le fais. » Et Ch... proteste véhémentement contre son placement dans un service d'aliénés.

Voilà des déclarations qui sont bien l'expression de
la mentalité typique et de la ténacité du *persécuté-persécuteur*.

Comme le précédent, cet autre persécuté-persécuteur
est un *célibataire, d'âge mûr*, un vieux garçon qui, précisément en raison de sa tare originelle, c'est-à-dire de
sa tournure particulière d'esprit et de son égotisme (ce
que vous rencontrerez aussi chez le délirant systématique primitif et progressif), n'a pu songer sérieusement au mariage [1] ; c'est un cultivateur, âgé de trente-
cinq ans, arrivé dans le service en janvier 1906, sans
renseignements sur ses antécédents, mais il présente
quelques stigmates physiques apparents de dégénérescence et il est frère d'un aliéné récemment décédé à
Maréville. Il a reçu une instruction bâtarde dont il tire
parfois un peu vanité. Il vous dit que ses affaires n'al-
laient pas au gré de ses désirs, qu'il a eu des déboires injustifiés, que, *bon* cultivateur, *bon* citoyen, il a été
jalousé par maintes personnes qui, au lieu de s'associer
à lui, ont contribué à aggraver ses malheurs. Ce sont
surtout des questions politiques qui lui ont suscité les
inimitiés auxquelles il est depuis longtemps en butte et
dont il tient absolument à se venger ; « mes ennemis
ont si bien manœuvré, ajoute-t-il, qu'ils m'ont obligé
à placer à Maréville mon frère qui n'était pas plus
aliéné que moi (son frère était aussi atteint de délire
de persécution) ; je croyais aussi qu'il était malade,
mais je vois bien maintenant que l'on m'avait trompé,
que mon frère n'était pas fou, qu'on m'a circonvenu

---

1. Mêmes particularités chez la femme.

afin de m'amener à le séquestrer, pour avoir ensuite plus facilement raison de moi-même et me faire passer aussi pour fou. Si j'avais su tout ce que je sais aujourd'hui, et j'en sais long (avec quel ton de satisfaction personnelle il vous donne cette affirmation !), j'en sais long aujourd'hui, je n'aurais pas fait enfermer mon frère et je ne serais pas ici ! Mais je me tirerai bien de là et je saurai bien leur faire payer tout cela. » Si je lui demande comment il a tenté déjà de se venger et ce qu'il fera désormais, il raconte qu'il s'est adressé plusieurs fois déjà, toujours en vain, au Procureur de la République et que, en désespoir de cause, il a téléphoné au Président de la République, qui a dû faire procéder à une enquête, car il a vu les gendarmes plusieurs fois dans son village ; il ne les a pas interrogés, mais il a bien vu (*délire surtout d'interprétations*) qu'ils s'occupaient de lui et il l'a entendu dire par des individus qui, en le lui apprenant, « avaient l'air de ricaner, de le traiter de fou ». Il avoue déjà qu'après avoir épuisé toutes les juridictions, s'il n'a pas gain de cause, il ira jusqu'aux injures, jusqu'aux insultes, « mais je ne serai pas si bête, ajoute-t-il, d'aller jusqu'à frapper, on serait trop heureux d'avoir un prétexte pour me faire coffrer et me mettre dans l'impossibilité de me débrouiller. »

Comme je vous le disais, il y a un instant, le persécuté-persécuteur a longtemps le souci de conserver au moins une liberté relative pour tenter d'assurer le triomphe de ses idées ; c'est pour cette raison aussi que vous n'aurez pas à chercher chez lui l'idée de suicide :

il a trop peur de paraître battu pour songer jamais à
déserter la vie, il tient trop à faire lui-même la preuve
du bien-fondé de ses prétentions, il est soutenu par le
ferme espoir d'avoir un jour raison de ses prétendus
ennemis.

Ce malade a suffisamment de volonté pour dissimuler s'il trouve quelque intérêt à le faire, pour se montrer rassuré ou satisfait alors qu'il cherche encore quelque moyen de vengeance ; il a même assez de volonté
pour simuler quelque accident qui pourrait être utile
au triomphe de sa cause, tel ce persécuté-persécuteur,
inculpé de coups et que j'eus à examiner au début de
ma carrière : après avoir exercé des violences sur un
employé d'une grande administration qui restait sourd
à d'injustes réclamations, il prétendait avoir été seul
roué de coups, il avait déposé lui-même une plainte
et il s'était présenté au parquet, et devant moi, courbé,
boitant, se déclarant incapable de marcher sans appui ;
il ne portait aucune trace de contusion et il marchait
facilement, normalement, se tenant très droit lorsqu'il
ne se croyait pas observé.

Rappelez-vous bien ce pouvoir de dissimuler, de se
dominer et observez bien et longuement avant d'admettre la disparition ou l'atténuation (rémission) des
idées de persécution et du danger de leurs réactions.
Ce caractère, dissimulation relativement facile, impli-
que une contention d'esprit qui suffirait pour différencier le persécuté-persécuteur, dégénéré devenu malade,
de cet autre dégénéré chez lequel l'état constitutionnel

originel s'affirme surtout par une très grande exubérance et une tendance à se dire menacé de persécutions, à accuser de malveillance lorsque ses désirs ou
ses projets ne s'accomplissent pas aussi rapidement et
aussi complètement qu'il le voudrait ; ce dernier, qui
n'est pas encore un malade, qui ne peut être considéré
que comme un prédisposé à l'aliénation mentale, comme
vivant à la frontière de la folie, est surtout loquace et
graphomane, il sème volontiers écrits et propos qui
contrastent avec ceux du persécuté-persécuteur, beaucoup moins prolixe et beaucoup plus réfléchi.

Comme vous le voyez, les hallucinations font généralement défaut chez le persécuté-persécuteur affirmé ;
ses idées de grandeur, de supériorité, de succès paraissent être le corollaire immédiat des idées de persécution quand elles ne les précèdent pas manifestement,
ce qui est assez fréquent, en apparence au moins (persécutés-persécuteurs ambitieux et inventeurs, se prétendant frustrés du bénéfice d'une découverte ou d'un
grand nom) et ce qui suffirait déjà pour différencier ce
malade du dégénéré supérieur à délire systématisé progressif auquel il a toujours été inférieur, à mon avis,
quant à l'organisation physique générale et quant à
la pondération des facultés, quant au jugement. Il est
cependant une catégorie de persécutés-persécuteurs
chez lesquels les hallucinations sont fréquentes, ce
sont *les mystiques* (Régis) qui prétendent avoir des
apparitions, recevoir des révélations de Dieu, de la
Vierge, etc., soit pendant leur sommeil, soit même pendant le jour, et qui se croient chargés d'une mission di-

vine : leurs *rêves hallucinatoires*, leurs *hallucinations oni-*
riques (Régis) entretiennent surtout un délire religieux
ambitieux qui laisse moins apparentes les idées de persécution du début. Ces persécutés-persécuteurs hallucinés n'ont pas, en général, autant d'acuité psychique
et de volonté que ceux dont je vous ai surtout entretenus ; ils occupent dans l'échelle des dégénérescences
intellectuelles l'échelon immédiatement supérieur à
celui des dégénérés mixtes et au-dessus d'eux vien-
draient, à mon avis, les persécutés-persécuteurs non
hallucinés.

Idées de persécution et de supériorité ou grande exagération du sentiment de la personnalité du persécuté-
persécuteur peuvent s'atténuer plus ou moins à la longue, laisser des rémissions de durée variable d'un
sujet à l'autre ; elles ont souvent le caractère de bouffées délirantes un peu analogues à celles que l'on
observe chez les dégénérés mixtes ou débiles mentaux,
mais on les retrouve toujours en interrogeant sans brusquerie, et, au fur et à mesure que la sénilité psychique,
relativement précoce chez les dégénérés, s'accuse
davantage, l'exagération du sentiment de la personnà-
lité est à la fois plus saillante et plus puérile ; la déchéance intellectuelle ne deviendra jamais complète
chez ces dégénérés si des troubles physiques, en quelque sorte accidentels, ne l'occasionnent pas.

Chez quelques malades des hallucinations de l'ouïe
existeraient dans cette phase d'involution, mais elles
n'ont pas été nettement signalées par la majorité des
auteurs ; il est, en effet, bien difficile de distinguer

nettement l'hallucination de l'interprétation délirante quand l'affaiblissement intellectuel est bien affirmé.

Vous voyez, en somme, chez ce dégénéré : délire découlant parfois d'une hallucination très passagère de l'ouïe, le plus souvent d'interprétations erronées auxquelles le porte un état constitutionnel particulier, plutôt que délire alimenté par des troubles psycho-sensoriels.

On ne peut évidemment songer, en face d'un tel malade, d'un tel dégénéré à mentalité subissant une évolution déterminée par constitution originelle, qu'à une thérapeutique morale palliative : il faut éviter le plus possible à ce malheureux les contrariétés, les contradictions obstinées à la recherche desquelles il est en quelque sorte impulsivement entraîné; il faut, le plus possible, le faire juger tel qu'il vous apparaît réellement par les personnes avec lesquelles il est en discussion ou en relation; il importe de ne rien faire, de ne rien dire qui puisse alimenter son besoin d'interprétations pessimistes et il faut veiller surtout à ce que l'on ne fasse rien, à ce que l'on ne dise rien qui puisse humilier cet orgueilleux si chatouilleux. La privation de la liberté s'impose lorsque le persécuté-persécuteur s'adresse aux plus hautes autorités et qu'il paraît près d'avoir épuisé tous les moyens légaux ou moraux de lutte pour ses prétentions, car il ne tarderait pas, en désespoir de cause, à passer aux actes, surtout s'il avait épuisé la plus grande partie de ses ressources pécuniaires, s'il se sentait menacé de la ruine ou de la misère.

∴

Folie à deux ou plusieurs. — Ce sont les persécutés raisonnants, tenaces et logiques dans leurs récriminations, leurs prétentions ou leurs revendications dont le point de départ presque seul est une erreur, ce sont ces persécutés qui finissent par imposer leurs idées, leur mentalité aux esprits débiles, relativement débiles au moins, aux dégénérés avec lesquels ils fréquentent ou vivent habituellement et c'est à eux que l'on doit presque tous les cas de folie à deux ou plusieurs, de *folie communiquée* dont je vais vous entretenir et que nous différencierons des folies simultanées ou concomitantes, homologues ou conjuguées.

Les exemples de folie à deux ou plusieurs ou de folie communiquée ne sont pas extrêmement rares ; il est utile d'en connaître les conditions de développement, au point de vue notamment de la prophylaxie de la folie chez le débile ou dégénéré mixte qui est généralement un bon sujet passif, un bon sujet de culture du délire, c'est-à-dire toujours en état de réceptivité. Il y a toujours, en effet, dans la folie à deux ou plusieurs :

1° Un sujet actif, imposant son thème délirant, ses interprétations erronées et même ses hallucinations;

2° Un sujet passif ou des sujets passifs, recevant et partageant interprétations et raisonnements du premier.

Mais quelques conditions particulières sont nécessaires pour qu'un délire puisse se communiquer ; il faut :

1° Que ce délire ait quelque fixité, quelque apparence au moins de logique ; le délire du persécuté-persécuteur réalise bien cette condition, et c'est principalement le délire de persécution qui intervient dans la folie à deux ou plusieurs ; viennent ensuite les délires religieux, acceptés assez facilement par les sujets passifs en raison des idées mystiques, des craintes de damnation, de l'Enfer, imprimées dans le cerveau de l'enfant, surtout bien conservées par les esprits débiles, enfin le délire de persécution et de dépossession (idées de captation d'héritage, successions importantes à recueillir, grand nom perdu, soit par prétendue erreur de nourrice, soit par inscriptions mensongères d'état civil, etc., à reconquérir, etc., etc...). La symptomatologie ne présente dans son expression aucune particularité, ne nécessite aucune description spéciale ; elle est celle de la forme d'aliénation mentale communiquée ;

2° Une cohabitation permanente, un contact continu, un commerce presque de tous les instants, une influence soutenue du sujet actif sur le ou les sujets passifs, qui se présentent généralement ainsi, par ordre de fréquence : Mère (sujet actif) et enfant (sujet passif), frères ou sœurs, femme et mari (plus fréquemment que mari et femme), mari et femme, maîtresse et bonne, etc... ; il est évident qu'un commerce absolument continu n'est même pas indispensable si le sujet passif présente une débilité mentale très accusée ;

3° Une mentalité inférieure à celle du sujet actif ou un certain degré d'aboulie : les enfants ayant peu de spontanéité, dociles, crédules, craintifs, sont particulièrement exposés, puis viennent les adultes très sensiblement moins intelligents que le sujet actif, ayant, le plus souvent, reçu une tare héréditaire analogue, sinon partie de la même source, mère et enfants, frères ou sœurs, ou les enfants et les adultes relativement abouliques, ou portés à l'imitation, les hystériques, certains confus (confusion mentale primitive) dont nous parlerons plus tard, etc...

Le délire se transmet assez facilement d'un sujet plus âgé à un sujet plus jeune, mais on voit aussi le contraire, le délire communiqué de la fille à la mère, du fils au père.

La folie à deux est plus fréquente dans le sexe faible.

Elle est plus grave évidemment chez le sujet actif que chez le sujet passif qui est habituellement trop inférieur, trop débile mental pour faire seul les frais d'un délire logique lorsqu'il est abandonné à lui-même ; aussi, le sujet passif guérit-il ou au moins s'améliore-t-il généralement par éloignement du premier ; la séparation est donc la principale mesure thérapeutique à prescrire pour le sujet passif ; il n'est presque jamais absolument nécessaire de le séquestrer.

Il peut arriver, lorsque la folie à deux est nettement affirmée depuis quelque temps, que le délire du sujet actif soit moins accusé le soir que le matin et que les deux sujets apparaissent ainsi alternativement sujets actifs et passifs ; mais, si l'on sépare les deux malades, on constate bientôt qu'il n'en était réellement pas ainsi : il y avait rémission chez le sujet actif, état simplement stationnaire chez le sujet passif ; du reste, si vous séparez les deux malades, vous voyez les mêmes alternances se produire chez le premier tandis que la mentalité s'améliore progressivement chez le second.

De ce que vous savez maintenant de la folie commu-

niquée résulte une première indication de mesure précautionnelle à prescrire dans la famille dégénérée lorsqu'un de ses membres commence à délirer ou à
présenter des interprétations manifestement erronées
et fixes: éloigner ce membre pour soustraire les autres
prédisposés à son influence.

Pour le traitement du sujet actif, vous n'aurez qu'à
vous rappeler les prescriptions thérapeutiques à opposer à la forme d'aliénation mentale qu'il présente.

*
* *

Folies simultanées homologues ou similaires. — Il
faut distinguer de la folie dite à deux ou plusieurs, ou
folie communiquée, la folie qui éclate simultanément,
avec la même couleur, la même symptomatologie générale chez des sujets victimes d'une même tare héréditaire. La cohabitation intime, continue, et des influences occasionnelles agissant en même temps sur les
sujets peuvent évidemment jouer un grand rôle dans
la pathogénie, dans l'organisation des folies simultanées
et on pourrait découvrir encore assez facilement une
action d'un sujet sur l'autre, bien que la séparation
ne soit pas suivie de guérison ou de changement favorable sérieux pour l'un des sujets, chacun continuant
alors à délirer de son côté, mais dans le même sens
général; l'action est souvent réciproque. La cohabitation et le contact intime n'ont pas, à mon avis, une
importance primordiale dans le développement des

folies simultanées, identiques par leurs grands caractères chez des sujets issus d'une même souche : Moreau,
de Tours, et Ball ont signalé des exemples de folies
gémellaires, de délires éclatant simultanément, analogues, et ayant même évolution chez des parents séparés ; j'ai eu dans mon service deux sœurs qui, vivant
ensemble, pratiquant de même leur religion, devinrent
simultanément persécutées avec délire religieux, bientôt délire de grandeur religieuse ; on peut admettre
qu'elles se sont influencées l'une l'autre, je suis d'autant mieux porté à le croire que, après quelques années
de séparation, la cadette était la moins délirante, mais
elles avaient un frère fort éloigné d'elles qu'elles
n'avaient pas vu et avec lequel elles ne correspondaient
plus depuis de très longues années, plus de sept ans, il
présenta, en même temps que ses sœurs, dont il n'avait
aucune nouvelle, du délire de persécution et du délire
religieux. — Je rappellerai ici encore le cas de phobies
gémellaires de Ch. Féré, phobies apparaissant simultanément identiques, à la puberté, chez deux jumelles
depuis longtemps complètement séparées, n'entretenant
aucune correspondance directe et ne s'étant certainement
jamais fait part de leurs préoccupations.

On peut évidemment trouver quelques petites diffé-
rences de délire d'un sujet à l'autre, mais ces différen-
ces ne portent que sur des détails secondaires: l'une
des deux sœurs dont je viens de parler, disait, par
exemple, que Dieu lui donnait des instructions, lui faisait des révélations en déterminant chez elle des éruc-
tations qu'elle interprétait (aérophage, elle les produi-
sait à chaque instant, à volonté), l'autre recevait aussi

des communications divines mais par bruits résultant d'aspiration et d'échappement d'air par l'extrémité ano-rectale ; deux sœurs T..., ayant aussi mêmes délires et que j'ai suivies pendant plusieurs années, ont toujours eu, malgré un contact continuel, des hallucinations un peu différentes, hallucinations en quelque sorte con-juguées, celles de l'une des malades complétant le dé-lire de l'autre et réciproquement : lorsque l'aînée avait besoin d'un avis de saint Antoine, elle priait sa sœur de lui servir d'intermédiaire, car il ne lui répondait jamais directement, disait-elle ; la cadette demandait un service de réciprocité lorsqu'elle avait à consulter saint Paul qui restait toujours muet si elle s'adressait directement à lui. En somme, ce ne sont là que diffé-rences secondaires, insignifiantes.

Le pronostic des folies simultanées est évidemment ce-lui du délire présenté par les sujets, dont il faut évidem-ment apprécier aussi les stigmates de dégénérescence.

Comme l'un des sujets peut encore exercer une influence un peu fâcheuse sur l'autre, que les deux sujets peuvent parfois se concerter en vue d'une réac-tion, fâcheuse soit au point de vue individuel, soit au point de vue social, il est prudent, même dans l'intérêt de tous deux, une action réciproque étant encore pos-sible, de les maintenir séparés ; il est sage de les éloi-gner de parents ou de prédisposés auxquels ils pour-raient faire accepter tout ou partie de leurs thèmes délirants.

Quant au traitement palliatif ou curatif, il sera celui de la forme d'aliénation mentale présentée et de ses réactions habituelles.

*Étais mentaux homologues ou similaires plus sim-
ples* occasionnés surtout par souvenirs, première édu-
c 'on ou genre de vie ; enseignements pratiques
découlant de quelques faits :

On peut, à la rigueur, rapprocher des *folies* simultanées similaires, c'est-à-dire des délires simultanés
similaires, les états mentaux homologues ou les *troubles psychiques* similaires *non délirants* qui semblent
résulter à la fois d'une tare originelle et d'une suggestion commune par souvenirs ou besoins analogues et
dont voici quelques exemples assez nets :

« A D..., s'est pendu un des derniers membres de la
famille B.., qui a disparu presque entièrement par suicide.

« L'histoire des suicides dans cette famille remonte
à cinquante ans pendant lesquels vingt-un descendants et parents de l'aïeul B... ont pris congé de la
vie par un moyen violent. Parmi les suicidés, on
compte : l'arrière-grand-père, le grand-père, le père,
le frère, deux sœurs du dernier suicidé... Toutes les
victimes n'étaient pas du sang des B..., il y a eu quelques femmes apparentées par alliance qui ont terminé
leur vie de la même façon [1]. »

Il n'est pas question d'hommes apparentés par
alliance dans cette énumération, mais les femmes ainsi

---

1. *In Archives d'anthropologie criminelle*, Lyon, 15 mars 1902.

apparentées aux B... et qui se sont aussi suicidées .
étaient évidemment ou quelque peu dégénérées ou au
moins particulièrement suggestibles (cas de folie à
deux directement communiquée plus fréquents chez
les femmes). Si des femmes venues par le mariage
dans la famille B... ont été influencées directement
par quelque membre de la famille B..., il est probable
que tous les suicidés n'ont pas été victimes d'influence
directe de quelque membre de la famille mais que le
plus grand nombre, au contraire, a subi surtout l'effet
d'une tare originelle et d'une suggestion par légende
des suicides antérieurs. Je connais des exemples analogues de suicide, terminaison la plus habituelle de
l'existence dans une famille.

De tels faits montrent combien il peut être utile de
laisser ignorer aux descendants d'aliénés ou de dégénérés qui se sont suicidés la cause et le genre de mort
de leurs ascendants, combien même il serait imprudent de laisser en la possession d'un dégénéré ou à
une famille de dégénérés une arme à laquelle se rat-
tacherait le souvenir de la mort d'une personne : j'ai
connu un officier étranger qui se suicida à l'aide de
son fusil de chasse ; un de ses frères hérita de cette
arme et la prit un an environ après pour se donner la
mort ; le fusil fut vendu ; il alla dans un ménage où
l'on connaissait l'usage qu'en avaient finalement fait
les deux premiers propriétaires ; quelques années
après, la femme, qui chaque jour voyait cette arme
accrochée dans sa cuisine, s'en servit aussi pour en
finir avec l'existence.

Autres exemples d'états mentaux similaires intéres-
sants au point de vue de la pratique médicale :

Les deux sœurs L...., dont je vous présente l'aînée,
sont arrivées dans le service mises en observation par
la Justice, inculpées l'une de vols et de vagabondage,
l'autre de vols, escroquerie et incendie. Elles avaient
une ressemblance physique remarquable et l'état mental de l'une était exactement celui de l'autre ; elles
n'ont différé, en ce qui concerne les faits qui leur
étaient reprochés, qu'en raison de circonstances particulières tout à fait secondaires : M. L... âgée de dix-
neuf ans, vagabonde, avait été incarcérée pour injures
à un chef de gare et filouterie ; elle était atteinte de
dégénérescence intellectuelle et morale caractérisée
notamment par une instabilité mentale très accusée,
des jugements enfantins, l'impossibilité de s'occuper
d'une façon un peu suivie, des prédominances non
dissimulées d'instincts, des tendances manifestes au
mensonge, aux accusations les plus malveillantes et les
moins fondées contre des personnes qui, la plupart,
ne lui voulaient ou ne lui avaient fait que du bien ;
elle était, enfin, remarquable par un caractère extrêmement variable, passant, sans motif autre que son
organisation constitutionnelle, de la flatterie, de l'adulation obséquieuse aux récriminations puériles, aux
menaces, aux violences sur les personnes et sur les
choses. (Elle est morte tuberculeuse.)   ●

Sa sœur, C... L..., vint bientôt la remplacer à Maréville où elle fut maintenue définitivement après y avoir
été aussi mise en observation par la Justice comme in-
culpée de vols, escroquerie et incendie ; c'était une vaga-

bonde comme la première et, comme celle-ci, elle avait
ou plusieurs fois déjà maille à partir avec la Justice ;
elles avaient toutes deux, bien que vagabondant sépa-
rément dans des départements différents, subi un certain nombre de condamnations ou pour contraventions
à la police des chemins de fer, pour escroqueries à res-
taurateurs ou pour filouteries diverses. En dernier lieu,
celle que vous allez voir avait mis le feu à une meule de
paille appartenant à un cultivateur qui avait refusé de
lui donner l'hospitalité pour la nuit. Elle avait exactement la même mentalité que sa sœur et elle a conservé
cette mentalité que vous allez immédiatement apprécier vous-mêmes ; les deux sœurs avaient encore cette
particularité commune de n'être pas érotiques comme
le sont habituellement les dégénérés de cette catégorie.
...C. L... vient de se présenter ici d'abord flagorneuse,
demandant si j'étais satisfait de sa bonne conduite, si je
n'améliorerais pas son régime pour la récompenser, mais,
à peine lui avais-je dit qu'elle ne s'occupait peut-être
pas encore assez régulièrement, elle s'écriait « on a dû
vous faire de faux rapports sur mon compte et vous les
avez crus tout de suite ; tenez, vous ne valez pas mieux
que toute la clique qui vous renseigne, et, puisque c'est
comme ça, je ne travaillerai plus du tout, et, si vous
m'embêtez, je ferai un mauvais coup pour vous causer
de l'ennui. » Lorsque je lui parle de son passé, vous
l'entendez dire : « Vous en revenez toujours là ! Il y a
bien de quoi ! Je suis entrée dans un ou deux restau-
rants, parce que j'avais besoin de manger et je n'ai pas
payé parce que je n'avais pas d'argent ; voilà tout ! Pour
la meule de paille ? — Je ne l'aurais pas brûlée si on

ne m'avait pas laissée dehors la nuit ; on couche bien un chien, on pouvait bien me coucher aussi. » Puis elle redevient flatteuse et elle vous montre en même temps sa tendance instinctive au mensonge et à causer de la peine, lorsqu'elle ajoute : « Si vous vouliez me promettre de me laisser aller faner avec les autres, je serais bien tranquille et je vous ferais savoir tout ce que les sœurs et les infirmières disent contre vous quand vous avez tourné le pied ? »

Voilà deux mentalités qui sont restées identiques, en somme, jusque dans leurs réactions, bien que les deux sœurs aient vécu complètement séparées, sans se rencontrer dans leurs pérégrinations dans plusieurs départements de l'Est ; leurs *casiers judiciaires étaient identiques ;* elles avaient commis des délits attestant qu'elles avaient mêmes caractères et mêmes jugements (mêmes réactions violentes, mêmes vols, surtout filouterie d'aliments et contraventions à la police des chemins de fer). Elles ont dû toutes deux être l'objet de sollicitations de la part de vagabonds débauchés et cependant elles *ne sont devenues érotiques ni l'une ni l'autre,* elles ne se sont fait remarquer *ni l'une ni l'autre* par des *mœurs déréglées* ou par des propos ou des gestes érotiques.

Nous trouverons là un enseignement utile dans la pratique de la médecine mentale : à savoir que, étant donnés deux parents affectés d'aliénation mentale simultanée, similaire, délirante ou non, tous deux dans les mêmes conditions de genre de vie, mais vivant même éloignés l'un de l'autre, lorsqu'une réaction fâcheuse (réaction antisociale, par exemple) se produit chez l'un, elle prescrit des mesures précautionnelles analogues à l'égard des deux aliénés, l'autre devant être considéré comme sur le point de donner une réaction identique. Vous agirez tout au moins prudemment en mettant en garde parents ou M... « Qui de droit » contre l'aliéné qui n'a pas encore donné de réaction fâcheuse, lorsque son parent homologue aura commis quelque acte dangereux pour lui-même ou pour la société.

SEPTIÈME LEÇON

Le délire de persécution à systématisation primitive et progressive.

[Délire systématisé progressif (Magnan); délire chronique à systématisation progressive, ou folie systématique primitive (Séglas); paranoia primitive (aliénistes étrangers); ou, enfin, maladie de Lasègue, en souvenir de la première description magistrale de la phase d'état, donnée par Lasègue en 1852.]

Sommaire. — Caractères généraux. — Considérations relatives à l'étiologie pour déterminer la place du malade dans le cadre de la dégénérescence. — Symptomatologie par périodes principales : a) Période d'interprétations pénibles ; — b) Période de l'hallucination de l'ouïe ; ses trois phases : 1° de persécution indéterminée ; 2° de persécution par collectivités ; 3° de persécution par personnalités ; — c) Période de troubles de la sensibilité générale ou des hallucinations multiples ; phase des hallucinations multiples sans altération de la personnalité.

Toutes les dénominations que je viens de vous citer s'appliquent à une aliénation mentale d'emblée chronique, à évolution fatalement progressive, éclatant chez un *dégénéré supérieur*, caractérisée primitivement par un délire et des hallucinations de nature pénible, logiquement enchaînés et, finalement, par un délire ambitieux spécial, expression d'affaiblissement intellectuel,

puis, si le malade vit très vieux, par un délire restreint
de persécution avec hallucinations presque stéréotypées, de l'ouïe notamment, et débilité mentale sénile,
cette aliénation mentale n'ayant pas comme terminaison ultime, fatale, la démence, contrairement à l'opinion
de quelques aliénistes.

L'idée de persécution (ou la tendance marquée à l'idée
de persécution) que je vous ai montrée constante chez
le dégénéré, joue ici un très grand rôle et se présente
avec une fixité, une prédominance et une intensité que
nous ne lui avons pas encore vues ; l'égotisme apparaît,
du reste, aussi manifestement que possible, à toutes les
étapes de cette aliénation mentale ; et ce ne sont pas,
ainsi que je vous le démontrerai, les seuls caractères
qui m'autorisent à placer cette maladie dans le cadre
des folies des dégénérés héréditaires.

Étiologie. — On a coutume d'attribuer au délire de
persécution, à systématisation primitive et progressive,
un assez grand nombre de causes prédisposantes ou
déterminantes qui, en réalité, affirment avant tout le
rôle essentiel d'une tare héréditaire: « La maladie frappe
« des sujets le plus souvent indemnes de tares hérédi-
« taires, n'ayant jusqu'alors présenté aucune anomalie
« intellectuelle ou morale, et d'ordinaire d'une intelli-
« gence développée », nous disent cependant MM. Magnan et Sérieux[1], en contradiction absolue, par conséquent, avec les aliénistes allemands et notamment

1. *Le délire chronique à évolution systématique,* p. 39.

Krafft-Ebing qui considère ce délire comme une forme dégénérative de folie (hérédité constante). Ce que je vous dirai du caractère antérieur du malade, de l'évolution première de sa mentalité antérieure, de l'évolution première de l'aliénation mentale, vous semblera bien attester qu'il doit en être ainsi. Mais vous serez surpris de ne relever, à l'examen de l'organisation physique des malades (pris au hasard) que je vous présenterai, que des signes physiques rares, peu marqués ou insignifiants de dégénérescence [1], et il ne vous échappera pas, dans l'histoire familiale de ces malades, de constater que leurs descendants [2] sont habituellement bien constitués, bien conformés, relativement intelligents, et qu'ils ne versent que très exceptionnellement dans l'aliénation mentale. Si nos malades ont une tare héréditaire, il semble donc qu'elle est un peu particulière ; c'est, à mon avis, parce qu'on ne s'est pas arrêté à la recherche de ses particularités, que l'on voit d'aussi grandes divergences d'opinions. M. Ritti [3], par exemple, nous dit bien avoir trouvé, chez tous les ascendants de ses malades atteintes de délire systématisé progressif,

1. Les organes qui président aux fonctions de la vie végétative sont même, à mon avis, exceptionnellement bien constitués, car les malades qui nous occupent en ce moment, appartiennent à des familles dans lesquelles la longévité est assez remarquable, et ils vivent relativement vieux aussi. Les enquêtes spéciales que j'ai faites sur la famille du dégénéré atteint de délire de persécution à systématisation primitive et progressive ne me laissent aucun doute à cet égard.

2. En général peu nombreux, ce qui accuse un des côtés de leur caractère habituel, la limitation *constante* du nombre de leurs enfants résultant ou de calculs ou du peu de développement de sentiments altruistes.

3. Dictionnaire de Dechambre.

soit de l'hérédité similaire, soit quelques cas d'aliénation mentale différente, soit un nervosisme particulier
ou de la dégénérescence intellectuelle ou de l'alcoolisme, mais il n'a pas cherché non plus à déterminer
l'évolution de la tare dans la famille ancestrale, il se
borne à affirmer une tare héréditaire à la base du délire
systématisé progressif, il ne se demande pas comment
cette tare diffère de celle des autres dégénérés délirants.

Il remarque cependant que le délire systématisé
progressif ne s'observe pas chez des sujets qui ont eu
jadis un caractère gai, enjoué, expansif, et il ne commet plus l'erreur de Lasègue écrivant : « Le délire de
« persécution n'est pas la conséquence d'une forme de
« caractère : *il se produit chez des individus très diffé-
« rents les uns des autres par leur humeur habituelle* [1]. »
En écrivant cela, Lasègue pensait évidemment à maints
persécutés que l'on différencie assez nettement aujour-
d'hui de ceux qui présentent le délire systématisé que
nous allons étudier.

Mais si l'on fait une enquête approfondie sur la
famille du délirant systématique primitif [2] en ne se
bornant pas à la recherche des antécédents héréditai-

1. Je souligne ce que je considère comme une erreur.
2. Et je l'ai faite pour les familles des paranoïaques primitifs de nos
services lorsque les malades nous ont été amenés par quelque parent
bien renseigné ou lorsque j'ai pu correspondre avec *quelque parent
connaissant bien sa famille*, ce qui n'est pas aussi commun qu'on
pourrait le croire ; les malades peuvent parfois fournir eux-mêmes de
sérieux renseignements. On trouvera les résultats et une relation de
cette enquête dans la thèse d'un de mes élèves, M. le Dr Guintard
(thèse de Nancy, 1907).

res immédiats, on trouve, dans la très grande majorité des cas, des troubles psychiques ou psycho-sensoriels ou nerveux, relativement très accusés, relativement bruyants, chez de grands-parents du malade, aïeux ou grands-oncles ou grandes-tantes, souvent même seulement chez les grands-oncles ou les grandes-tantes, ce qui paraît indiquer que la tare remonte au moins aux trisaïeuls, et l'on ne découvre chez le père ou la mère du malade que des accidents nerveux ou des troubles psychiques ou psycho-sensoriels relativement frustes, comme si la tare des aïeux était restée à l'état latent chez leurs enfants, pour ne se réveiller que chez leurs petits-enfants qui sont ainsi en quelque sorte atteints de dégénérescence de seconde ou troisième génération. Ou bien, et c'est le cas qui me semble le plus fréquent : le père ou la mère du paranoïaque primitif a encore donné des signes manifestes d'aliénation mentale ou de déséquilibration mentale, mais il avait un conjoint complètement sain, et la tare n'a été transmise un peu accusée qu'à l'un de leurs enfants, celui chez lequel on constate le délire systématisé progressif et dont frères ou sœurs restent habituellement à peu près normaux, au moins jusqu'à un âge relativement très avancé ; les exemples types de délire systématisé progressif chez deux ou plusieurs enfants d'un même lit sont, en effet, extrêmement rares. Cela ne peut guère s'expliquer que si l'un des époux (père ou mère) était absolument normal au moment de la conception des enfants, l'autre, en puissance d'une tare héréditaire qui s'est trouvée atténuée pour la descendance par cette union en somme régénératrice. La preuve de l'atténuation de la tare ressort encore de l'enquête étendue à la descendance même du paranoïaque primitif ; ses enfants sont, en général, bien constitués et ils ne présentent que des stigmates physiques ou psychiques peu importants de dégénérescence ; ils ne sont pas atteints d'aliénation mentale, lorsque le conjoint non originellement taré n'est pas ivrogne ou ne s'est pas intoxiqué volontairement (morphine, alcool, cocaïne) ou accidentellement (intoxication professionnelle, par exemple [1]).

Le délire systématisé progressif apparaît finalement comme manifestation de dégénérescence atténuée comme dégénérescence relativement supérieure, en voie de rétrogradation. Cette opinion, qui a une certaine importance au point de vue du *pronostic intéressant particulièrement la descendance*, dont l'avenir apparaît moins gros de dangers, est bien appuyée aussi par les circonstances qui semblent jouer un rôle étiologique, par

---

1. On peut voir encore une cause d'atténuation de la tare chez le descendant dans ce fait que le sujet qui devient plus tard paranoïaque primitif, en raison de son caractère spécial, peu expansif, porté à la méfiance, à l'observation attentive des personnes qu'il fréquente, ne se marie, en général, qu'à bon escient, que, n'étant naturellement pas très sentimental, il n'est guère accessible aux sentiments qui font les mariages d'inclination ; il n'est pas sujet à l'enjouement passionnel, aux intrigues passionnelles démesurées si fréquentes chez les dégénérés mixtes, il s'unit après calculs à un sujet relativement pondéré ; la preuve de cette pondération n'est-elle pas donnée par cette observation négative, à savoir que si les cas de délire de persécution à deux (mari et femme) ne sont pas rares, on ne voit jamais de paranoïa primitive à deux, conjugale ? Mais on voit relativement beaucoup de paranoïaques primitifs mariés et séparés judiciairement ou divorcés, surtout parce qu'ils n'ont pas pu imposer à leur conjoint leur manière de juger, de sentir et de se conduire.

l'analyse même de la symptomatologie et par l'étude comparative de la symptomatologie des aliénations mentales de dégénérés immédiatement inférieurs, dans lesquelles on distingue toujours, à côté de la mentalité fondamentale sensiblement inférieure, des troubles psychiques ou psycho-sensoriels moins logiquement associés, à évolutions plus rémittentes, moins stéréotypées.

Comme l'obsession bien caractérisée (obsession tenace avec conscience, lutte, véritable douleur morale) qui est un phénomène stigmate de dégénérescence supérieure *se développant dans des conditions analogues de prédisposition héréditaire*, le délire systématisé progressif n'est guère observé que de 6 à 12 ou 15 fois sur cent cas d'aliénation mentale, et il est plus fréquent chez la femme que chez l'homme, dans la proportion indiquée par Ritti de 2 ou 3 à 1.

On ne voit guère le délire systématisé primitif et progressif type que chez des sujets âgés de 33 à 50 ans; Lasègue disait ne l'avoir jamais constaté chez des personnes âgées de moins de 28 ans ou de plus de 70 ans; Paul Moreau, de Tours, relate cependant une observation de délire de persécution systématisé chez un enfant, mais il ne là donne qu'avec un point d'interrogation ; je vous présenterai quelques cas de délire systématisé progressif ayant débuté dans la vieillesse, mais ils ont quelques caractères particuliers. Il est constant pour tous les aliénistes que le délire systématisé progressif ne s'affirme qu'à un âge relativement avancé ; il apparaît à un âge auquel la majorité des délirants dégénérés mixtes a déjà donné des signes manifestes de déchéance intellectuelle, de sénilité psychique précoce.

Il est certain, pour tous ceux qui ont pu se documenter sérieusement sur la mentalité première de leurs malades, que la première phase de la paranoïa primitive n'est en quelque sorte que l'exagération de cette mentalité antérieure ; ce qui revient à dire, en somme, que la mentalité fondamentale se maintient, comme le constatent M. Magnan et la plupart des auteurs, voisine de la mentalité dite normale pendant un temps relativement long si l'on pense à ce qu'il advient pour la mentalité première des dégénérés délirants que nous avons vus précédemment et qui apparaissent ainsi bien inférieurs [1].

La fréquence relative du délire systématisé progressif chez les célibataires des deux sexes, étant donné surtout qu'il apparaît toujours à un âge assez avancé, généralement après l'âge habituel du mariage, ne serait-elle pas l'attestation d'un caractère antérieur quelque peu anormal et, par conséquent, d'une tare originelle ? Même signification ne devrait-elle pas être donnée à ce fait que ce délire est plus souvent aussi observé chez des divorcés, des séparés judiciairement que chez des mariés non désunis [2] ?

Toutes les professions figurent dans les statistiques

1. Preuve d'organisation générale supérieure chez le paranoïaque primitif : sa mentalité générale reste plus longtemps voisine de la normale.

2. C'est à la prédominance de l'égoïsme, de la méfiance, de la tendance à l'idée de persécution que l'on peut attribuer le célibat, le divorce ou la séparation judiciaire des sujets qui nous occupent.

relatives à la paranoïa primitive ; cependant les professions libérales ou laissant une indépendance relative seraient plus largement représentées [1].

Quant aux causes habituellement données comme occasionnant ou déterminant le délire systématisé progressif, elles confirment toutes mes appréciations précédentes [2].

C'est, a-t-on pris l'habitude de dire, à la suite de chagrins, de revers de fortune, d'un procès perdu, de scènes conjugales pénibles, de discussions, que semble débuter le délire systématisé progressif ; mais, si l'on se donne la peine d'analyser le passé, on est assez facilement convaincu que ces causes ne sont qu'apparentes, qu'elles n'accusent qu'une certaine accentuation du caractère antérieur, accentuation sans laquelle n'aurait pas été engagé le procès qui paraît déterminer le délire, sans laquelle les scènes de jalousie conjugale ou autres n'auraient pas elles-mêmes éclaté, etc. ; on prend, en réalité, l'effet pour la cause.

Des causes occasionnelles physiques auxquelles on attribue un certain rôle étiologique, causes peu importantes, surtout rares *et même problématiques*, les unes agiraient plutôt comme causes morales (conformations vicieuses des organes génitaux, épispadias, hypospadias, hermaphrodisme), les autres, sinon toutes, seraient, à mon avis, citées un peu au hasard par la plupart des

---

1. Ce qui achèverait de caractériser la mentalité type du futur paranoïaque primitif.

2. Développées un peu longuement en raison de l'importance qu'il peut y avoir à bien déterminer la place de ce délire dans le cadre des folies par dégénérescence, importance surtout pour les conseils à donner à des descendants ou à des collatéraux du paranoïaque primitif.

auteurs qui, après avoir donné, parmi ces causes, la syphilis, les privations, la misère, les hémorragies, la débilitation de l'organisme, constatent que ces malades sont généralement bien constitués ou qu'ils ne présentent pas de signes sérieux de dégénérescence physique!?

Si je pense à tous les délirants systématisés progressifs que j'ai observés depuis trente ans, je suis amené à déclarer que ce sont ces malades qui nous arrivent dans les asiles publics dans le meilleur état de santé physique, que ce sont ceux qui donnent, dans les asiles, les plus beaux exemples de longévité, que ce sont eux, enfin, qui présentent le moins de stigmates physiques apparents de dégénérescence [1].

C'est donc à l'hérédité que je donne le double rôle de cause prédisposante et de cause déterminante du délire systématisé progressif qui, selon moi, est un des modes d'évolution de la dégénérescence supérieure et qui accuse une rétrogradation de la dégénérescence qui pesait sur les ancêtres du paranoïaque primitif. Toutes les prétendues causes occasionnelles ne sont qu'accessoires; elles seraient tout au plus aggravantes ou accélératrices de l'évolution de la première phase. L'évolution même du délire systématisé progressif vous indiquera qu'il doit être compris dans le cadre des folies relevant surtout d'une tare dégénérative : vous verrez, en dernière analyse, son évolution analogue par beaucoup de caractères à celle de toutes les folies de dégénérés mixtes que nous avons étudiées et même des

1. Je dis « stigmates physiques *apparents* » car on néglige beaucoup la recherche de stigmates physiques cachés, internes.

folies nettement circulaires qui finissent elles-mêmes
par comprendre une période dans laquelle prédomine
du délire ambitieux.

Symptomatologie. — Pour se faire une idée bien
exacte des conditions de début du délire de persécution
qui prédomine surtout dans les premières phases du
délire systématisé progressif ou paranoïa primitive, il
est utile d'analyser la mentalité du malade en quelque
sorte depuis sa naissance, puisqu'il diffère toujours un
peu, à toutes les premières étapes de la vie, du sujet
réputé sain (*mens sana in corpore sano*), absolument
normal, c'est-à-dire sans tares dégénératives se rap-
prochant plus ou moins de celles dont nous avons parlé
dans les leçons précédentes :

Enfant, le sujet s'est développé à peu près normalement quant au physique (en apparence au moins,
puisque nous ne connaissons pas les stigmates internes
de dégénérescence), mais sa mentalité offrait quelques
particularités bien qu'il ait présenté un niveau intellectuel moyen, qu'il ait pu bénéficier aussi facilement
que ses camarades réputés normaux des leçons de ses
maîtres ; à l'école primaire, au collège, au lycée, il
s'est montré, en effet, ou jaloux et envieux comme ne
le sont pas les enfants absolument normaux, ou méfiant,
vivant à l'écart, ne se liant avec personne, ou anormalement timide, ne se faisant aucun ami, ne prenant part
à aucun jeu.

Il a passé la puberté sans accidents ; son développement physique et son développement intellectuel et
moral ont reçu une impulsion analogue à celle qu'ils

reçoivent habituellement à cette époque chez les sujets normaux, mais enquerrez-vous de sa manière d'être de l'adolescence à l'âge adulte, jusqu'aux premières manifestations du délire, vous le verrez toujours un peu taciturne, ombrageux, peu communicatif, susceptible, soupçonneux, vous ne le trouverez *jamais franchement* gai, enjoué, expansif.

Avant de délirer manifestement, il a toujours eu un caractère exprimant en somme sa tendance latente à l'idée de persécution, il a toujours été timide [1] ou dissimulé, ou il s'est toujours considéré comme méconnu ou menacé d'être exploité de quelque façon, et, dans le caractère premier de l'enfant, de l'adolescent ou de l'adulte, on discerne assez facilement un certain fonds d'orgueil et d'égotisme qui se dégage de plus en plus nettement au fur et à mesure des progrès de l'âge. Cet égotisme, ce caractère que ni l'éducation ni l'instruction n'ont pu effacer, qu'elles ont peut-être pu faire dissimuler temporairement, ne serait-il pas un stigmate assez net de déséquilibration mentale et, par conséquent, de dégénérescence ? Du reste, la transition de la mentalité première à la mentalité seconde, c'est-à-dire au délire de persécution affirmé, est lentement progressive, le début de l'aliénation mentale caractérisée est insidieux, et il serait impossible d'établir une ligne de démarcation entre la mentalité première et la mentalité seconde qui n'est tout d'abord que *l'accentuation dissimulée* de la première [2].

---

1. Mais d'une timidité spéciale, surtout faite d'orgueil, d'égotisme.

2. Transition insensible pour l'entourage parce que dissimulée par le malade qui en fait parfois connaître ultérieurement l'époque.

L'évolution du délire est assez fatalement la même chez tous les sujets et elle se fait par périodes assez bien tranchées qui ne diffèrent guère d'un individu à l'autre, suivant leur âge notamment, que par la durée de chacune d'elles; J. Falret distinguait quatre périodes principales:

1° Une période d'interprétation délirante, *de début;*

2° Une période d'hallucinations de l'ouïe, d'*état;*

3° Une période des troubles de la *sensibilité générale;*

4° Une période stéréotypée de *délire ambitieux.*

Il estimait que cette aliénation mentale ne se termine presque jamais par la démence. M... Magnan, au contraire, admettant une phase terminale de démence, fixe ainsi les périodes du délire systématisé progressif:

1° Période d'incubation, de début;

2° Période de persécution, d'état, comprenant la seconde et la troisième période de la division Falret;

3° Période de délire ambitieux stéréotypé;

4° Période de démence.

La division J. Falret répond mieux, à mon avis, à la réalité clinique, car sa seconde période, période de l'hallucination de l'ouïe, peut durer nettement caractérisée, sans hallucinations d'autres sens, sans troubles de la sensibilité générale, parfois pendant plusieurs années; et, comme J. Falret, je ne crois pas, et je vous édifierai à ce sujet, par de beaux exemples cliniques, que la folie systématisée progressive conduise jamais à la démence vésanique bien affirmée, mais il arrive un moment où cependant les idées délirantes

ou les hallucinations, sans s'effacer complètement, ne
se manifestent plus que d'une façon monotone, peu variées, sans interprétations délirantes bien étendues ;
néanmoins, vous retrouverez toujours, en interrogeant
le malade (les phénomènes les derniers venus disparaissent les premiers), hallucinations de l'ouïe et idées
de persécution dans une mentalité qui ne semble guère
affaiblie que par suite des progrès de l'âge ; la déchéance
intellectuelle n'est pas relativement rapide comme chez
les autres dégénérés, elle est même plus lente et toujours moins profonde que chez les ascendants aliénés
ou dégénérés du malade, et je relève là un nouvel indice de mentalité fondamentale meilleure, de dégénérescence en somme supérieure, de régression par conséquent.

De ce que je viens de vous dire, il résulte donc que
du délire de persécution se manifeste à toutes les périodes, même à la période terminale du délire systématisé progressif, ce qui justifierait la dénomination que
j'ai mise en tête de cette leçon : « Délire de persécution
à systématisation primitive et progressive » ; il résulte
aussi de ces rapides considérations générales que la
maladie comprend en réalité quatre périodes assez bien
tranchées et parfois même cinq :

1° Une période d'interprétations pénibles, plus ou
moins bien dissimulées tout d'abord ;

2° Une période de délire de persécution avec hallucinations de l'ouïe ;

3° Une période de délire de persécution avec hallucinations et illusions multiples, et interprétations déli-

rantes plus étendues, dite habituellement période de troubles de la sensibilité générale ;

4° Une période stéréotypée de délire ambitieux, dans laquelle le délire de persécution paraît au second plan ;

5° Une période, en quelque sorte involutive, de délire de persécution relativement restreint avec hallucinations peu étendues, stéréotypées, de l'ouïe et déchéance psychique surtout sénile ; cette cinquième période[1] n'est guère observée que chez les paranoïaques primitifs qui arrivent à un très grand âge.

I. — PÉRIODES D'INTERPRÉTATIONS PÉNIBLES. — Les premiers phénomènes d'organisation du délire passent généralement inaperçus, car le malade dissimule encore, et ce ne sont guère que les renseignements qu'il donnera lui-même plus tard qui permettront de fixer à peu près l'époque du début réel. Le sujet est, en effet, tout d'abord méfiant, soupçonneux, porté au pessimisme ; il s'isole, il parle peu, il hésite même à répondre aux questions les plus naturelles de son entourage, qu'il observe même sournoisement, comme s'il redoutait quelque piège ; c'est, en somme, une accentuation du caractère habituel. Puis, fatalement entraîné à l'idée de persécution, s'étant toujours fait remarquer par une méfiance qui atteste sa tendance particulière à l'idée de persécution, il en arrive à interpréter les moindres actes, les attitudes, les gestes des personnes qui vivent

---

1. Période dans laquelle on retrouve, mais relativement flous et restreints, les troubles caractéristiques des deux premières périodes, délire ambitieux et troubles de la sensibilité générale, c'est-à-dire troubles les derniers venus, ayant disparu.

avec lui, et à les interpréter toujours avec le pessimisme qui va désormais prédominer dans tous ses jugements ; on peut dire qu'il dénature tout, jusqu'au
sens des phrases de ses interlocuteurs, aux propos
échangés à côté de lui par des personnes qui ne s'occupent pas de lui ; il trouve à tout une signification
malveillante pour lui, il s'applique ce qui en réalité
s'adresse à d'autres ; il est bientôt convaincu que toutes [1] les personnes qui l'entourent ou qu'il rencontre
doivent ou penser à lui, ou parler de lui et il ne leur
prête, naturellement, que sentiments malveillants : il
se figure qu'on le regarde de travers, qu'on doit le
mépriser ; il voit de la moquerie dans la gaieté ou dans
les rires de tout le monde. De plus en plus concentré
et persuadé qu'il se trame quelque médisance ou quelque complot contre lui, il devient attentif à tout,
il écoute aux portes, il cherche à saisir les conversations des passants, des inconnus qu'il rencontre dans
la rue et qu'il a cru voir le regarder ; il n'entend que
quelques propos banals, quelques mots insignifiants,
mais cela lui suffit souvent, quelques assonances re-
cueillies au hasard aidant, pour échafauder une phrase
malveillante pour lui [2] ; on parlait donc réellement
mal de moi, se dit-il, ce mot indique que ces gens-

1. Cette prétention stigmatise aussi le caractère du paranoïaque primitif.

2. « Je n'ai pas entendu parler contre moi si vous voulez, nous dit
un malade, mais il me semblait comprendre par les intonations de voix
de personnes qui causaient, dans les champs, même loin de moi, que
ces personnes tenaient des propos malveillants pour moi ; j'écoutais
bien, je ne distinguais pas, mais je croyais et il me semble encore
que l'on devait parler de moi. »

là sont des ennemis ; *c'est le commencement des interprétations fausses*, et elles vont s'étendre rapidement: le promeneur qui sourit se moque certainement de lui ; le passant, cependant inconnu de lui, qui crache dans la rue, le fait évidemment en signe de mépris pour lui, ou pour l'insulter, et il n'en faut parfois pas davantage pour l'exaspérer au point qu'il se livre ou à des voies de fait ou à quelque violence de langage ; un mot ou un mouvement d'emportement lui échappent surtout facilement s'il est affligé de quelque infirmité qui le porte à se dire que tout le monde connaît maintenant cette infirmité et que là est la cause des moqueries qu'il croit constater.

Cependant, peu de malades de ce genre se livrent à des actes violents simplement sous l'influence de ces interprétations fausses ; beaucoup se contentent d'aller déposer une plainte à la police, d'adresser une dénonciation au Parquet, etc., et c'est, en général, en cherchant ainsi aide et protection, qu'ils attirent l'attention sur eux, et qu'ils se font arrêter ; leurs plaintes, leurs dénonciations ont pour caractère particulier de manquer de précision : elles concernent une collectivité, une association, un inconnu, M... *On*. Quelques persécutés, plus timides, n'osant pas faire connaître leurs craintes à un tiers, ou redoutant d'accroître la malveillance d'autrui, ou se méfiant aussi de la police, dissimulent leurs souffrances morales et leurs griefs pendant un temps relativement long, ou ils cherchent à échapper à leurs tracas en voyageant, mais ils ne tardent pas à remarquer que les déplacements ne les éloi-

gnent pas des malveillants ; ils en rencontrent encore
partout : un voyageur les regarde-t-il ? — C'est évidemment parce qu'il connaît leur histoire qu il connaît les
causes des moqueries dont ils souffrent, les ridicules
qu'on leur impute, etc., et bientôt arrive la conclusion
que ce voyageur doit pactiser avec les malveillants antérieurement rencontrés. Ritti a raconté l'histoire d'une
de ses malades qui quitta Paris pour Lille : à peine était-
elle sortie de la gare de Lille, qu'elle crut être remarquée, filée ; elle remonta dans le premier train en par-
tance pour Paris où elle serait encore mieux protégée,
se dit-elle. Les voyages, les changements de milieu
amènent parfois cependant une accalmie momentanée ;
vous verrez dans le service une malade en rémission
depuis son arrivée à l'asile (effet temporaire du changement de milieu).

Peu à peu vont éclore les hallucinations de l'ouïe :
le centre auditif est évidemment en état d'éréthisme
extrême et sous l'influence des appels incessants qui
lui viennent du centre de l'activité psychique volontaire et sous l'influence de tous les bruits qui l'impres-
sionnent sans cesse, puisque le malade est continuellement aux écoutes, qu'il cherche à interpréter presque
tout ce qu'il entend, et il arrive un moment où la
force des illusions, des interprétations fausses, l'intensité de la préoccupation, la fixité de l'idée, de la
pensée pénible, suffit pour éveiller dans ce centre cortical auditif la perception inconsciente, l'impression
si longtemps cherchée et l'image auditive verbale ; dès
lors, l'hallucination de l'ouïe est constituée, par un
simple phénomène de réflexion, puisque c'est la pen-

sée qui fait venir à son centre, centre de l'activité psychique volontaire, la représentation de l'image auditive verbale. L'hallucination qui vient compléter le délire en est, en quelque sorte, aussi le produit. Le malade croit entendre d'abord des bruits seulement, des chuchotements, auxquels il cherche à découvrir une signification malveillante que lui fait soupçonner la tournure particulière habituelle de son esprit ; il ne tarde pas à se figurer qu'il comprend des mots, des fragments de phrases qui justifient ses soupçons ; il entre peu à peu, en somme, dans la période des hallucinations auditives verbales, période d'état de J. Falret.

Voici une malade dont la mentalité vous donnera une idée assez exacte de ce qu'est cette période, de durée variable d'un sujet à l'autre [1] :

N..., âgée de cinquante-neuf ans, a toujours eu une mentalité remarquée par quelques particularités (économe jusqu'à l'avarice, caractère sombre, très irritable, colère facile) ; après la perte de son mari, il y a quelques années, elle a éprouvé divers tracas résultant surtout du règlement des comptes de succession ; elle s'est figurée peu à peu qu'elle avait été lésée dans ses intérêts ; enfin est arrivée la ménopause qui a marqué le début réel du délire de persécution que vous allez constater et qui remonte à plusieurs années. Dans le service depuis cinq mois, N... en est toujours aux interprétations pessimistes, elle tend à l'hallucination,

---

1. Variable évidemment suivant la tare héréditaire et suivant conditions d'existence, de genre de vie ; il est possible, par exemple, que quelques excès alcooliques, même légers, simples habitudes professionnelles, viennent donner une impulsion à la tendance au délire.

mais elle n'est pas encore hallucinée ; comme elle le
fait spontanément en votre présence, elle vient presque chaque fois que nous passons dans son quartier,
nous dire : « Faites attention, Monsieur le Docteur,
n'écoutez pas la calomnie, je n'ai jamais fait de mal,
et on dit du mal de moi ; je vois bien que l'on doit
parler mal de moi ; je n'entends pas, mais je le vois
bien ; pourquoi parle-t-on bas ; pourquoi les jeunes
filles se retournent-elles pour parler et se taisent-elles
quand je m'approche, si elles ne disent rien contre
moi, si elles ne trament pas quelque chose contre
moi ? » (Elle fait allusion aux conversations de nos
infirmières.) Elle est sans cesse hantée de soupçons,
méfiante ; elle s'avance, à chaque instant, à petits pas
du côté des infirmières pour surprendre quelques
mots et, si elles se taisent en l'apercevant, elle dit :
« Vous voyez bien qu'elles causent contre moi ! Elles
ne disent plus rien quand je peux les entendre, et
puis la sœur écrivait quelque chose tout à l'heure sur
un papier qu'elle a mis dans sa poche ; je vois bien
que tout le monde est contre moi. » N... ne peut voir
deux personnes parler sans être persuadée que ce sont
deux malveillantes qui s'occupent d'elle, et il lui arrive
assez fréquemment de laisser échapper quelques violences de langage ou quelques menaces. Le moindre
geste, insignifiant, d'une personne qui passe à côté
d'elle, devient une expression de mépris, un signe
d'entente avec quelqu'un qui « est contre » elle...
« Oui, vous avez beau dire, je ne me trompe pas, je
sais bien que tout le monde m'en veut, je le vois bien,
malgré que je ne peux pas entendre ; pourquoi venait-

on mettre des ordures devant ma porte », s'écrie-t-elle, lorsque je présente toutes ses interprétations comme erronées.

II. — Période de l'hallucination de l'ouïe. — Le malade qui, à la fin de la première période, commençait à croire qu'il entendait des chuchotements, qui pensait distinguer parfois quelque mot injurieux ou grossier, quelque fragment de phrase malveillante pour lui, n'entend plus de simples bruits, plus de discours incomplets, ses hallucinations sont mieux déterminées, les accusations de vols, de viols, les injures qu'il soupçonnait portées contre lui, s'affirment nettement ; il s'entend appeler crapule, sodomiste, etc..., par des voix qui semblent s'échapper des plafonds, des murs, de souterrains, de nuages (voix de l'air, vous dira une de mes malades), voix apportant parfois aussi renseignements et conseils en rapport avec le délire, voix impératives, par exemple, qui peuvent entraîner l'halluciné à quelque acte antisocial même grave : rencontrant pour la première fois un passant qui ne le regarde même pas, le malade peut se figurer entendre dire : « Tu es en face d'un de tes ennemis ou c'est un espion à tes trousses, corrige-le », et cette phrase peut lui sembler prononcée si impérativement que, énervé, il se laissera aller à l'action, surtout s'il est déjà sous l'influence de quelque crainte pour sa vie.

C'est dans cette période de l'hallucination de l'ouïe que s'affirme et se systématise surtout le délire de persécution, et il importe pour le praticien d'en bien connaître l'évolution, chacune des phases ayant pour ainsi

dire ses indications spéciales de mesures précautionnelles à prendre : *Les persécutions* sont tout d'abord
indéterminées ; le malade dit : « J'ai *des* ennemis, *on*
m'accuse de ceci ou de cela, *on* me traite de voleur, *on*
m'appelle sodomiste, *on* me fait toutes les misères imaginables » ; il subit assez passivement ses prétendues
persécutions, il n'est pas encore bien dangereux. Mais,
lorsque les *idées de persécution se précisent,* lorsque le
malade commence à personnifier ses ennemis, lorsqu'il
arrive, suivant son niveau intellectuel, son éducation,
son instruction, le milieu dans lequel il a été élevé, à
penser qu'il est persécuté par « les francs-maçons »,
par « les jésuites », par « la police », par « les curés », etc., l'idée de défense active, de vengeance, n'est
pas loin et elle peut prendre une intensité soudaine, le
pousser à quelque acte violent, à quelques violences de
langage lorsqu'il rencontre un prêtre, un agent de police, quelque personne appartenant ou qu'il croit affi-
liée à la société dont il se figure être victime ; il est
donc devenu plus dangereux ; l'idée de persécution aura
d'autant plus facilement et de façon d'autant plus dangereuse pour corollaire l'idée de vengeance que la per-
sonnification s'affirmera davantage, c'est-à-dire que le
persécuté se croira plus certain de l'identité de ses
ennemis.

On relève donc trois phases principales dans cette
période de délire de persécution :

1° Phase de persécution indéterminée (on) ;

2° Phase de persécution par collectivités ;

3° Phase de persécution par personnalités.

Cette dernière étant la plus dangereuse puisque le

persécuté tend à devenir agressif, à se défendre acti-
vement, à attaquer, par conséquent ; c'est alors qu'il a
surtout besoin d'une surveillance soutenue et que la
séquestration s'impose généralement comme meilleur
moyen de l'empêcher de nuire.

Le malade que je vais vous présenter est marié, père
de quatre enfants réputés normaux, âgé de cinquante-
deux ans, ancien bonnetier ; pour les personnes qui
vivaient habituellement avec lui, il a semblé complètement normal, bon ouvrier, intelligent, jusqu'au début
des troubles qui l'amènent actuellement dans le service,
début que sa femme fait remonter à *deux ans* environ,
mais surtout à dix-huit mois, à l'époque où il a cessé de
travailler au dehors parce qu'il se trouvait trop taquiné
et qu'il se croyait sujet de moqueries de la part de ses
camarades d'atelier. « Je me le suis figuré longtemps,
en effet, dit-il, lorsque je le questionne à ce sujet ; il
me semblait que l'on avait toujours l'air de rire de moi,
que l'on devait comploter quelque chose, au moins pour
me taquiner, et cependant je n'entendais rien contre
moi, mais cela finissait tout de même par m'agacer et
je n'ai plus voulu retourner à l'atelier, je travaillais
chez moi ; eh bien, ajoute-t-il, j'ai continué à entendre
des chuchotements, et bientôt j'ai distingué des voix
de personnes invisibles qui me taquinaient au sujet de
mon travail, disant par exemple : « Il ne fera pas ceci,
il ne fera pas cela, il ne réussira pas », etc. ; impatienté, j'ai essayé de m'enfermer dans mon grenier
pour travailler plus tranquillement, mais là encore j'ai
été poursuivi par les mêmes ricanements ; *on ne se con-*

tentait pas de m'embêter pendant le jour, *on* continuait parfois pendant la nuit et j'avais beau chercher de tous côtés, je ne trouvais, je ne voyais personne. Ma femme qui couchait avec moi, devait entendre comme moi et cependant elle me soutenait toujours qu'elle n'entendait rien ; aussi, une nuit, je me suis mis en colère et je lui ai dit: « Si je ne me retenais pas, je te brûlerais la cervelle » ; c'est sans doute pour cette menace (*réaction*) qui l'a effrayée que l'on m'a fait conduire ici. Je suis aussi sûr d'avoir entendu ces gens, *que je ne connais pas*, dire: « Il ne fera pas ceci ou il ne réussira pas, il est trop bête », que je suis sûr que nous sommes là, vous et moi, mais je ne les ai jamais vus ; ils ne se sont jamais montrés. »

Enfin, cet homme vous indique lui-même que le changement de milieu paraît avoir déterminé une *rémission*, lorsqu'il s'écrie : « C'est tout de même singulier, j'entendais les mêmes voix à l'hôpital où j'ai passé quinze jours avant de venir ici, et maintenant je n'entends plus rien ? »

Ce persécuté, depuis longtemps, deux ans environ, à la phase de persécution indéterminée, vient de vous apprendre aussi que son grand-père *maternel* était épileptique, que son père, encore existant, est âgé de soixante-seize ans, que sa mère est décédée à l'âge de soixante-cinq ans, par suite d'une affection de poitrine (?), qu'il n'a pas eu de déboires, qu'il a toujours joui d'une assez bonne santé physique ; il atteste ainsi que les troubles actuels, à début spontané, n'ont pas d'autre cause qu'une organisation originelle anormale, bien qu'il ne présente aucun stigmate physique apparent de dégénérescence, que son niveau intellectuel paraisse moyen. Le fait qu'il a *définitivement* terminé sa vie intellectuelle normale avant la sénilité, sans causes accidentelles, sans avoir éprouvé de malheurs réels, ne laisse aucun doute à cet égard, mais il semble bien ressortir aussi de l'analyse de ce cas qu'il s'agit d'un dégénéré supérieur puisqu'il est resté jusqu'à un âge relativement avancé avec les grands caractères d'un sujet normal quant au physique et quant au moral.

Une mimique spéciale, que vous remarquerez en l'observant à son insu, vous laissera la certitude que l'état actuel n'est qu'un état de rémission : vous le verrez de temps en temps aux écoutes, regardant du côté du plafond ; il n'entend plus de voix distinctes, mais il perçoit encore des bruits, il a encore des hallucinations auditives élémentaires et les hallucinations verbales auditives ne tarderont certainement pas à reparaître.

A cette phase de persécution indéterminée le paranoïaque primitif peut cependant devenir très dangereux sous l'influence de conditions de milieu, de contradictions obstinées, de taquineries réelles surajoutées par exemple, ou par suite d'un appoint alcoolique, même léger ; l'observation suivante vous permettra de bien vous rendre compte de l'utilité pour ce malade d'un *milieu familial intelligent, bienveillant et vigilant*, et de la nécessité du placement précoce dans un service fermé d'aliénés en cas d'écarts de régime :

H... est âgé de quarante-trois ans, marié, cultivateur et débitant de boissons ; son père et sa mère vivent encore, âgés respectivement de soixante-cinq et soixante-

trois ans; ils sont tous deux en bonne santé; la mère est,
dit-on, simplement nerveuse, mais une sœur du père est
aliénée; H... a trois sœurs et un frère bien portants et
réputés normaux. Il sait lire, écrire et il a même reçu
une assez bonne instruction primaire; il s'occupait intel-
ligemment de ses affaires, buvant parfois un peu, par
obligation professionnelle, mais ne s'enivrant que rarement. Il est d'une forte constitution physique générale
et il ne présente pas de grands stigmates physiques externes de dégénérescence. Il a toujours joui d'une bonne
santé physique jusqu'en 1906, époque à laquelle il eut
une atteinte de rhumatisme ; depuis 1906, il travaille
moins et l'effet des excès alcooliques s'accuse davantage
bien qu'il ne s'enivre pas. Un peu avant son atteinte de
rhumatisme, il devenait manifestement soupçonneux,
méfiant; mais, dès le commencement de janvier 1907, il a
des craintes, il se figure que des personnes s'introduisent
chez lui pour lui « chercher chicane » ; il lui semble
entendre « *comme* des ricanements, *comme* des moqueries » ; il se demande si ce ne serait pas la conduite de sa
femme qui le rendrait ainsi ridicule ; il cherche à mieux
distinguer ce qu'il croit entendre et bientôt il est persuadé qu'il entend parler de relations avec sa femme, il
ne tarde pas non plus à être convaincu que celle-ci attire
ces inconnus qu'il ne peut voir et il en est d'autant plus
certain, vous dit-il aujourd'hui, qu'elle lui a toujours
affirmé ne pas les entendre : « Elle me jurait qu'elle ne
les entendait pas, s'écrie-t-il, alors que, cachés je ne
sais comment dans la maison, *ils* disaient tout haut
qu'*ils* avaient des relations avec elle, qu'*ils* menaçaient
de la tuer comme moi ; ils ne se vantaient pas, puisque

(commencement de réaction), les ayant entendus dire qu'ils l'avaient prise de force, j'ai voulu m'en rendre compte et j'ai constaté qu'elle avait, sur les lèvres des parties, des déchirures qui ne me permettaient pas de douter (interprétations délirantes), mais elle n'osait pas avouer parce qu'ils déclaraient qu'ils la tueraient ; je les ai entendus, et c'est pour nous défendre que j'avais mis dans le lit, à côté de moi, la fourche et la hache dont vous m'avez parlé. » Les symptômes d'intoxication alcoolique ont disparu, cet homme étant dans le service depuis plusieurs mois, mais les symptômes de délire systématisé progressif restent bien nets : il entend toujours les mêmes voix l'injurier, le menacer, le ridiculiser, et il donne de fréquents signes d'impatience ; il crie, il menace à son tour, traitant de lâches ces prétendus ennemis qui restent toujours cachés, car il n'a jamais pu les voir, *il n'a jamais eu d'hallucinations de la vue,* ce qui semblerait attester qu'il y avait peu d'intoxication alcoolique chez lui et que ses légers excès n'ont fait que hâter l'affirmation du délire et favoriser l'éclosion rapide d'idées très dangereuses de défense.

Il est certain que, bien que toujours à la phase de persécution indéterminée de la période de l'hallucination de l'ouïe, H... était devenu très dangereux sous l'influence d'un léger appoint d'alcoolisme et qu'un malheur aurait été à déplorer (peut-être meurtre de sa femme), s'il n'avait été changé de milieu et mis dans l'impossibilité de faire le moindre excès alcoolique, ou de discuter avec sa femme. Incidemment, je crois devoir vous faire remarquer ici qu'il y a bien souvent une relation de cause à effet entre les excès alcooliques et l'idée délirante de jalousie ou les hallucinations qui l'entretiennent comme épiphénomène symptomatique dans le délire de persécution ; vous verrez, en effet, très souvent chez le persécuté qui fait quelque excès alcoolique ou simplement même chez le dégénéré qui a une tendance marquée à l'idée de persécution et qui boit un peu plus que de raison, vous verrez fréquemment apparaître l'idée quelque peu érotique de jalousie avec, comme corollaire, idées de défense active qui prescrivent de sérieuses et rapides mesures précautionnelles.

Il résulte de ce que vous ont dit nos deux malades qu'ils se croient tous deux en butte aux tracasseries de plusieurs personnes ; vous constaterez que le persécuté dit paranoïaque primitif ne se dit presque jamais persécuté par un malandrin quelconque, mais toujours par une association, par une congrégation, par tout le monde, par une collectivité, ou, quand il arrive à individualiser, par quelque personnage de marque, savant, magistrat, grand physicien, etc. ; ainsi s'accuse encore la tendance ambitieuse qu'exprimait déjà l'égotisme remarqué à toutes les phases antérieures de son existence et le caractère centripète du délire de persécution ; ce persécuté ne pense, en effet, qu'à lui ; il ne se demande presque jamais si les siens sont exposés aux souffrances dont il se croit menacé ou dont il se dit frappé. Cette tendance s'accusera, du reste, de plus en plus, au fur et à mesure que le niveau intellectuel s'abaissera, que s'affirmera la sénilité psychique.

Il est possible que cette période de délire de persécution avec hallucinations de l'ouïe n'évolue que fort lentement ; vous verrez, dans un instant, une malade chez laquelle nous la suivons depuis plus de six ans et qui ne présente pas encore d'autres troubles[1].

L'idée de défense active, de vengeance, qui naît dans cette période, n'est pas toujours suivie de passage à un acte ou de tentative de vengeance, surtout de la part de malades au caractère primitivement craintif, comme on en rencontre de temps en temps ; mais, si le délire pénible s'exalte chez ces malades au point d'amener du désespoir, une tentative de suicide peut être à redouter : une femme d'une cinquantaine d'années, toujours sous l'influence d'idées de persécution et d'hallucinations pénibles de l'ouïe depuis plusieurs mois, croyant entendre un jour ses prétendus ennemis dire qu'ils la feront souffrir par le poison, cherche et parvient à s'évader, croyant se soustraire ainsi à leur haine ; elle s'enfuit à Nancy, mais les voix menaçantes sont toujours avec elle, se faisant constamment entendre ; elle ne s'en débarrasse pas en se réfugiant au hasard dans une maison dont elle trouve la porte ouverte, dont elle peut gagner le grenier pour se cacher et, désespérée, elle se jette du grenier dans la rue.

Les récriminations, les accusations, les plaintes du paranoïaque primitif sont souvent formulées avec une logique assez serrée et peuvent en imposer à maintes personnes ; on ne rencontre, en effet, dans aucune autre

---

1. En parcourant le service, je vous montrerai deux hommes qui sont encore à cette période, et qui ont des hallucinations de l'ouïe depuis plusieurs mois.

aliénation mentale une coordination dans le délire analogue à celle que l'on voit dans la folie systématisée progressive et cette coordination accuse évidemment une mentalité fondamentale relativement rapprochée de la mentalité normale [1].

Cette période de délire de persécution, avec hallucinations de l'ouïe, n'a pas de durée fixe ; très longue chez certains sujets, en général à mentalité fondamentale meilleure, à tare originelle moins lourde, elle est très courte chez d'autres ; mais ceux qui passent très promptement à la période des troubles de la sensibilité générale ont une tare originelle sensiblement plus accusée, ainsi qu'il est facile de s'en assurer et par l'examen direct (appréciation du niveau intellectuel habituel) et par enquête sur la mentalité antérieure ou sur les antécédents familiaux ; ce sont, en somme, des sujets représentant les intermédiaires de deux types principaux de dégénérés délirants (dégénérés mixtes et dégénérés supérieurs). Lorsque cette seconde période est de longue durée, elle est souvent entrecoupée de rémissions qui peuvent être parfois source d'ennuis assez sérieux pour le médecin qui n'a pas suivi les premières phases de la maladie, qui n'a pas une connaissance approfondie du malade, d'autant plus que ce persécuté dissimule parfois avec une très grande ténacité, niant même formellement tout ce qu'il a dit maintes et maintes fois : j'ai, par exemple, été l'objet d'une accusation de séquestration arbitraire adressée au Parquet par

1. Affirmation de dégénérescence supérieure.

une persécutée sujette à des rémissions de ce genre et qui prétendait que son mari, désireux de vivre tranquillement avec ses maîtresses, avait acheté mon aide ; elle m'avait adressé, antérieurement à cette dénonciation, de nombreuses lettres qui n'auraient laissé aucun doute sur le caractère pathologique de ses griefs, mais je n'en avais conservé aucune, et, lorsque les magistrats vinrent l'interroger et me prièrent de les éclairer, il me fut impossible de la faire délirer; lorsque je lui demandais si elle n'avait pas à se plaindre de telles ou telles personnes, de telle ou telle chose, si elle n'avait pas écrit telles ou telles plaintes, telles ou telles accusations, elle niait de la façon la plus formelle et je dus solliciter du tribunal un certain délai pour l'édifier nettement soit par de nouveaux écrits de la malade, soit par le retour de troubles que je pourrais facilement faire apprécier. Il est donc prudent de conserver au moins quelques écrits de chacun de ses malades ; ils les prodiguent, du reste, assez volontiers dans certains moments de *recrudescence* ou de *paroxysme* ; il en est ainsi, par exemple, pour la femme aux *époques menstruelles*.

N'oubliez donc pas que le délire de persécution du paranoïaque primitif est aussi rémittent; c'est un point sur lequel les auteurs classiques passent trop rapidement, bien que MM. J. Falret et Ritti en aient très judicieusement fait l'observation, il y a longtemps déjà. Les rémissions très accusées sont parfois fort embarrassantes, comme je viens de vous l'indiquer par un exemple personnel; elles peuvent l'être surtout pour

le médecin praticien appelé par la justice à examiner
un persécuté qui aura déposé une plainte, une accusation au Parquet et qui se trouverait en rémission au
moment de l'examen ; l'embarras pourrait être d'autant
plus grand que ces plaintes ont parfois un caractère
de bien-fondé, de vraisemblance ; aussi est-il extrêmement utile de bien connaître les antécédents du sujet.

Après cette digression, peut-être un peu longue mais,
à mon avis, utile, sur les rémissions, je vous présente
une malade depuis longtemps à la période des hallucinations de l'ouïe et dont le cas est aussi intéressant
à un autre point de vue :

Cette ancienne cultivatrice, célibataire, est arrivée
dans le service il y a cinq ans, âgée de cinquante-
huit ans, sachant lire, écrire, compter, ayant le niveau
intellectuel moyen des gens de sa condition ; elle était
au début de la seconde période de délire systématisé
progressif (idées indéterminées de persécution, hallucinations de l'ouïe, interprétations délirantes) : *on* lui
faisait des misères, des voisins s'introduisaient *invisibles* chez elle, alors même qu'elle s'y trouvait ; ils
venaient boucher les tuyaux de son poêle (quand son
poêle n'avait pas de tirage) ; aussi, son appartement
était-il parfois rempli de fumée.

Vous la voyez confirmer mes dires lorsqu'elle s'écrie :

« Mais tout cela est bien vrai, M..., on ne savait
quels mauvais tours jouer ; je ne peux pas dire que j'ai
vu ces voisins ; mais je les entendais bien ; ils m'ont
volé du linge, de l'argent, ils ont mis, combien de fois !
des ordures à ma porte, et puis, non contents de tout

cela, ils m'ont fait arrêter par des individus habillés
en gendarmes qui n'étaient que de faux gendarmes, des
ennemis déguisés. »

Elle est encore à cette période de l'hallucination de
l'ouïr.

Comme la plupart des malades à cette période, elle
donne, lorsqu'on l'interroge sur des faits étrangers à
ses préoccupations habituelles, des renseignements qui
offrent un caractère de précision qui permet de les
accepter comme véridiques : vous apprenez ainsi que
son père est mort à l'âge de quatre-vingt-quinze ans,
par suite de sénilité, que sa mère est décédée, par
suite de cachexie cancéreuse, à l'âge de soixante-
treize ans, qu'elle a perdu un frère par suite de rhumatisme articulaire, une sœur par suite de choléra,
qu'elle a encore deux sœurs en bonne santé, qu'aucun
de ses neveux ou nièces ne présente de troubles intellectuels, et, comme elle n'a pas de stigmates physiques
externes bien sérieux de dégénérescence, vous seriez
tentés de conclure qu'elle n'a aucune tare héréditaire.

Cependant, si vous faites porter votre enquête sur
ses grands-parents, elle dit : « J'ai un grand-oncle qui
a été enlevé de chez lui, comme moi, par de méchantes gens, et s'il a été malade, c'est parce qu'on lui
avait donné de trop fortes doses d'émétique. » Vous
pouvez conclure que ce grand-oncle était aliéné, car,
à l'époque où il vivait, le tartre stibié était, en effet,
en grand honneur dans la thérapeutique de l'aliénation mentale. Elle vous apprend de plus qu'un autre
grand-oncle était épileptique ; il y a donc chez notre

malade une tare originelle, et, presque chaque fois que vous pourrez remonter un peu haut dans l'examen de l'ascendance du paranoïaque primitif, vous trouverez une tare analogue.

Quant à l'évolution du délire chez cette femme dont la tare dégénérative est déjà de source très lointaine et améliorée, elle est très lente, puisque vous ne relevez encore que des idées de persécution, des hallucinations de l'ouïe, des interprétations délirantes : elle vous dit qu'elle a été enlevée de chez elle par des voleurs déguisés en gendarmes, qu'elle reconnaît ici des objets qui lui ont appartenu, qu'elle entend des voix d'invisibles, qu'elle sait par des téléphones tout ce qui se passe dans sa famille, qu'elle a appris ainsi que ses deux sœurs ont été récemment enlevées comme elle (ce qui est faux) et envoyées à Sydney où on les a fait mourir, etc... C'est en vain que l'on cherche des hallucinations des autres sens ou de la sensibilité générale ; elle accepte toujours volontiers les aliments, ne manifeste pas de craintes d'empoisonnement, ne se plaint pas de pratiques immorales, etc..., comme les malades que vous verrez ensuite. Mais elle n'est plus éloignée de la troisième période, car elle commence à manifester un délire plus étendu, elle a des hallucinations de l'ouïe plus variées ; il n'y a pas longtemps, en effet, qu'elle fait intervenir téléphone et télégraphe ; c'est donc qu'une modification, appréciable déjà, se produit dans sa mentalité.

III. — PÉRIODE DE TROUBLES DE LA SENSIBILITÉ GÉNÉRALE. — Cette période est caractérisée en premier lieu par l'extension du champ du délire, par la multiplicité des illusions et des hallucinations, plus tard, par une transformation des hallucinations de l'ouïe avec altération, dédoublement ou même substitution de personnalité ; les souffrances morales du malade acquièrent surtout dans cette période une grande intensité.

Vous avez vu des interprétations fausses, des interprétations délirantes précéder et appeler en quelque sorte les hallucinations de l'ouïe, vous verrez de même, au début de cette période, dans laquelle prédominent idées de persécution, craintes et troubles hallucinatoires multiples, des interprétations délirantes spéciales précéder et solliciter l'éclosion de chaque nouvelle catégorie d'hallucinations : dès la première phase de cette période s'affirment des idées hypochondriaques, des craintes d'empoisonnement qui résultent souvent de l'interprétation erronée de sensations réellement perçues ; le malade a-t-il éprouvé quelque malaise après un repas trop copieux, par exemple, il se demande immédiatement si ses ennemis ne tenteraient pas d'altérer sa santé et il arrive promptement à la conviction qu'il doit effectivement être victime d'une tentative d'empoisonnement ; il analyse dès lors ses moindres sensations, cherchant toujours l'action de ses ennemis, la trouvant toujours évidemment, en raison de la tendance à l'idée de persécution qui domine désormais tous ses jugements ; il s'interrogera sur la nature du poison que l'on doit lui administrer et de l'appel constant du centre de l'activité psychique volontaire aux centres corticaux sensoriels du goût, de l'odorat, etc., ainsi en état d'éréthisme continuel, résulteront nécessairement bientôt de nouvelles hallucinations, le malade se figurant percevoir « des goûts », des odeurs de telle ou telle substance qu'il sait vénéneuse ou nuisible (soufre le plus souvent). Ces hallucinations dernières venues seront parfois tellement intenses que les hallucinations de l'ouïe paraîtront reléguées au second plan, mais elles sont cependant les plus fixes et les plus durables, comme vous le constaterez par la suite : vous les retrouverez bien accusées alors que les dernières venues se seront dissipées depuis longtemps.

Les souffrances morales du malade sont naturellement bien accrues par ses nouvelles craintes et par ces hallucinations du goût, de l'odorat, etc., qui le maintiennent dans un état d'inquiétude continuelle : il trouve toujours quelque goût anormal à ses aliments, il croit ressentir quelque malaise après chaque repas ; son café, par exemple, bien qu'il le prépare lui-même, n'a plus le même goût qu'autrefois : il pense et il conclut bientôt que son fournisseur est peut-être acheté par ses ennemis ; il se servira ailleurs. Il raisonne peu à peu de même pour tous ses aliments, pour toutes ses fournitures ; il en arrive à se méfier de tout le monde, à ne se servir que rarement deux fois de suite dans la même maison, à préparer lui-même tous ses aliments ; s'il est libre, prenant ses repas hors de chez lui, il n'a plus de restaurant attitré, il prend un repas à droite, un autre à gauche, il ne se sert ou ne commence à manger qu'après ses commensaux ; s'il est hospitalisé, il cherche à échanger ses aliments avec son voisin de table ; il est des malades qui n'acceptent plus sans crainte que les œufs à la coque, et, parmi eux, quelques-uns finissent encore par penser que les œufs à la coque peuvent être altérés par quelque opération chimique.

Le persécuté éprouve-t-il quelque trouble du côté de l'appareil circulatoire ou respiratoire, subit-il, par exemple, l'effet désagréable de quelque grande variation de température, tousse-t-il, est-il un peu incommodé par un temps orageux, etc., il ne peut plus s'expliquer son malaise comme tout le monde ; on retrouve toujours dans ses interprétations l'influence directrice de l'idée de persécution : des poudres, des vapeurs délétères sont évidemment lancées dans sa chambre, ou par les ouvertures de la serrure ou par des fissures habilement dissimulées dans les murs, dans les plafonds, dans le plancher, etc., etc. ; une de mes malades se disait entourée d'une véritable toile de fils électriques invisibles, destinée à altérer la composition de l'air qu'elle respirait et auquel elle trouvait une odeur indéfinissable ; quelques-uns de vous ont pu la voir à l'infirmerie, atteinte de broncho-pneumonie grippale, et l'entendre nous gourmander en ces termes, alors que nous regardions son crachoir : « C'est insensé de faire souffrir le monde comme cela, de me faire cracher un tas de saletés comme cela ; si on ne me mettait pas tant de cochonneries dans la gorge, je n'aurais pas besoin de cracher tant que cela ; vous ne savez pas ou vous ne voulez pas me protéger contre la canaille. »

Les interprétations sont aussi variées que possible, en rapport évidemment avec les sensations réellement éprouvées, avec l'instruction, l'éducation, les connaissances professionnelles ou autres du sujet.

Il est possible, exceptionnel si l'on veut, que les interprétations délirantes, même bien fixes, ne soient pas suivies d'hallucinations correspondantes, mais c'est que des conditions particulières interviennent alors, comme chez cette femme que j'ai suivie pendant plusieurs années [1] et qui prétendait qu'on lui bouchait le nez, qu'on lui enlevait l'odorat pour qu'elle ne puisse pas sentir les substances nuisibles que l'on ajoutait à ses aliments ou que l'on répandait autour d'elle ; elle refusait toute alimentation et lorsque je voulus, pour la nourrir, pratiquer le cathétérisme naso-pharyngien, je fus arrêté par une occlusion complète de l'arrière-cavité des fosses nasales, la muqueuse de la voûte palatine et du voile du palais relevé s'insérant partout sur le pourtour du pharynx sans la moindre fissure permettant le passage de l'air des fosses nasales dans le pharynx. Cette persécutée, malgré les interprétations qui appellent d'habitude les hallucinations de l'odorat, n'eut jamais d'hallucinations de l'odorat, parce qu'elle n'avait jamais eu d'odorat [2] . Ce fait montre donc les influences prépondérantes du centre de l'activité psychique volontaire et des centres de souvenirs, de mémoire, dans la genèse de l'hallucination. Je vous le signale aussi pour vous inviter à rechercher la malformation, signe caché de dégénérescence en somme, qui peut expliquer l'absence de telle ou telle hallucination

---

1. Elle cherchait en quelque sorte des hallucinations de l'odorat.

2. Pas de groupes de neurones différenciés dans le centre cortical de l'odorat, par conséquent pas de réponse de ce centre aux appels du centre de l'activité psychique volontaire.

chez un persécuté à cette période de la folie systématique primitive.

Les illusions et les hallucinations de la sensibilité
générale, du sens génésique, apparaissent comme celles
dont je viens de parler : est-il oppressé, a-t-il des pal-
pitations, de simples borborygmes, le persécuté vous
dira qu'on lui serre la poitrine, qu'on lui donne des
battements de cœur, à l'aide d'un courant électrique,
ou par moyens inconnus de lui, par exemple qu'on lui
tortille les intestins, qu'on cherche à les lui arracher ;
a-t-il quelque pollution nocturne, c'est qu'on le mas-
turbe pendant son sommeil, probablement pour l'épuiser, ou que l'on se livre sur lui à d'autres pratiques
obscènes et débilitantes, etc... Il ne peut pas admettre,
en effet, la moindre altération de cause ordinaire de
la santé, et vous l'entendrez s'écrier, si vous cherchez
à le détromper : mais j'ai toujours eu une bonne santé,
je n'ai jamais été malade, je n'ai jamais rien eu, il faut
donc que l'on me rende malade. En dehors même de
tout malaise réel, de tout phénomène physiologique
anormal, il se plaindra d'être téléphonisé, électrisé,
magnétisé, secoué dans son lit, violé, épuisé par des
manœuvres érotiques contre nature pratiquées pour le
tuer, « pour faire fondre la moelle et le cerveau », nous
disait un jour un de nos malades, etc...

Toutes les hallucinations ou les illusions que je viens
de vous signaler peuvent être associées chez le même
individu ; il n'est pas exceptionnel de trouver des sujets
comme ceux que nous allons interroger, et qui les ac-
cuseront toutes, celles de la vue exceptées. L'existence
possible d'hallucinations de la vue chez le paranoïa-

que primitif reste encore très problématique, bien que quelques observations de Mabille, Magnan, Sérieux, etc., semblent l'affirmer. Elles seraient néanmoins tout à fait exceptionnelles. En face de cette rareté extrême, je me range à l'avis des aliénistes qui pensent qu'on ne doit en constater l'existence que chez des délirants systématisés progressifs qui se sont adonnés quelque peu à des excès alcooliques ou qu'elles ne sont peut-être que le résultat d'interprétations fausses, de troubles trophiques ou autres de l'appareil de la vision ou des milieux de l'œil. Vous avez même vu, il y a un instant, un paranoïaque primitif qui a fait quelques excès alcooliques et qui n'a jamais eu d'hallucinations de la vue et vous entendrez la plupart du temps le paranoïaque primitif, parlant de ses ennemis, dire « mes invisibles ».

Chez ce malade qui accuse la plupart des troubles dont je viens de vous entretenir, nous ne trouverons même plus de traces d'hallucinations de la vue, bien qu'il avoue facilement une assez longue période d'excès alcooliques :

X..., menuisier, célibataire, fils unique, âgé de quarante-trois ans, est dans le service depuis cinq ans. Avant son hospitalisation, il vivait avec son père, septuagénaire bien que buveur ; sa mère, morte accidentellement à l'âge de quarante-quatre ans, avait été orpheline à l'âge de seize ans ; nous n'avons pas d'autres renseignements relatifs à son ascendance maternelle ; voici ce que nous savons au sujet de nos ascendance paternelle : grand-père mort accidentel-

lement, âgé de soixante ans; grand'mère décédée par
suite de cancer du sein, un frère de celle-ci, décédé à
l'âge de soixante ans, épileptique. « Je suis persécuté
depuis dix ans, vous dit X... lui-même, par deux femmes qui m'électrisent avec des piles que l'*on* m'a dit
avoir été fournies par le pharmacien Y... Qui me l'a
dit, et à quelle époque on me l'a dit? Je ne me le rappelle pas; mais ces femmes, que je ne connais pas,
m'ont déjà fait joliment de mal. » Il ajoute qu'elles ont
empoisonné ses aliments, qu'elles ont altéré l'air qu'il
respirait, qu'elles lui ont occasionné maintes sensations
pénibles, qu'elles ne cherchent encore qu'à le faire
souffrir; il rapporte aujourd'hui toutes ses hallucinations à l'influence de l'électrisation lorsqu'il dit encore:
« C'est par les piles qu'elles cherchent à m'empoisonner, qu'elles voudraient m'asphyxier, qu'elles me
secouent dans mon lit pour m'empêcher de dormir,
pour m'affaiblir. » Ses interprétations délirantes sont
encore sous la dépendance de cette idée délirante fixe:
« On m'abîme évidemment le cerveau par les courants
électriques que l'on emploie aussi pour m'épuiser
comme si je me masturbais; sans cela, j'aurais une
bonne mémoire,. et je vois bien que je n'ai plus la mémoire que j'avais autrefois. »

Lui demande-t-on s'il n'a pas subi quelque condamnation, il donne sans hésitation ce récit d'une réaction
délirante : « Oui, j'ai été condamné pour voies de fait,
pour avoir frappé le pharmacien Y...; comme je ne
pouvais pas connaître certainement les deux femmes
qui me poursuivaient et que j'avais entendu dire que
c'était ce pharmacien qui avait dû leur vendre les pi-

les, je suis allé le trouver pour le prier de les reprendre ; je suis allé le voir plusieurs fois, et, impatienté,
comme il ne faisait pas ce que je lui demandais, je l'ai
frappé. A partir de ce moment, cela est allé encore
plus mal pour moi, et, en sortant de prison, tout à fait
découragé, je me suis mis à boire, moi qui étais très
sobre auparavant, et on m'a fait ainsi manger une dizaine de mille francs. » Si je cherche des traces d'hallucinations de la vue, je n'obtiens que réponses néga-
tives : il affirme n'avoir jamais eu de visions, n'avoir
jamais éprouvé de ces terreurs spéciales à l'intoxication alcoolique. Enfin, nous ne pouvons obtenir de lui
aucun renseignement relatif à la période des hallucinations de l'ouïe, indépendantes d'autres hallucinations, et probablement parce que c'est pendant cette
période qu'il a commencé les excès alcooliques qui bien
certainement ont amené des troubles psychiques surajoutés qui ont pu se dissiper mais en laissant quelques
lacunes de mémoire, une amnésie partielle.

Cette observation est donc, à cet égard, aussi particulièrement intéressante : en outre de la logique du
délire, de la symptomatologie générale habituelle de
la période dite des troubles de la sensibilité générale
ou des hallucinations multiples, elle vous indique que
si vous ne parvenez pas, avec l'aide du malade lui-
même (non arrivé à la période de délire ambitieux),
à reconstituer la symptomatologie caractéristique de
chacune des périodes précédentes, c'est que, s'il ne
semble pas réticent, il a dû présenter, au moins dans
une de ces périodes, des troubles surajoutés, dus, par
exemple, à une intoxication exogène, à de l'alcoolisme,

et vous devez alors diriger vos investigations de ce côté, si vous tenez à connaître l'histoire pathologique complète de votre malade.

Enfin, dernière remarque à propos de ce fait : c'est avec une tristesse particulière que X... vous a parlé de pratiques érotiques auxquelles on se livrerait sur lui : vous constaterez *toujours* que les hallucinations génitales ont un caractère particulièrement pénible, alors que vous verrez parfois, au contraire, des hallucinations réconfortantes ou consolatrices opposées aux hallucinations pénibles des autres sens.

HUITIÈME LEÇON

Le délire de persécution à systématisation primitive et progressive (*suite*).

Les interprétations délirantes ont pris, dans cette période des troubles de la sensibilité générale, dont je vous ai entretenus en dernier lieu, une extension relativement considérable, en raison de la multiplicité des hallucinations et des illusions sensorielles qui, appelées par les idées de persécution et par des craintes découlant surtout d'un égotisme démesuré, sont venues les compléter et même les développer; dans tous les bruits qu'il perçoit réellement, galop des chevaux, grelots, sonneries de cloches, chants d'oiseaux, aboiements de chiens, etc..., le malade croit parfois distinguer des

injures, des calomnies ; il perçoit ces bruits sous formes de discours en rapport avec le thème habituel de
son délire ; les moindres malaises, qu'il éprouve réellement, sont attribués aussi à des influences malveillantes ; il se plaint ainsi de subir des tortures, des
torsions d'intestins, etc..., des pratiques exercées dans
le but de le fatiguer, de l'épuiser, de le rendre malade ; toutes les odeurs qu'il perçoit sont devenues per-
nicieuses, au moins par l'abondance, l'intensité qu'il
leur trouve, etc...

*Mauvais état général, neurasthénie pouvant provenir
de toutes les tortures morales que le délirant accuse et
de l'excitation qui résulte de ses interprétations.* — Les
tracas continuels auxquels le malade est parfois en
proie à cette période, les craintes d'empoisonnement
qui ont souvent pour conséquence un refus obstiné de
la plupart des aliments, sinon de tous, les hallucinations génésiques, particulièrement pénibles et susceptibles de maintenir en éveil l'aliéné qui craint de s'en-
dormir parce qu'on se livrerait sur lui à des actes contre
nature pendant son sommeil, la crainte angoissante
d'une grossesse à la suite de prétendus viols, l'insomnie
à laquelle se condamnent quelques malades sous l'influence de diverses préoccupations, et l'hyperactivité
cérébrale presque continuelle peuvent occasionner évidemment de la débilité physique, de la neurasthénie.
Les malades ont alors conscience de la diminution de
leur niveau intellectuel, de l'altération de leur acuité
psychique, de leur confusion mentale par fatigue cérébrale, et ils accusent leurs ennemis de les épuiser, de

leur soutirer la moelle et le cerveau, de les ramollir, de chercher à les paralyser, à les rendre idiots, etc..., d'où lamentations et récriminations en rapport avec les conclusions pessimistes, protestations et accusations analogues à celles que vous entendrez dans un instant de la part d'un malade qui nous dira, lorsque je lui demanderai s'il n'a pas eu récemment coliques et diarrhée : « Non, non, fichez-moi la paix ; vous savez bien que je n'ai pas eu de coliques, mais j'ai souffert parce qu'on m'a tiraillé l'estomac, et ce n'est pas de la diarrhée que j'avais, je ne faisais que rendre les poisons que l'on m'avait introduits dans le corps. »

Transformations des hallucinations de l'ouïe. — De nouvelles hallucinations sont venues étendre le champ du délire de la seconde période, mais, comme vous avez pu le constater, elles n'ont pas effacé les hallucinations de l'ouïe que vous allez voir se modifier vers la fin de cette troisième période, leur transformation semblant se rattacher à la fatigue cérébrale et résultant, en partie au moins, de l'affaiblissement intellectuel ou de l'équivalent d'affaiblissement intellectuel qu'elle a produit. Vous avez vu ces hallucinations, dans une *première période*, limitées à l'audition de bruits peu déterminés ; — dans une *seconde période*, se préciser, le malade croyant entendre des voix, des syllabes d'abord, puis des mots, des fragments de phrases, des phrases, etc... ; — dans une *troisième période* (Ritti), elles tournent au monologue, au dialogue, à l'écho de la pensée ou à la conversation mentale avec interlocuteurs imaginaires ; le malade dit à haute voix ce qu'il pense, ce qu'il croit entendre, et il se figure entendre répéter ses pensées, se plaint de ne pouvoir plus conserver le moindre secret, de ne pouvoir empêcher ses ennemis de lui voler ses pensées, de les divulguer toutes. C'est là, évidemment, un signe d'affaiblissement intellectuel, de diminution de l'acuité psychique qu'affirment, du reste, d'autres phénomènes ; le malade ne remarque plus qu'il pense ce qu'il croit entendre ; il affirme qu'on lui vole ses pensées et même qu'elles sont colportées avant qu'il n'ait eu le temps de les coordonner lui-même : « Je ne suis même plus maître de mes pensées, s'écrie-t-il, on les connaît avant moi. » Extériorisant ainsi de plus en plus ses pensées, finissant même par ne plus remarquer qu'elles sont siennes, il est conduit au *dédoublement de la personnalité*, il attribue à quelques personnages mystérieux les pensées qu'il dit entendre exprimées sous forme de voix et vous le voyez parfois alors en discussion plus ou moins animée avec ces prétendus ennemis (conversation mentale) qu'il croit venus des murs, des plafonds, de souterrains, etc..., se tenant toujours invisibles, l'un disant parfois blanc, l'autre noir, l'un poussant au bien, alors qu'un autre pousse au mal, ce qui peut exaspérer le malade et même déterminer de violents accès de colère. Enfin vient parfois un moment où le délirant s'extériorise en quelque sorte complètement lui-même, ne remarquant plus qu'il joue toujours un rôle actif dans la conversation mentale ; il croit que ce sont ses ennemis qui font demandes et réponses, qu'ils ont pénétré en lui, ne lui laissant que rarement la disposition et le jeu de ses propres organes, qu'ils se substituent à lui-même ; il dit entendre les choses les plus saugrenues, des propos orduriers auxquels il n'aurait jamais songé, dont il n'aurait jamais osé se servir, etc... Certains malades vont jusqu'à s'imaginer entendre simultanément un grand nombre de personnages, tel ce persécuté qui croyait avoir en lui des évêques tenant concile.

Ces altérations de la personnalité sont manifestement symptomatiques d'affaiblissement des facultés intellectuelles ; elles s'accompagnent peu à peu, du reste, d'interprétations délirantes à caractère ambitieux qui annoncent le passage progressif à la période suivante de la psychose. La meilleure preuve que cette interprétation est fondée, c'est que les hallucinations du goût, de l'odorat, etc., les dernières venues, sont, à la fin de cette période, en voie de disparition ; les hallucinations de l'ouïe, de beaucoup les premières en date, persisteront presque seules dans la période de délire ambitieux.

Réactions. — Avant de vous présenter des exemples cliniques et d'aller plus loin dans la description du délire systématisé progressif, je crois devoir résumer ou vous signaler dès maintenant les réactions ou les accidents que peuvent engendrer les troubles, interprétations délirantes, hallucinations ou illusions dont il vient d'être question :

La première conséquence de l'idée de persécution est évidemment la méfiance, bientôt suivie de protestation plus ou moins véhémente, de la récrimination, de l'accroissement de l'irritabilité qui s'accentue fatalement en raison du développement du délire ; aussi, dès la période des hallucinations de l'ouïe, observe-t-on fréquemment chez ces malades toutes les manifestations et les conséquences possibles de la colère, récriminations plus ou moins grossières, cris, accusations fausses, menaces et même violences accomplies parfois déjà sous l'influence d'hallucinations impératives.

Chez la femme, ces réactions sont surtout portées facilement à un degré plus élevé aux époques menstruelles.

Les actes de vengeance peuvent être préparés lentement et patiemment par un malade comme celui dont nous nous occupons spécialement en ce moment, malade dont le niveau intellectuel est resté relativement élevé, puisqu'il raisonne assez sainement de choses étrangères à l'objet de ses préoccupations habituelles, et qu'il y a dans son délire une coordination parfois assez remarquable ; il importe donc de ne négliger aucun moyen de bien connaître son malade : les écrits du persécuté sont souvent utiles à consulter ; ils révèlent fréquemment ce que l'interrogatoire le plus pressant ne permet pas d'apprendre et dictent les mesures précautionnelles à prendre ; n'omettez donc pas, chaque fois que l'occasion s'en présentera, de lire lettres, dénonciations ou réclamations écrites. Le passage à l'acte de vengeance peut cependant éclater assez brusquement, dans un accès de colère paroxystique, et de tels accès se produisent plutôt le matin et après une nuit relativement mauvaise ; il est à redouter de voir ainsi tel ou tel malade, surtout s'il se trouve en face de

contradicteurs réels, devenir violent ou meurtrier
même, tel autre finir par suicide ; le suicide est, en
effet, quelquefois aussi acte de vengeance : par exemple,
de la part du persécuté qui se donne la mort pour faire
croire à un meurtre ou à un assassinat que quelque
objet, mis en évidence près du corps, fera attribuer à
telle ou telle personne considérée comme ennemie ; il
en est ainsi encore du suicide qui a pour but de faire
connaître plus tôt à des parents prétendus persécuteurs
un testament qui ne leur apportera que déception[1]. En
face d'un paranoïaque primitif à la période des hallucinations multiplés, il faut penser à la possibilité d'actes
relevant des idées de défense active les plus variées :
changements fréquents de domicile pour dépister les
ennemis, changements quotidiens de fournisseurs ou
de restaurant pour éviter un empoisonnement, coups,
meurtres, suicide, incendie, etc., etc... Et, remarque
bien importante, « il est un fait bien établi par la clinique, c'est que, lorsqu'un persécuté est une fois entré
dans la voie de la violence, il ne s'arrête pas ; plus il a
commis d'attentats contre les personnes, plus il est à
craindre qu'il en commette. Il peut, sous l'influence
d'une rémission ou d'une intermission de la psychose,
se montrer moins agressif, plus doux ; mais, lorsque la
psychose reprendra de son activité, il redeviendra
l'être dangereux qu'il était avant. S'il a tué, il essaiera
de tuer[2]. » En parcourant le service, je vous présente-

---

1. Et persécuté chinois se suicidant en désignant les ennemis qui le
poussent à se donner la mort, parce que la loi chinoise punit la personne considérée comme moralement cause d'un suicide.

2. Ch. Vallon. « Les réactions des persécutés », in *Journal de médecine légale psychiatrique*, avril 1906.

rai un paranoïaque primitif qui a brûlé sa maison
« pour faire périr tous les individus qui étaient après
lui, jours et nuits » et qui vous dira qu'il recommen-
cera sans hésitation, qu'il brûlera quand il le pourra
le bâtiment dans lequel il se trouve et dans lequel se
cachent de mauvais sujets qui ne lui veulent que du
mal.

Mais tous les paranoïaques primitifs ne sont pas également dangereux, même à la période des hallucinations multiples ou des troubles de la sensibilité générale; ceux chez lesquels vous rencontrez des idées de
défense par autrui sont, en général, moins redoutables,
moins difficiles à diriger; ils sentent alors des défenseurs en face de leurs persécuteurs et leurs idées ou
leurs hallucinations de défense répondent presque toujours assez bien, comme couleur et comme développement (Séglas), aux idées délirantes et aux hallucinations
pénibles : le malade persécuté par des personnages
indéterminés, par M... *on*, se dit aussi protégé par un
M... *on;* il oppose de même les saints aux francs-maçons, les francs-maçons aux jésuites, etc.; il voit, en
face d'une association de persécuteurs, une association
de protecteurs ou une personnalité de puissance en
rapport avec le nombre et la force de ses ennemis.

Lorsque (remarque importante au point de vue
médico-légal) un paranoïaque primitif vient à présenter de telles idées ou hallucinations (défense passive,
par autrui), elles évoluent parallèlement aux idées délirantes et aux hallucinations pénibles, les neutralisant
en quelque sorte et contribuant à prévenir des réactions dangereuses ou antisociales; le malade est moins

méfiant, moins réclameur, moins tourmenté ; il a confiance en la puissance de ses protecteurs ; du reste, si vous analysez attentivement sa mentalité, vous remarquez bientôt ou qu'il s'agit d'un sujet placé, dans l'échelle de la dégénérescence, sur un échelon intermédiaire à ceux qu'occupent les persécutés très rémittents et les persécutés à délire systématisé progressif *type supérieur* ou, comme je l'ai constaté presque constamment, que les idées et les hallucinations réconfortantes, consolantes, accusent une nouvelle évolution, caractérisent une phase de transition à la période de délire ambitieux ; le persécuté qui se croit protégé, attribue bientôt, en effet, à ses protecteurs, une puissance supérieure à celle de ses ennemis, et c'est évidemment l'indice d'un acheminement vers le délire ambitieux.

L'expression de l'idée de défense passive, ou par autrui, varie naturellement d'un malade à l'autre, suivant son éducation, son instruction, la nature de ses persécutions : chez tel malade, des hallucinations agréables répondent aux hallucinations pénibles, aux voix ennemies s'opposent des voix amies qui font espérer le triomphe ; chez tel autre, comme la malade que vous verrez dans un instant, hallucinations et interprétations délirantes de défense sont intimement liées aux troubles opposés ; elle vous dira qu'elle est heureuse que tout le monde puisse connaître ses pensées, car elle est ainsi certaine que ses protecteurs verront que toutes les mauvaises pensées qui sont parfois en elle, ne sont pas siennes, mais pensées imposées par ses persécuteurs, curés et évêques ; une autre de ces persécutées vous apprendra qu'elle éprouve de temps en temps certaines sensations qui l'avertissent que l'on veille sur elle et qu'elle peut négliger les racontars et les menaces de ses persécuteurs ; une malade à délire de persécution affectant surtout un caractère hypochondriaque, se plaignant d'être surtout martyrisée par des gens qui lui détruisent les nerfs, qui cherchent à lui ramollir le cerveau, etc., s'écriera finalement: « Ils ont beau faire ; ils n'arriveront pas à leur but; ils ne se doutent pas qu'il y a quelqu'un pour réparer tout le mal qu'ils font ; si j'ai des ennemis, j'ai aussi des amis, aussi puissants qu'eux, et *je sens* bien que mes organes sont réparés aussitôt qu'ils les détériorent. »

Une de nos malades qui se disait torturée par la « Licence » (sorte de démon), se sentait aussi en état de résister grâce à la présence en elle de la « Contre-Licence » ; voilà qui montre bien qu'il y a chez ces malades une diminution marquée de l'acuité psychique, du jugement, qu'ils passent à une période plus avancée de l'aliénation mentale. Une de nos pensionnaires, « pour déjouer l'influence de l'action criminelle qui s'exerce constamment » contre elle, se dit « obligée de répéter trois fois toutes ses phrases à haute voix », et, à chaque question que je lui adresse, elle fait trois fois la même réponse ; une autre entrecoupe, à chaque instant, ses discours d'un juron à formule stéréotypée (expression conjuratrice), et vous voyez dans ses écrits revenir à chaque instant tel ou tel signe (un triangle, un petit losange, une majuscule au milieu d'un mot, etc...), qui constitue pour elle un moyen de défense.

L'expression de l'idée de défense peut donc s'accuser de maintes façons plus ou moins bizarres, par propos, écrits, dessins, gestes ou mimique qui ne doivent pas être négligés puisqu'ils permettent d'arriver facilement au diagnostic de l'idée délirante pénible ou de l'hallucination pénible à laquelle ils répondent.

Je passe à l'examen des faits cliniques dans lesquels apparaîtront tous les phénomènes principaux dont il vient d'être question :

Vous venez d'entendre une femme, célibataire, âgée de quarante-huit ans, fille d'une nerveuse qui s'est suicidée, sœur de plusieurs sujets réputés normaux; lorsque je lui ai parlé tout d'abord de choses et d'autres complètement étrangères à son thème délirant habituel, elle vous semblait normale, elle raisonnait avec calme et sainement, mais, dès que j'ai touché à sa corde sensible, lui demandant sans ambages depuis quelle époque elle est en butte à des tracasseries et de quelles contrariétés elle souffre surtout, vous l'avez entendue s'écrier : « Vous appelez cela des contrariétés?... Mais ce sont des persécutions terribles qui durent depuis plus de huit ans ; on ne s'est pas contenté de m'insulter chez moi où l'on s'introduisait je ne sais comment, puisque je ne voyais personne, mais on devait colporter toutes sortes de calomnies, car les personnes que je rencontrais en rue, avaient toujours l'air de se moquer de moi, de me mépriser, et j'entendais toujours des réflexions désobligeantes ; on en était arrivé à m'injurier par tous les moyens ; j'ai été obligée d'arrêter ma pendule qui me faisait entendre les mots les plus grossiers, surtout lorsqu'elle sonnait ; au lieu de chanter comme d'habitude, les oiseaux qui venaient dans mon jardin me criaient des insultes ; tout cela devait être la conséquence de l'attitude du curé de mon pays, qui, dans tous ses sermons, faisait des allusions malveillantes à mon existence, à ma vie privée, qui me faisait aussi calomnier abominablement par les cloches de son église. J'ai dû déposer à la gendarmerie plusieurs plaintes contre ce curé, et c'est parce qu'on ne faisait rien pour qu'il me laisse tranquille, que je me suis rendue à l'église, au moment où il officiait, pour l'effrayer à l'aide d'un revolver que je tenais à la main ; mais je n'avais pas l'intention de le tuer, je voulais simplement lui faire peur pour qu'il cesse toutes ses persécutions qui redoublaient depuis quelque temps parce qu'il m'aimait et que je ne voulais pas l'écouter. »

Elle interprète de même dans un sens malveillant pour elle, ou comme menace, tout ce qui se passe ici autour d'elle ; c'est ainsi qu'elle se plaint d'avoir souvent à côté ou en face d'elle une vieille dame (une de nos pensionnaires) qui porte toujours un châle : « Elle passe devant moi comme pour me dire qu'elle va à mon enterrement, puisque dans mon pays les femmes portent des châles aux enterrements. »

Elle accuse tout aussi facilement des hallucinations du goût, de l'odorat, de la sensibilité générale, du sens génésique :

« On a fait tant de tentatives d'empoisonnement sur moi, que j'avais fini par ne plus me nourrir que de laitage et de gâteaux que je préparais moi-même et encore fallait-il que je ne me serve pas deux fois de suite chez la même personne, pour le lait, la farine et même les œufs ; on m'avait vendu une fois un poulet empoisonné avec de la belladone, une autre fois des raisins secs recouverts de paillettes blanches comme du sel et dégageant une odeur infecte ; je ne parle pas du goût amer, — du beurre tellement dangereux qu'il enlevait l'émail du pot dans lequel on le mettait, — des sardines additionnées d'un ingrédient mauvais, introduit par un petit trou pratiqué dans la boîte et bouché, — des haricots avariés ou empoisonnés, — des œufs frais (*sic*) qui dégageaient une odeur infecte, — de la salade de pissenlit trempée dans une substance corrosive ; je ne pouvais plus trouver un fournisseur qui ne vende pas de la marchandise empoisonnée ou nuisible. Et puis, ce n'est pas tout : je ne sais ce que l'on a pu me faire pendant mon sommeil ; on m'avait mise comme enceinte, on me gonflait le ventre comme on le ferait d'un petit ballon, on me faisait remuer la matrice, on me faisait sentir des mouvements d'enfant, analogues à ceux que j'ai éprouvés lorsque j'ai eu ma fille ; mais *ils étaient cependant plus accusés, ils sentaient l'artificiel.* Tout cela est passé, maintenant je suis surtout victime de suggestions, on me fait dire ou écrire ce que je ne pense pas, on connaît mes pensées, on me le dit, et pour me le prouver, on me les fait entendre. »

Elle indique bien qu'elle est arrivée à la phase de transformation de l'hallucination de l'ouïe et d'altération de la personnalité et quelques mots ajoutés en nous quittant attestent aussi que la période de délire ambitieux n'est pas éloignée, que les idées délirantes et les hallucinations pénibles se sont émoussées, des idées de défense par autrui s'étant peu à peu développées aussi avec un caractère qui annonce précisément le délire ambitieux : « Je sais maintenant, nous a-t-elle dit en partant, que je n'ai pas que des ennemis, j'entends parfois des voix qui me disent qu'on me protège, que mes souffrances vont finir ; ce ne serait pas trop tôt ; si cela devait continuer, je me tuerais, et, cette fois, je ne me manquerais pas (elle fait allusion à une tentative de suicide qu'elle a faite au début de la période des hallucinations multiples en se tirant une balle dans la tête pour mettre fin à ses tortures). Je vous remettrai prochainement des notes que j'ai l'intention d'utiliser pour faire une comédie ; vous verrez qu'il n'y a pas ici que Mᵐᵉ M... (persécutée mégalomane) qui soit capable d'écrire. »

En outre de tous les troubles de celle-ci, une autre malade vous a fait connaître d'autres idées et moyens de défense qu'il n'est pas rare de rencontrer chez ces persécutés : elle a quitté Marseille pour fuir des ennemis invisibles qui la calomniaient, qui l'injuriaient, qui proféraient menaces sur menaces contre elle, qui lui envoyaient de mauvaises odeurs pour altérer sa santé, qui tentaient de l'empoisonner par ses aliments, qui avaient essayé de la tuer par l'électricité, et contre lesquels elle a pu lutter longtemps, parce qu'un pharmacien lui avait donné un contre-poison que personne ne connaissait ; mais, fatiguée de sentir sans cesse tant de personnes à ses trousses, elle avait cependant préféré tenter de leur échapper par la fuite ; elle a été tranquille dans le train, se croyant enfin débarrassée ; et, à peine arrivée à Nancy, elle a ressenti les mêmes influences ; poussée à bout, elle a déposé au commissariat de police une plainte qui l'a fait arrêter; elle vous a, enfin, montré un petit morceau de carton, imitant une agglomération d'écailles de serpent et auquel elle accorde la propriété d'écarter le malheur.

Une autre persécutée vous a dit éprouver toujours, lorsqu'elle se couche, des sensations pénibles de fluides lancés dans les organes génitaux ou dans le rectum ; aussi, à peine alitée, s'introduit-elle une main dans le vagin et un doigt dans l'anus pour arrêter les fluides projetés. A la façon d'autres malades qui prétendent éprouver des sensations trahissant des actions antagonistes, elle distingue deux fluides, « un propre et un sale », suivant que ses doigts sont ou non propres lorsqu'elle les retire.

Ces derniers exemples, relativement secondaires, donnés simplement pour indiquer comment les réactions de défense peuvent varier à l'infini et comment la mimique qui les exprime permet de remonter à l'idée délirante antérieure, nous arrivons à l'étude de la quatrième période du délire systématisé primitif et progressif.

IV. — Période de délire ambitieux. — Après une durée, très variable d'un sujet à l'autre, suivant notamment le niveau intellectuel antérieur et l'âge du sujet au début du délire affirmé, durée parfois extrêmement longue, la période de délire de persécution avec hallucinations multiples, altération de la personnalité, fait, peu à peu, place à une autre qui sera sur-

tout caractérisée par une prédominance de délire ambitieux.

J'ai appelé déjà votre attention sur la manière dont
s'annonce le délire ambitieux vers la fin de la troisième période : le malade, s'appuyant plus ou moins
sur des défenseurs ou sur des moyens de défense
imaginaires, ses idées de persécutions et ses hallucinations pénibles s'émoussant peu à peu, à mon
avis par suite d'affaiblissement intellectuel, apparaît
de moins en moins accablé, de moins en moins irritable, le ton de ses récriminations s'adoucit, la formule
de ses plaintes ou de ses protestations devient monotone. N'est-il pas naturel, en effet, que l'activité presque continuelle d'un long délire entraîne de la fatigue cérébrale et vienne ajouter à la tendance à une
sénilité psychique relativement précoce, tendance qui
existe plus ou moins chez tout individu susceptible
d'être classé dans le cadre de la dégénérescence ? L'égotisme devient prédominant chez ce malade, comme il
devient plus apparent aussi chez l'homme normal qui
touche à la vieillesse. Vouloir, comme on l'a fait longtemps, considérer l'organisation du délire ambitieux
comme la conséquence d'un raisonnement déductif
logique, ce serait attribuer au malade arrivé à cette
période une acuité intellectuelle que vous ne pourriez
plus lui trouver après les remarques que nous avons
faites à l'occasion de l'examen des manifestations qui
stigmatisent la fin de la troisième période. On a prétendu que l'idée ambitieuse pouvait naître d'une hallucination, d'un rêve ? — Mais, pourquoi chercher une
explication hypothétique, n'avons-nous pas constaté, à

chaque étape de la maladie, de l'orgueil à l'état latent, une exagération toujours très sensible du sentiment de la personnalité et un faible développement de sentiments altruistes? N'avons-nous pas vu germer déjà le délire ambitieux dans les idées de défense par autrui? La meilleure preuve que le délire ambitieux n'est que la conséquence d'une évolution progressive de l'égotisme, de l'orgueil caractéristique, mais plus ou moins dissimulé, du paranoïaque primitif, c'est qu'il n'apparaît qu'à son heure, après certains troubles psychiques ou psycho-sensoriels, et que vous ne réussirez jamais à le faire naître vous-mêmes.

Il s'agit bien là d'un simple phénomène d'évolution relevant de la règle générale d'après laquelle les dernières acquisitions, les dernières notions venues disparaissent les premières, le psychisme premier finissant peu à peu par survivre temporairement seul : les troubles de la sensibilité, les hallucinations du goût, de l'odorat, les symptômes qui ont surtout caractérisé la troisième période s'atténuent ou se dissipent progressivement, laissant finalement prédominer le fonds d'orgueil que l'on remarque, pour peu que l'on se donne la peine de le chercher, dès l'enfance du paranoïaque primitif, et à toutes les étapes de la psychose.

Il n'est même pas nécessaire, à l'exemple de notre regretté collègue Marandon de Montyels, de prêter au paranoïaque primitif une disposition originelle *absolument particulière* pour expliquer la genèse du délire ambitieux ; cette disposition à l'orgueil ou, ce qui est la même chose, à l'exagération du sentiment de la personnalité ne peut-elle pas être remarquée dans presque tous les états de faiblesse intellectuelle ou d'affaiblissement intellectuel, imbécillité, paralysie générale progressive, mélancolie chronique et autres psychoses chroniques, certaines démences organiques ? Si le délire ambitieux apparaît si facilement chez le paralysé général, où il est manifestement précédé d'affaiblissement intellectuel, on ne peut pas penser à le rattacher à un caractère antérieur exceptionnel, pas plus qu'on ne serait fondé à le supposer résultant d'un raisonnement déductif. Le délire ambitieux arrive caractériser une période avancée de la paranoïa primitive, comme il vient caractériser une période de chronicité dans toutes les psychoses qui ne tendent pas à la guérison ; il exprime toujours de l'affaiblissement intellectuel, définitif dans les psychoses chroniques, comme la paranoïa primitive, temporaire au moins dans les autres.

Le délire ambitieux de la quatrième période de la folie systématisée primitive et progressive est mieux coordonné que le délire ambitieux des autres folies chroniques, parce que, à aucun moment, la mentalité n'est atteinte aussi gravement ; on peut cependant observer un délire ambitieux un peu coordonné dans la période de chronicité de quelques autres aliénations mentales.

La forme du délire ambitieux, sa note individuelle est donnée par l'instruction, l'éducation, l'influence du milieu dans lequel le paranoïaque a été élevé ou a passé la plus grande partie de son existence.

Voici une malade qui a été élevée à la campagne, qui

a passé la première partie de son existence dans une grosse ferme ; elle délire depuis plus de vingt ans ; elle vous dit qu'elle est propriétaire de nombreux châteaux, mais surtout qu'elle possède des fermes dans toutes les parties de la France, qu'elle en connaît à peine le nombre et l'étendue, et, pour vous donner une idée de ses richesses, elle s'écrie : « Un seul de mes gérants vend cent cinquante mille pêches par semaine. » Mais, comme elle a lu beaucoup, que la mémoire des faits anciens s'affirme d'autant mieux que celle des faits récents fléchit, chez le vieillard, elle a beaucoup de réminiscences, et ce sont elles qui viennent en quelque sorte alimenter son délire de grandeur ; elle se donne aujourd'hui comme l'auteur de tous les ouvrages qu'elle connaît ou dont elle se rappelle quelques fragments ; elle croit avoir produit elle-même les pièces, drames ou comédies, dont elle vous a présenté quelques scènes écrites par elle-même, et elle réclame de temps en temps ses droits d'auteur comme les revenus de ses fermes.

Chez cette dame, ce sont donc d'anciennes influences de milieu et d'éducation qui ont donné la couleur du délire.

Cette période est bien caractérisée par une prédominance d'idées de grandeur, de puissance ou d'idées de richesses, ou par une association des unes et des autres, tel malade se disant Roi, Empereur, Duc ou Marquis, tel autre propriétaire de châteaux, de domaines immenses, etc… ; mais les idées de persécution persistent, moins spontanément exprimées toutefois ; il peut en être de même des hallucinations de l'ouïe. Si vous interrogez bien attentivement vos malades, vous remarquerez que les hallucinations tendent à disparattre, qu'elles sont beaucoup moins variées comme couleur que dans la période précédente et que les interprétations pénibles ne sont plus guère en rapport avec des hallucinations actuelles, qu'elles semblent surtout découler d'idées délirantes ou d'hallucinations pénibles anciennes à la réalité desquelles il est toujours ajouté foi : « Je n'entends plus rien de désagréable, vous a dit cette dernière malade, mais je n'oublie pas tout ce que mes ennemis ont dit de moi, tout ce qu'ils ont fait pour se débarrasser de moi, pour me dépouiller; ne voulaient-ils pas encore, avant que je ne vienne ici, me faire passer pour locataire de la maison que j'habitais et dont j'étais devenue propriétaire après la mort du comte de Chambord! Les locataires refusaient de me payer leurs termes et me menaçaient de poursuites si je ne voulais pas leur donner les sommes qu'ils me demandaient. »

Le délire ambitieux du paranoïaque primitif est peu varié ; son champ est assez limité ; il est stéréotypé, toujours traduit, pendant un temps au moins assez long, à peu près de même façon par le même sujet.

Cela suffirait pour établir qu'il est lié à de l'affaiblissement intellectuel.

Si *les réactions* sont, à cette quatrième période, de moins en moins vives, des paroxysmes sont encore possibles cependant et le malade ne saurait sans danger être abandonné à lui-même : nous venons de recevoir une malade qui importunait tellement ses co-locataires qu'elle désirait faire quitter une maison dont elle se croyait à tort propriétaire, que ceux-ci l'ont fait arrêter ; cet homme, qui vient de vous déclarer qu'après un long temps de persécutions, notamment par la chimie, il a été élevé au rang des souverains, que son portrait figure dans une galerie des souverains d'Europe, près de ceux de Pie X et d'Alphonse XII, et qui croit qu'il doit recevoir désormais moitié des Recettes de l'État, cet homme a réclamé ses prétendus droits avec une telle véhémence, en proférant des menaces telles que l'on dut le séquestrer ; tout récemment encore, il se montra, du reste, de nouveau violent : il se figurait entendre, dans le fond de son dortoir, des voix de gendarmes à son service et il refusa de s coucher signifiant au surveillant qu'il venait d'être informé qu'il devait exiger l'ouverture immédiate de la porte de l'établissement ; comme il n'obtenait pas satisfaction, il eut un moment de colère et le prit à la gorge menaçant de l'étrangler.

Cependant les réactions un peu intenses deviennent de plus en plus rares au fur et à mesure des progrès de l'âge, puisque troubles psycho-sensoriels et idées délirantes vont s'atténuant en raison des progrès de l'affaiblissement intellectuel ; ils ne disparaissent toutefois presque jamais complètement, la déchéance intellectuelle complète qui caractérise la démence type n'arrivant pour ainsi dire jamais, à moins que ce dégénéré supérieur ne vive extrêmement vieux ; mais alors on peut, chez quelques malades, observer une CINQUIÈME PÉRIODE de délire, non décrite et dont vous allez voir ici un exemple très net, période stigmatisée surtout par la persistance de souvenirs, en général peu étendus, des idées délirantes et des hallucinations ou des interprétations des premières périodes plutôt que par des idées de persécution nouvelles et des hallucinations contemporaines ou actuelles, l'affaiblissement intellectuel constaté relevant surtout des progrès de l'âge : vous venez d'examiner une paranoïaque mégalomane, ou à la quatrième période, qui ne fait plus guère allusion, lorsque vous l'interrogez, qu'à ses persécutions et à ses hallucinations anciennes ; elle ne pense qu'à ses fermes, à ses revenus, aux ordres à donner ; elle n'entend plus de calomnies ; elle ne se sent plus très menacée ; elle n'a plus d'hallucinations, mais elle croit à la réalité de ses anciennes hallucinations, au bien-fondé de toutes les interprétations qu'elle a formulées il y a quelque dix ans et plus, car elle délire depuis plus de vingt ans ; cette femme qui est maintenant en face de vous, a fait une étape de plus, elle a passé la période du délire ambitieux ; ses facultés intellectuelles sont manifestement affaiblies, mais elle est âgée de soixante-quinze ans ; elle a perdu ses idées les dernières venues, idées de richesse et de grandeur, et aussi les hallucinations développées postérieurement aux hallucinations de l'ouïe, elle ne vous dit plus qu'on la martyrise, qu'on l'électrise, qu'on la torture, comme elle le prétendait autrefois, elle ne se plaint plus spontanément ; mais, si je la questionne au sujet des misères qu'on lui fait, elle s'écrie : « Vous n'entendez donc pas ces gueux qui maltraitent les gens ; ils sont dans les plafonds, dans les murs, dans les planchers, il y a assez longtemps que je les entends, moi ! » Et, si je lui demande si elle

ressent quelque effet d'action malveillante de ces gens,
elle ajoute : « Non, je ne les sens pas, je ne les sens
plus, mais je les ai assez sentis » ; elle vous indique
ainsi qu'elle vit en quelque sorte avec un souvenir de
son délire des premières périodes et de ses hallucinations anciennes, et elle caractérise bien cette dernière
période du délire systématisé progressif. Si vous insis-
tez, si vous prolongez l'interrogatoire, si vous le repre-
nez à quelques jours d'intervalle, vous n'obtenez que
ces mêmes réponses ou des réponses comme celles-ci :
« Ils font un vacarme infernal, là, dans les plafonds,
dans les murs; ils violent les femmes ou les enfants ;
ils cherchent à faire crever le monde ; je les entends
bien; il y a je ne sais combien d'années que j'entends
les mêmes choses ! Vous ne les entendez donc pas ? »

Lorsque vous ne lui parlez pas, elle reste indifférente, ne se plaignant jamais spontanément ; elle n'a
plus, en somme, qu'un délire de persécution très restreint avec hallucinations monotones de l'ouïe, troubles qui n'apparaissent même plus que comme un écho
d'un passé déjà lointain, comme un délire par réminiscences assez bornées et longtemps stéréotypé, accusant la survie de la mémoire des faits anciens et attestant que l'idée de persécution ou la tendance à l'idée
de persécution existe chez ce dégénéré supérieur spécial de l'enfance à la vieillesse extrême.

DÉLIRE SYSTÉMATISÉ PROGRESSIF DE LA VIEILLESSE. — Lorsque le délire systématisé primitif et progressif éclate
chez un vieillard, il affecte quelques caractères spéciaux
surtout intéressants au point de vue des mesures pré-

cautionnelles à prescrire ; son évolution est particulièrement rapide, mais sa symptomatologie offre aussi
quelques particularités : l'idée de persécution naît d'autant plus facilement chez le vieillard qui a reçu une
tare héréditaire, même très atténuée, que, suivant ce
qui se produit un peu aussi chez le vieillard normal
lui-même, il prête assez volontiers à son entourage
l'égoïsme qui domine peu à peu ses pensées et ses
actes ; il arrive facilement à prendre en grippe enfants, parents ou amis, se figurant, se persuadant
peu à peu que l'on guette sa succession, que l'on
brigue son avoir, que l'on voudrait le voir disparaître pour acheter telle ou telle propriété qu'il ne veut
pas vendre et qui compléterait bien un domaine, etc., etc.
De cette suspicion, de plus en plus ferme, dans laquelle
il enveloppe maintes personnes, découlera bientôt un
thème délirant avec craintes d'empoisonnement, d'assassinat et réactions fâcheuses ou dangereuses pour
les siens, pour la sécurité publique, pour lui-même,
réactions même susceptibles d'accroître encore l'intensité du délire, soit qu'il s'empresse de faire un testament en rapport avec ses interprétations délirantes ou
ses craintes, soit qu'il cache si bien bijoux, argent,
valeurs, etc., que, sa mémoire des faits récents étant
un peu ébranlée par suite des progrès de l'âge, il ne
puisse plus les retrouver (d'où accusation de vols,
accentuation des idées de persécution et de vengeance),
soit que, craignant d'être assassiné pendant son sommeil, il ne prenne pas le repos sans lequel s'accroîtra
promptement l'affaiblissement intellectuel, soit qu'il ne
se couche qu'après avoir visité, bougie à la main, gre-

niers, dessous de lit, embrasures de fenêtres, etc., au risque d'allumer un incendie dont il serait peut-être la première victime, soit enfin qu'il se fatigue par des veilles anormales qui contribueront à déterminer de l'irritation méningo-encéphalique qui se traduira par de l'agitation plus ou moins vive.

Chez le vieillard comme chez l'adulte, les interprétations fausses, les idées délirantes conduisent aux hallucinations de l'ouïe, puis aux hallucinations du goût, de l'odorat, aux troubles de la sensibilité générale et du sens génital, puis apparaissent les idées de grandeur, le délire ambitieux, tout cela en un temps relativement court ; *mais l'hallucination de la vue,* qui manque chez le paranoïaque primitif adulte, est assez commune au contraire, dans la paranoïa primitive qui éclate chez le vieillard, et elle est parfois plus accusée que l'hallucination de l'ouïe.

Quand vous la rencontrez chez l'adulte atteint de délire systématisé progressif, elle n'a généralement aucun lien sérieux avec le délire de persécution, ce qui semblerait faire ressortir son origine toxique ; au contraire, le vieillard devenu paranoïaque primitif voit parfois les personnes dont il se plaint (non toujours) soit isolées, soit en masses ou, dit Ritti (Dict. Dechambre), « il a comme la vision de tableaux, de scènes qui passent devant lui » ; les hallucinations de la vue causent et entretiennent chez quelques sujets une excitation assez vive.

Ici, comme, du reste, dans toutes les psychoses de la vieillesse (ceci est important à retenir au point de vue médico-légal) vous verrez fréquemment aussi une prédominance de troubles du sens génital : le malade se montre érotique, se livre à des actes obscènes ou se dit victime d'actes obscènes, et, de même que dans la plupart des autres psychoses de la vieillesse, il est sujet à des moments d'excitation parfois très vive, avec violences même, excitation, le plus souvent réaction de délire ou d'hallucinations. Ces deux grands caractères se retrouvent dans la mélancolie sénile simple, dans la mélancolie anxieuse du vieillard et dans les premières phases de la démence sénile. (Cette remarque tendrait à montrer notamment que, si tous les vieillards qui commettent des attentats ou des outrages aux mœurs, ne sont pas complètement excusables, ils méritent presque tous des circonstances atténuantes, c'est-à-dire une certaine indulgence.)

Voici un exemple assez complet de délire systématisé progressif de la vieillesse : il vous est donné par une femme âgée de *cinquante-sept ans*, dont j'ignore les antécédents familiaux, qui, d'après le médecin qui l'a soignée au dehors, présente « depuis plusieurs mois, des symptômes très nets de délire de persécutions qui s'accompagne *depuis quelque temps d'hallucinations de la vue* et de *l'ouïe et d'agitation nocturne* ». A l'arrivée dans le service, il y a trois semaines, elle accusait, en effet, idées *fixes* de persécution, hallucinations de la vue et de l'ouïe et traces de troubles du sens génésique et de la sensibilité générale : déplorant son placement dans un asile d'aliénées, elle se disait victime d'un vilain individu qu'elle ne connaissait pas, mais qu'elle avait entendu crier : « Madame M..., je veux coucher avec vous », et dont elle avait repoussé les avances ;

« je l'ai vu regarder par la fenêtre, ajoutait-elle, et comme je m'approchais pour le reconnaître, il s'est sauvé ; cependant, je l'ai senti derrière la porte d'où il me guettait encore », etc...

Elle vous dit aujourd'hui encore qu'elle est bien victime de cet individu, qu'il l'a suivie ici, qu'il est marié, qu'elle a vu sa femme ici, qu'elle entend sa voix dire qu'on la tuera ; elle ajoute que, si elle refuse les aliments et les médicaments qu'on lui prescrit ici, c'est parce qu'elle craint d'être empoisonnée, une voix lui ayant dit que le fils de son persécuteur est directeur de Maréville et qu'elle doit se méfier du personnel. Et, pour la première fois, elle apparaît avec du délire ambitieux, lorsqu'elle réclame sa liberté pour aller recueillir un important héritage qui comprend notamment une maison d'une valeur de cent mille francs au moins : « Je pourrai donc vivre tranquille ! », s'écrie-t-elle enfin avec un certain contentement.

Idées de persécution, hallucinations et délire ambitieux ont éclaté *successivement* et ont une fixité et une durée qu'on ne leur trouve pas dans la première période de la démence sénile, à laquelle on pourrait, au premier abord, être tenté de penser en face d'un sujet un peu âgé.

DIAGNOSTIC DIFFÉRENTIEL ET PRONOSTIC. — Lorsque les symptômes sont bien tranchés, comme chez les malades que nous avons vus ici, le diagnostic de la folie systématique primitive est assez facile et vous n'êtes pas exposés à une confusion avec une psychose de dégénéré mixte ; chez ce dernier, vous remarquez, en effet, des stigmates physiques relativement nombreux et grossiers de dégénérescence, une instabilité, une instinctivité, des variations de délire, de troubles bruyants, des obsessions ou des impulsions, un début brusque, des rémissions parfois très longues que l'on ne voit pas dans le délire systématisé progressif type, relativement très fixe, quant à sa symptomatologie et quant à ses caractères généraux d'évolution. Mais, entre deux types, il y a place pour des intermédiaires qui attestent leur parenté et qui ne permettent pas toujours de donner un pronostic très précis relativement à la marche, à la durée probable des périodes qui peuvent être séparées par des rémissions assez longues chez les paranoïaques primitifs qui présentent un nombre relativement important de stigmates physiques et de stigmates psychiques de dégénérescence ; c'est, à mon avis, de la logique du délire, de la systématisation des troubles et de l'appréciation des grands stigmates de dégénérescence que vous tirerez les indications les plus précises au point de vue du pronostic ; plus les troubles symptomatiques sont coordonnés, plus le niveau intellectuel se rapproche du niveau intellectuel normal, plus rares, plus légers sont les stigmates de dégénérescence, plus éloignée de l'adolescence et de l'extrême vieillesse est l'apparition de l'idée fixe de persécution, — moins on peut compter sur de sérieuses rémissions, plus le pronostic doit, par conséquent, se rapprocher de celui de la paranoïa primitive type.

Ainsi, de la distinction de cette psychose type, résulte la possibilité de renseigner mieux sur l'avenir de tel ou tel malade, sur ses chances de retours plus ou

moins longs dans le milieu familial, sur la gravité de
la tare qu'il a transmise à ses enfants, etc...

Si le délire de persécution s'est développé à l'occasion d'excès alcooliques, des troubles psychiques ou
psycho-sensoriels spéciaux, obtusion intellectuelle, variabilité des idées de persécution, idées de jalousie
érotique, hallucinations de la vue, hallucinations ou
illusions pénibles, terrifiantes, phobies, etc., et des
troubles somatiques particuliers vous permettront d'éviter une erreur et de le considérer comme appartenant à
la symptomatologie de la folie systématique primitive ;
du reste le délire de persécution sera de courte durée
après la cessation des libations si l'intoxication alcoolique est la principale cause déterminante.

Cependant, un individu atteint de délire systématisé
progressif peut s'alcooliser ou un alcoolisé en puissance
de la tare dégénérative qui en aurait fait un paranoïaque primitif, même s'il avait été sobre, peut un jour
présenter une association de troubles psycho-sensoriels
d'origine alcoolique et symptomatiques de délire systématisé progressif (vous avez vu un exemple clinique
de chaque cas), mais alors les renseignements sur les
antécédents, sur le début de l'aliénation mentale, sur
les troubles psychiques antérieurs aux excès, vous édi-
fieront facilement, et, dans le second cas, association
de délire systématisé progressif et de symptômes d'intoxication alcoolique, après un certain temps d'hospitalisation du malade, d'abstinence de boissons alcooliques, les troubles dus à l'alcoolisme se dissipent, le
délire systématisé progressif persiste et évolue comme

de coutume, la période des troubles de la sensibilité générale arrivant cependant d'ordinaire un peu plus rapidement.

Quant au persécuté-persécuteur proprement dit, c'est un dégénéré relativement un peu inférieur au point de vue du développement intellectuel général, un sujet qui, si vous êtes bien renseignés sur ses antécédents, passait dans le public pour « un mauvais coucheur », un contradicteur quand même, un entêté, un procédurier, un méticuleux, un tatillon, etc... ; les idées de persécution ont chez lui une intensité et une ténacité remarquables ; mais elles ne sont pas accompagnées d'hallucinations, bien qu'elles soient parfois rattachées comme début à une hallucination très passagère ; elles reposent plutôt sur des interprétations fausses et elles se dissipent, après un certain temps, pour réapparaître quelquefois à l'occasion d'une contrariété, d'un procès subi et non provoqué par le sujet; elles ont un caractère de bouffées délirantes.

Chez le mélancolique à délire de persécution, vous distinguerez, à côté des idées de persécution, de l'anxiété, des idées d'humilité, des scrupules et une affectivité, un altruisme qui contraste avec l'égoïsme du délirant systématique primitif et progressif dont le délire est essentiellement centripète.

Si vous vous trouvez en face d'un aliéné à délire mégalomaniaque et ne présentant pas de troubles physiques acquis, les renseignements sur les antécédents et un interrogatoire un peu serré qui vous permettra de retrouver au moins des traces suffisantes des troubles délirants ou hallucinatoires antérieurs, vous diront s'il s'agit de la période de délire ambitieux, du délire systématisé progressif ou d'une période de chronicité d'une autre vésanie ; dans ce dernier cas le délire ambitieux ne présente pas la stéréotypie qui caractérise un peu celui du paranoïaque primitif.

TRAITEMENT. — a) *Préventif.* — Nous ne connaissons aucun moyen de prévenir la paranoïa primitive chez le sujet en puissance de la tare originelle nécessaire à son développement ; du reste, la période d'invasion passe généralement inaperçue, le malade ayant assez longtemps une grande puissance de dissimulation. On a prescrit inutilement, au début : bromure de potassium, à hautes doses, hydrothérapie, électrisation (courants continus), etc... ; il n'y a évidemment rien à tenter puisqu'il s'agit, en somme, d'une évolution originellement déterminée.

b) *Palliatif.* — Au commencement de la seconde période, un changement de milieu, les voyages ont paru quelquefois utiles, ont semblé atténuer ou dissiper *momentanément* les hallucinations de l'ouïe.

Un régime régulier, sans écarts, et l'hydrothérapie contribuent peut-être à amener une rémission ? Les excès, surtout alcooliques, certainement susceptibles d'apporter des troubles plus complexes, des réactions plus promptes et plus intenses, d'accélérer l'évolution, doivent être évités et prescrivent une très grande vigilance de la part de l'entourage.

Le malade étant toujours ombrageux, facilement

irritable, surtout dans les premières périodes, il importe de ménager sa susceptibilité spéciale, de ne pas le contredire et surtout de ne pas discuter ses idées.

Les réactions à redouter, surtout en rapport avec le thème délirant habituel, avec les craintes du malade, imposeront généralement l'isolement ou la séquestration dès le début de la seconde période ; le placement précoce dans un service fermé d'aliénés est nécessaire si le persécuté manifeste des idées de jalousie érotique, s'il boit démesurément surtout.

Les phénomènes épisodiques, agitation, insomnie, seront combattus par hypnotiques, hydrothérapie, balnéation prolongée (30 à 35°), alitement continu.

Si, par suite de craintes d'empoisonnement, le malade refusait tous les aliments, au point de compromettre sa santé physique, il faudrait évidemment pour le nourrir et le déterminer à prendre ses repas, recourir à l'usage de la sonde œsophagienne, au cathétérisme naso-pharyngien, pratiqué comme je l'indiquerai plus loin.

Les maladies incidentes dont quelques-unes (affections fébriles surtout) ont sur la folie une influence suspensive chez d'autres sujets, ne font, chez le paranoïaque primitif, que développer les interprétations délirantes ; elles sont donc à juguler aussi rapidement que possible.

MÉDECINE LÉGALE. — Ce malade est exposé à de nombreux démêlés avec la Justice ou la police ; tant de causes le poussent à commettre des actes antisociaux, délictueux ou criminels ! Dénonciations calomnieuses, violences de langage, menaces, injures, voies de fait, homicide, incendie, faux et tous les actes ou les propos qui peuvent résulter de l'idée de vengeance ou des craintes du persécuté, de l'idée de revendication, de puissance du persécuté mégalomane : telles sont surtout les réactions les plus fréquentes de la paranoïa primitive.

L'inculpé atteint de délire systématisé primitif et progressif doit évidemment être considéré par la Justice comme un malade et traité comme tel.

Il est parfois utile de faire interdire le paranoïaque primitif, notamment s'il gaspille sa fortune en dépenses de voyages (idées de défense), en mesures précautionnelles inutiles, ou s'il est susceptible de gérer ses affaires au détriment de parents, d'enfants pris en aversion, etc. ; — le délire ne lui permet plus une gestion normalement raisonnée et justifie la demande d'interdiction.

Vous serez peut-être appelés à apprécier la valeur de testaments ? — La rédaction du testament fait par le paranoïaque primitif accuse, habituellement, l'influence des troubles psychiques et donne assez nettement la valeur de la pièce ; le malade s'est étendu, parfois assez longuement, sur le pourquoi de telle ou telle clause relativement rigoureuse et il appose ainsi le sceau de son délire.

La simulation du délire systématisé progressif est évidemment impossible pour qui n'a pas étudié très attentivement cette aliénation mentale à évolution générale bien déterminée, si remarquablement systématisée.

— En trente années de pratique spéciale, je n'ai pas vu un seul cas de simulation de délire de persécution ou de délire de persécution et de grandeur permettant de penser à la forme d'aliénation mentale que je viens de décrire.

NEUVIÈME LEÇON

Mélancolies.

La mélancolie est l'expression douloureuse d'une
dépression générale des. systèmes nerveux de la vie
de relation et de la vie végétative. — A l'encontre de
l'aliénation mentale de forme dite maniaque type, qui
éclate habituellement chez des individus primitivement
gais, exaltés, expansifs, excentriques, la mélancolie
s'observe plutôt chez les timides, les scrupuleux, les
moroses.

Elle peut se présenter sans délire, elle est dite alors
mélancolie simple, ou revêtir diverses formes suivant
l'hérédité, l'âge, le niveau intellectuel, l'éducation, le
milieu, suivant l'intoxication ou l'altération organique
(paralysie générale, sénilité) qui l'a occasionnée et nous

aurons à étudier ainsi des *mélancolies délirantes*, formes spéciales d'aliénation mentale, des *mélancolies secondaires ou épisodiques*.

MÉLANCOLIE SIMPLE. — La mélancolie simple est caractérisée par une dépression générale, consciente, pénible, et de l'aboulie. On lui connaît des causes prédisposantes, des causes déterminantes :

a) *Causes prédisposantes.* — La première est l'hérédité : le mélancolique est souvent un descendant d'aliénés ou de névropathes, d'hystériques, de choréiques, de tabétiques, de sujets atteints de quelque maladie du système nerveux; sa tare nerveuse peut résulter aussi d'excès alcooliques, d'arthritisme, de scrofule, de tuberculose de ses générateurs ou d'affections fœtales.

L'hérédité est assez souvent homologue, similaire, chez les mélancoliques, et c'est ainsi que l'on voit des familles dans lesquelles le suicide est particulièrement fréquent (parfois même mode de suicide). Toutes les causes susceptibles de faire naître l'enfant avec un système nerveux débile, et l'allaitement par une nourrice malade, alcoolique, les fièvres graves, toutes les causes capables d'amoindrir, d'ébranler le système nerveux adulte, sont aussi causes prédisposant à la mélancolie. — Sexe et âge sont aussi considérés comme causes prédisposantes ; la mélancolie est plus fréquente chez la femme et elle apparaît surtout à l'approche de l'âge critique ou peu de temps après l'affirmation de la ménopause.

b) *Causes déterminantes.* — Toutes les causes de dépression du système nerveux peuvent déterminer la mélancolie ; on relève ainsi des causes physiques, des causes morales et des causes physiologiques ; les causes physiques les plus habituelles sont la misère, la tuberculose et, en général, les maladies physiques de longue durée, l'influenza mérite une mention spéciale, l'onanisme et l'alcoolisme, et surtout les affections des cavités naso-pharyngiennes, du foie et de l'utérus ; les causes morales le plus fréquemment notées sont les chagrins, les tribulations, les mauvais traitements, la perte d'une personne chère, les revers de fortune, la misère, tous les grands traumatismes moraux ; quant aux causes physiologiques qui paraissent jouer le plus grand rôle déterminant, ce sont la grossesse, l'allaitement et principalement la ménopause ou l'âge critique, la sénilité.

Début. — Le début est rarement brusque ; il est le plus souvent lent, accusé d'abord par de la dépression légère, une anxiété vague, consciente, peu ou pas motivée, un malaise général, l'appréhension d'une maladie, de l'insomnie, de la lourdeur de tête, de l'inappétence, parfois de l'embarras gastrique, de la constipation, etc... Puis la dépression augmente insensiblement, son accroissement étant probablement favorisé par de l'intoxication résultant de troubles gastro-intestinaux, de l'insuffisance de quelque glande à sécrétion interne, de l'insuffisance hépatique, par exemple, ou de l'insuffisance d'organes d'épuration, d'organes excrétoires.

Phase d'état. — Arrive alors la phase d'état où l'affaiblissement devient général, le malade se sent sans énergie, sans volonté ; il déplore sa situation ; il a conscience qu'il ne peut plus faire appel à ses souvenirs ; le moindre effort le fatigue ou devient impossible ; il néglige sa toilette, son ménage, ses affaires, il s'isole, les distractions le dépriment davantage si elles ne peuvent plus l'irriter ; il éprouve une inquiétude démesurée à propos des moindres incidents, il voit tout en noir. Les sentiments affectifs sont engourdis, il est insensible aux démonstrations affectueuses de son entourage, il dit avoir perdu tout sentiment affectif (idée de négation), toute volonté ; il a conscience de son indifférence, de son aboulie, il les déplore, accusant ainsi les deux symptômes psychiques les plus saillants de cette forme de mélancolie : aboulie et douleur morale. L'activité cérébrale est généralement faible et les réponses tardives, lentes et brèves que le malade donne aux questions les plus simples, expriment bien la lenteur des conceptions, montrent bien le mélancolique vivant simplement absorbé par un vague sentiment de tristesse que son aboulie ne lui permet pas de s'expliquer ; c'est à son aboulie qu'il doit probablement de rester sans délire, à ce qu'il ne peut rechercher la cause de sa dépression, de sa tristesse, de son état de langueur. Toutes les fonctions des organes ou appareils de la vie végétative sont ralenties, le pouls est lent, faible, la température est souvent un peu inférieure à la normale, la respiration est superficielle, lente, tous les mouvements sont lents, diminués d'amplitude, semblent pénibles même ; la peau est sèche, souvent terreuse, et ses sensibilités sont très amoindries ; les digestions sont lentes, la constipation habituelle chez la femme, dont la menstruation est souvent troublée (aménorrhée ou dysménorrhée); la parole est lente, incertaine, accusant bien la pénurie et la lenteur des conceptions, etc...

Marche ; durée. — Cet état peut durer semaines et mois, puis se terminer par la guérison ; c'est la fin habituelle lorsque la tare héréditaire n'est pas très accusée et que la mélancolie semble surtout déterminée par une altération de la santé physique, lorsqu'elle est, par exemple, consécutive à une atteinte d'influenza ; la terminaison favorable s'annonce par améliorations simultanées de l'état physique et de l'état mental.

Mais l'état mélancolique que je viens de décrire peut ne se dissiper que temporairement et même incomplètement, la mélancolie affecte un type périodique, rémittent ou intermittent ; elle représente en somme une modalité de psychose périodique, elle est devenue, en quelque sorte, une manifestation de tare héréditaire. — La mélancolie intermittente ou périodique, *névralgie psychique de Krafft-Ebing*, offre quelques caractères spéciaux : elle est plus précoce que la mélancolie continue type ; elle apparaît parfois dès l'âge de vingt à vingt-cinq ans, généralement chez des migraineux, chez des sujets antérieurement atteints de névralgie ; cette remarque a une très grande utilité au point de vue du pronostic d'une mélancolie et des mesures précautionnelles, des indications sérieuses pouvant être apportées, par la connaissance des antécédents individuels, relativement à la marche ultérieure de la maladie.

Les accès de mélancolie intermittente se reproduisent à intervalles variables, parfois assez longs, avec les mêmes caractères symptomatiques et la mentalité intermédiaire est assez saine pour donner l'impression d'une guérison, que viennent précisément nier les renseignements sur les antécédents individuels. Il est à noter aussi, en vue d'un diagnostic différentiel, que la mélancolie intermittente a souvent un début très rapide, sinon brusque, que l'état mélancolique s'affirme assez promptement et sans cause déterminante apparente, qu'il disparaît parfois de même, du jour au lendemain.

Enfin, les tentatives de suicide, dont je vous parlerai dans un instant, rares dans la mélancolie simple type, sont extrêmement rares dans la mélancolie intermittente ; mais il suffit qu'elles soient possibles pour ne négliger aucune mesure précautionnelle.

Cette femme vous apporte, directement et par l'observation que je résumerai, à la fois un exemple de mélancolie simple à la phase d'état et un exemple de mélancolie intermittente.

C'est une célibataire dont nous ignorons complètement les antécédents héréditaires mais qui ne présente aucun important stigmate physique externe de dégénérescence et qui, en dehors des troubles sur lesquels j'appellerai votre attention, n'offre non plus aucun stigmate psychique sérieux de tare héréditaire ; elle exerçait la profession de brodeuse et vivait très isolée; elle a toujours souffert de névralgie faciale ; de l'âge de trente ans à l'âge de cinquante ans, elle eut, à longs intervalles, trois atteintes de mélancolie sans délire (état mélancolique simple, comme aujourd'hui). En 1899, à l'occasion de la ménopause probablement (elle avait alors cinquante ans), elle présenta un état mélancolique qui nécessita son placement à Maréville, parce qu'elle n'avait plus de parents pour lui venir en aide alors qu'elle ne travaillait plus et qu'elle ne s'occupait plus de ses repas. Je la vois depuis neuf ans et je n'ai constaté aucune variation notable dans la succession ou le caractère des phénomènes intermittents que j'ai observés.

Elle présente d'une façon intermittente cette dépression générale que vous constatez aujourd'hui et qui vous donne une idée assez exacte de l'état mélancolique simple, de la phase d'état de la mélancolie simple : elle est affaissée, reste inerte sur sa chaise, les bras tombants, les mains sur les jambes, la tête baissée, le front plissé de la personne qui broie du noir, et cependant elle n'est sous l'influence d'aucune idée délirante, d'aucune hallucination, ainsi que l'attestent les quelques réponses que nous pouvons obtenir par un interrogatoire un peu pressant. — Elle dit qu'elle ne sait pas pourquoi elle est ainsi abattue, sans énergie, incapable de faire seule un simple appel à ses souvenirs, de s'occuper un peu, et vous l'avez entendue manifester le désir de mourir. — Mais elle montre aussi qu'elle a conscience de son état, des conséquences qu'il pourrait avoir pour elle, si elle était abandonnée à elle-même, et elle affirme bien son aboulie en même temps que de la douleur morale lorsque je lui propose de lui faire rendre la liberté : « Que deviendrais-je dehors, seule, incapable de m'occuper, de préparer ma nourriture ! », répond-elle en paraissant faire un effort après lequel elle retombe plus déprimée et inquiète.

— Elle a de temps en temps des périodes de quelques mois de relèvement de l'activité cérébrale pendant lesquelles elle brode ou ravaude, mange assez volontiers, parle un peu spontanément, mais il suffit de s'occuper un peu d'elle, de faire la moindre allusion à la possibilité de lui rendre un jour la liberté pour ramener la dépression avec anxiété que vous voyez, ce qui indique manifestement qu'elle a toujours conscience de sa situation, qu'elle la déplore toujours et qu'elle n'a pas encore subi d'évolution très sensible.

Comme je vous l'ai dit, la mélancolie simple n'est généralement caractérisée, à sa phase d'état, que par une dépression générale, une douleur morale et de l'aboulie ; ces troubles qui caractérisent aussi l'accès de mélancolie simple périodique, peuvent rétrograder, s'atténuer insensiblement ou assez rapidement, brusquement parfois (mélancolie périodique), disparaître définitivement (guérison de mélancolie simple). Mais, *dans cette mélancolie non périodique*, surtout lorsqu'elle dure depuis quelque temps, il arrive assez fréquemment des idées de suicide à côté de la douleur morale et de l'aboulie, idées de suicide à caractère altruiste[1], semblant avoir pour cause la crainte de rester ainsi indéfiniment sans volonté, sans énergie, incapable de se rendre utile, de répondre aux témoignages d'affection donnés par l'entourage ; le mélancolique se dit qu'il est à charge, désormais inutile, réduit à traîner une

---

1. Nous verrons, au contraire, des idées de suicide essentiellement égoïstes dans certaines mélancolies délirantes, ou à la fois égoïstes et altruistes dans la plupart des mélancolies délirantes.

existence sans but, pénible pour lui et pour les personnes qui l'affectionnent, surtout pour ces dernières (car il est resté altruiste), et il se souhaite la mort, il pense qu'il devrait se suicider et il déplore de n'avoir pas l'énergie de le faire. Là se bornent généralement ses idées de suicide ; les tentatives de suicide sont relativement rares, au moins assez tardives, et quand le mélancolique simple essaie de passer à l'acte, c'est, habituellement, parce que le moyen de suicide s'offre pour ainsi dire à lui et le sollicite en quelque sorte. Le suicide peut donc, mais rarement, être une des terminaisons de la mélancolie simple, surtout non périodique, qui finit parfois aussi par la mort (misère physiologique, cachexie, marasme de pellagre, maladies incidentes des débilités particulièrement sensibles aux refroidissements, etc...), — ou, enfin, par *passage à une forme délirante*. Il s'agit, dans ce dernier cas, de mélancolie développée sur un terrain mieux préparé par hérédité et c'est la tare héréditaire qui va donner l'orientation du délire dont les couleurs accessoires, le brio seront fournis par les circonstances de milieu, d'éducation, etc...

Complications possibles. — Si l'on ne découvre pas d'idées délirantes proprement dites dans la mélancolie simple, des interprétations fausses en quelque sorte accidentelles peuvent intervenir et accroître la douleur morale ou les dangers : je vous citerai, par exemple, le cas d'une malade mariée, âgée d'une quarantaine d'années, qui, à la phase de début d'une mélancolie, s'occupant encore un peu de son ménage, va chercher du petit bois pour allumer son feu ; son chat était couché sur le fagot ; en cassant une branche un peu plus résistante que les autres, elle éprouve un fourmillement dans la main droite (gauchère) et, aussitôt, naturellement portée au pessimisme, elle a la pensée que ce bois a peut-être été mordu par son chat qui est peut-être enragé, que les fourmillements sont peut-être l'indice d'une inoculation ; saisissant immédiatement une hachette qui se trouve par hasard devant elle, elle s'ampute la main droite. Envoyée dans le service, il y a une vingtaine d'années, elle nous quittait guérie après quelques semaines de traitement. Il est probable qu'elle n'a pas eu de rechute puisque (indigente de cette région) nous ne l'avons pas revue ?

Ce fait relaté pour montrer que, même dans la mélancolie, des accidents difficiles à prévoir sont possibles et que, par conséquent, tout mélancolique, même à la phase de début, doit être l'objet d'une surveillance soutenue.

MÉLANCOLIE DÉLIRANTE. — Les causes de la mélancolie simple, sans délire, sont aussi causes de la mélancolie délirante, mais celle-ci se produit surtout chez des sujets dont la *tare héréditaire est plus lourde.* Sa phase de début est, en général, caractérisée par la dépression, l'aboulie, la douleur morale que nous avons vues symptômes principaux de la mélancolie simple, mais l'anxiété est plus rapidement accusée et de façon plus intense ; la tendance au délire ne tarde pas à se manifester, le malade est, en quelque sorte, *poussé, sollicité* à la recherche des causes de sa tristesse, de sa dépression, de son aboulie, il est amené à s'interroger mais d'une façon à peu près commune à tous les mélancoliques qui deviennent délirants et qui rend bien manifeste l'influence de la constitution originelle sur l'orientation du délire.

L'éducation, le milieu, les vicissitudes subies apportent des caractères en somme secondaires et ne jouent qu'un faible rôle dans l'évolution générale ; c'est à la tare originelle qu'est due la symptomatologie fondamentale.

Cependant les influences de milieu, d'éducation et surtout de crises physiologiques peuvent déterminer quelques variétés dont il est utile de connaître les principales, au moins au point de vue de mesures précautionnelles prescrites par les réactions possibles de tel ou tel trouble délirant ou hallucinatoire.

Les mélancoliques délirants ont parfois présenté, à la première phase de la maladie, une grande dépression, une douleur morale bien manifeste, de l'aboulie, mais ils ne sont pas arrivés à ce degré d'affaissement que vous avez remarqué chez la malade que vous avez vue ; il leur reste, en général, un peu plus d'activité cérébrale psychogène, ils peuvent tout en déplorant chercher à s'expliquer un peu leur situation et la recherche des raisons de leur état s'accomplit sans grands et trop pénibles efforts puisque la solution, latente en eux, n'attend pour ainsi dire que l'occasion d'apparaître et sollicite (obsession) le raisonnement qui doit la faire éclore ; ainsi naît le délire, dont l'apparition suit, du reste, d'assez près les premiers symptômes manifestes de mélancolie. — A mon avis, la principale idée délirante, l'idée en quelque sorte latente qui devient le plus souvent idée directrice est une idée de culpabilité, idée de culpabilité positive ou négative selon que le malade se croit accusé à tort ou réellement coupable ; dire que l'on se croit l'objet d'accusations graves, tout en niant le bien-fondé des accusations que l'on soupçonne être portées, en cherchant si elles ne reposent pas cependant sur quelque faute oubliée, et aboutir à peu près constamment à l'affirmative, c'est bien, il me semble, obéir à une tendance latente à l'auto-accusation : la plupart des malades qui se demandent si les accusations que l'on colporte probablement contre eux n'ont pas quelque raison d'être, finissent par les trouver légitimes et par s'accuser ; il y a donc chez tout mélancolique une tendance à l'auto-accusation.

Cette mélancolique, en voie d'amélioration, dit en se lamentant, parlant des premiers temps de sa maladie : « Je m'accusais souvent de bien des choses que je ne devais pas dire ; je me suis pourtant déclarée coupable d'avoir volé des poires et je savais bien que je n'avais jamais pris un seul fruit à qui que ce soit ; je me suis accusée d'avoir mis le feu quand un incendie a éclaté dans la commune et je n'y étais pour rien ; *mais c'était plus fort que moi ; il fallait toujours que je cherche à me montrer coupable !* » Cette femme vous montre bien la tendance latente, devenant obsédante, à l'idée de culpabilité, et vous explique bien ce que vous observez chez cette autre mélancolique, à peu près de même âge :

Agée de cinquante-quatre ans, cette femme, dont nous ne connaissons pas les antécédents héréditaires, eut ses premières règles à l'âge de treize ans et sa menstruation fut normale jusqu'à l'âge de cinquante et un ans, époque de la ménopause. Mariée à vingt-huit ans à un ivrogne, violent, elle eut, deux ans après, un fils, toujours en bonne santé jusqu'à ce jour, et une fausse couche à l'âge de quarante-quatre ans. L'âge critique, le chagrin causé par la perte d'un œil et la crainte de perdre l'autre, de laisser seul un mari ivrogne, incapable de se soigner seul, seraient les principales causes déterminantes de l'état actuel que vous voyez surtout caractérisé par une dépression profonde, par une anxiété continuelle, par des lamentations, la malade déplorant son état d'affaissement, se désolant à la pensée qu'elle ne peut plus donner à son mari les soins dont il a besoin et se disant que le monde doit la mépriser, que l'on doit l'accuser d'inconduite, de calomnies, d'avoir fait mourir l'enfant qu'elle eut avant terme, il y a dix ans, et, en pleurant, elle proteste ainsi de son innocence : « Je vous assure que je me suis toujours bien tenue, je ne suis pas une femme d'inconduite, je n'ai dit de mal de personne et ce serait monstrueux de dire que j'ai tué mon enfant, que j'aurais commis un crime pareil ; *je vois* cependant qu'on doit le croire, qu'on doit me considérer comme une criminelle. » Lui demande-t-on si elle a jamais surpris quelque propos justifiant ses appréhensions, elle répond : « Non, je n'ai rien entendu, *mais il me semble* que l'on me considère comme une grande criminelle, et pourtant, je ne suis pas coupable. » — Voilà une idée négative de culpabilité nettement exprimée et qui indique, à mon avis, que le délire mélancolique est encore en voie d'organisation ; cette malheureuse plaidant aujourd'hui non coupable, alors que

personne ne l'accuse, qu'elle n'est pas sous l'influence
d'hallucinations accusatrices de l'ouïe, finira par se défendre de plus en plus mollement et par s'accuser, au
contraire, de tout ce qu'elle voudrait aujourd'hui arracher de l'esprit des personnes qui l'entourent, car la
conviction de son innocence ne lui enlève pas le besoin
(obsession[1]) de se reconnaître coupable. Une autre mélancolique du service fut ainsi pendant plusieurs semaines (malgré protestations d'innocence, conviction maintes fois affirmée d'innocence) se demandant sans cesse
si sa dépression et la perte de toute énergie n'étaient
pas réellement cependant l'expression d'une sorte de
malédiction[2], et, finalement, apparut l'idée positive de
culpabilité ; la malade vint un jour à moi et s'écria,
en pleurant : « Oui ! maintenant, j'ai tout compris, je
m'explique tout : c'est pendant mon sommeil que je
commets des fautes ; je ne veux plus dormir ! »

Ainsi, en raison de son hérédité, de sa prédisposition, tout mélancolique a une tendance en quelque
sorte impulsive à plaider coupable ; c'est surtout de
son niveau intellectuel, d'influences professionnelles ou
de milieu que résultera la précocité ou la tardivité de
la solution, c'est-à-dire du délire mélancolique : Le
sujet ayant reçu une éducation religieuse exagérée sera
naturellement porté à penser à une punition du ciel, à
une malédiction, et, scrutant tous les actes de sa vie,
il trouvera ou qu'il a dû faire une mauvaise première
communion, qu'il a commis quelque sacrilège, ou qu'il

1. Expression de tare héréditaire latente.
2. Femme dont le niveau intellectuel était peu élevé.

n'a pas donné aux vieux parents qu'il a perdus, tous les soins qu'il leur devait, etc.. et il ajoutera bientôt, de cette façon, une idée de damnation, de possession démoniaque, d'expiation, etc., à l'idée de culpabilité ; il paraîtra désormais atteint d'un délire mélancolique à caractère surtout religieux, de *mélancolie dite religieuse*. Les habitudes professionnelles apporteront plutôt la réponse aux doutes, aux recherches d'un autre mélancolique : un commerçant, par exemple, sera promptement amené à penser qu'il a pu, qu'il a dû se rendre, qu'il s'est rendu réellement coupable de vols, de tellement de vols qu'il ne peut plus songer à indemniser toutes ses victimes, et aux idées de culpabilité s'adjoindront des idées d'indignité, de mépris de soi-même, etc., qui feront de lui un *mélancolique à idées délirantes associées*. Un autre malade, en général ancien névropathe, enclin à l'analyse de ses sensations, se découvrira maintes infirmités, qu'il considérera évidemment comme une punition bien méritée par ses crimes, et il apparaîtra surtout avec délire *mélancolique hypochondriaque*. Un quatrième se figurera que les personnes qui lui sont chères sont ou seront victimes innocentes de ses fautes, de ses crimes, de son inconduite, que la malédiction qui pèse sur lui, les atteindra également, et il sera souvent plus préoccupé pour son entourage que pour lui-même (*mélancolie à idées centrifuges de persécution*). Un cinquième que vous verrez en état de stupeur (*stupeur mélancolique*) est en quelque sorte anéanti par crainte, par terreur résultant surtout d'hallucinations très pénibles, d'interprétations fausses, etc.

Quelle que soit la variété de mélancolie délirante,
vous retrouvez toujours ces caractères fondamentaux :
idée directrice de culpabilité, latente ou manifeste,
humilité, caractère centrifuge, fixité et monotonie du
délire, monotonie et cercle restreint du délire car l'activité psychique reste diminuée, même lorsque hallucinations et illusions sont survenues.

Je retiendrai un peu votre attention sur les principales variétés de mélancolie, pour vous faire connaître
les réactions qui en découlent le plus fréquemment et
les mesures précautionnelles qu'elles dictent.

Exemple de mélancolie anxieuse [1] : cette femme arrivée à la ménopause et constamment déprimée, tracassée
sous l'influence d'idées de culpabilité, de damnation,
d'expiation, d'indignité, de possession démoniaque et
dont le *délire est devenu centrifuge*, à tel point qu'elle
est, depuis qu'elle se figure devoir être cause de souffrances ou de tortures pour les siens, dans un état d'anxiété
qu'elle n'avait jamais présenté antérieurement. Voici
comment elle est arrivée à l'état actuel : Elle est née fin
1859 avec une tare héréditaire affirmée par son cas et
par celui d'un frère depuis plusieurs années en traitement dans un service d'aliénés ; elle a vécu chez ses
parents jusqu'à l'âge de quarante-quatre ans, toujours
en bonne santé mais avec un caractère un peu sombre.
Elle se maria tardivement, à l'âge de quarante-qua-

_____

1. Influence des croyances religieuses souvent bien accusée dans
cette variété.

tre ans, épousa un homme beaucoup plus âgé qu'elle
(62 ans), et, comme son mariage se fit contre le gré de
ses parents, ceux-ci, pour la punir, vendirent tous leurs
biens ; son mari géra mal ses affaires, perdit tout son
avoir et elle se vit honnie de ses parents, menacée de
la misère alors qu'elle arrivait à l'âge critique (menstruation irrégulière un an après son mariage ; aujour-
d'hui ménopause) ; c'était évidemment plus qu'il ne
fallait pour faire éclore l'aliénation mentale chez une
telle prédisposée : elle tomba dans un état de dépression profonde, incapable de s'occuper, passant même
la plus grande partie du jour au lit, gémissant, déplorant sa situation, ne dormant plus et ne montrant un
peu d'énergie que pour repousser les personnes qui
voulaient lui faire quitter son lit. Finalement, ses
parents qui l'avaient recueillie chez eux, se décidèrent
à la mettre en traitement dans un service spécial ; elle
était malade depuis sept mois lorsqu'on nous l'amena,
fin 1906 : très déprimée, se lamentant sans cesse, elle
ne parlait pas volontiers, mais, très pressée de questions, elle s'écriait cependant : « Laissez-moi donc, je
ne mérite pas que l'on s'occupe de moi, je suis une
grande criminelle, j'ai fait le malheur de mes parents
qui avaient toujours été très bons pour moi, trop bons,
et je l'ai fait en toute conscience, alors que j'aurais pu
m'en empêcher, et, si mon mari est aujourd'hui malheureux, c'est encore de ma faute ; je leur ai désobéi
et j'ai augmenté leurs charges par ma paresse ; ma
conscience me reproche toutes sortes de mauvaises
actions, me dit que je suis damnée, indigne de vivre,
que je n'ai d'affection pour personne et je n'ai pas seu-

lement le courage de me donner la mort ! Il faut encore que je vienne ici à la charge de mes parents ! Je me suis bien jetée dans un puits, mais il n'y avait presque pas d'eau et je n'ai pas eu l'énergie d'aller plus loin. Elle resta une huitaine de jours sans s'alimenter elle-même, autant par crainte d'occasionner de nouvelles dépenses à ses parents, par altruisme, que pour essayer de se laisser mourir d'inanition ; puis elle se mit à manger seule, son état général qui laissait à désirer, probablement par suite d'insomnie et d'alimentation depuis longtemps irrégulière, s'améliora franchement sous l'influence de l'alitement continu, d'une alimentation rationnelle, assurée, quand il le fallait, par cathétérisme naso-pharyngien, quelques doses de sulfonal et quelques bains aidant, et l'état mental ne tarda pas à devenir assez satisfaisant. Deux mois et demi après, cette femme, revenue à son état normal, était rendue à son mari.

Six mois après : elle retombait, assez brusquement, à la suite d'une vive frayeur causée par une rixe à laquelle son mari avait pris part, dans laquelle il fut très maltraité et qui nécessita l'intervention de la gendarmerie. Elle fut aussitôt déprimée, inquiète et elle ne tarda pas à se dire (à tort) cause de tout le mal, à se figurer que son mari allait être incarcéré, peut-être torturé, et tout cela à cause de ses fautes, d'une malédiction qu'elle fait peser sur tous les siens. Ses idées de culpabilité, d'indignité, de damnation et ses craintes, surtout pour les siens, étaient telles qu'elle ne cessait de crier qu'elle était seule coupable (caractère centrifuge du délire) et qu'elle réclamait sans cesse un prétre auquel elle voulait confesser ses fautes bien qu'elle n'eût aucun espoir de pardon, mais elle tenait à les dire avant de subir les tortures qui lui étaient certainement réservées et qu'elle avait méritées. Je ne devrais pas manger, ajoutait-elle, je ne mérite pas la nourriture que l'on donne à un chien, et elle refusait les aliments. C'est dans ces conditions qu'elle nous revint il y a quelques mois, avec cette mentalité que vous trouverez encore aujourd'hui.

Le caractère centrifuge pris par le délire est important à retenir; il explique l'accroissement de l'anxiété mais il prescrit aussi une plus grande vigilance, les interprétations fausses les plus dangereuses, les plus difficiles à prévoir étant alors à redouter; c'est ainsi que peuvent apparaître idées de suicide, d'homicide, d'infanticide, pour éviter supplices, tortures physiques ou morales dont le mélancolique voit les siens et lui même menacés; une de mes malades, se croyant condamnée à la décapitation, cherchait à se suicider par strangulation pour avoir, disait-elle, la certitude de paraître au moins devant Dieu, avec sa tête et d'entendre l'arrêt suprême. Je me réserve de parler plus tard des idées de négation que l'on rencontre parfois bien nettement accusées chez les mélancoliques anxieux, mais elles sont chez les malades analogues à celle-ci seulement relatives à la personnalité morale (elle vous a dit n'avoir plus d'affection, n'avoir jamais eu réellement d'affection pour ses parents ou pour son mari, n'avoir jamais eu de sentiments[1]).

1. Elle est, comme tout mélancolique, restée surtout altruiste cependant, puisqu'elle est plus tracassée pour les siens que pour elle-même.

La mélancolie à idées de persécution, relativement rare, ne s'observant que chez des sujets un peu avancés en âge (35 à 50 ans surtout), semble ainsi se rapprocher par quelques conditions étiologiques du délire systématisé progressif, mais elle en diffère totalement par la symptomatologie. Chez le mélancolique à idées de persécution prédominantes l'idée de culpabilité n'apparaît pas toujours bien manifestement, mais l'observateur attentif saura toujours découvrir une tendance prononcée à l'auto-accusation quand il se trouvera en face du délire de persécution à caractères si spéciaux du mélancolique, caractères que vous donne nettement cette malade :

Célibataire, âgée de cinquante ans, domestique d'un Monsieur âgé, elle a perdu son père par suite d'une gastrite chronique et sa mère par suite de cachexie cancéreuse ; sa mère avait eu une atteinte de mélancolie à l'âge de quarante-huit ans, une dizaine d'années au moins avant sa mort. Notre malade a reçu une instruction primaire ordinaire, elle a un niveau intellectuel moyen ; sa menstruation a toujours été régulière de l'âge de dix-huit ans à l'âge critique (actuel) ; mais elle est, dès l'enfance, sujette à de la gastralgie et à des migraines. L'approche de la ménopause eut chez elle pour conséquence une dépression générale avec aboulie ; elle était apathique, elle négligeait les soins du ménage dont elle était chargée ; elle se sentait affaissée et incapable de réagir ; à la façon des mélancoliques qui feront surtout du délire de persécution, elle se demanda (tendance latente à l'auto-accusation) quelle pouvait bien être la cause d'un tel état, si elle

ne devait pas le considérer comme une punition, et elle
chercha dans son passé ce qui pourrait bien motiver
un tel châtiment ; mais elle ne trouva rien tout d'abord
et elle fut ainsi amenée à chercher en dehors d'elle,
à se demander si elle n'aurait pas mécontenté quelques
voisins, si elle n'aurait pas été jalousée par quelque
voisine et elle ne tarda pas à se dire qu'elle ne pouvait être que victime de quelque personne malveillante, peut-être de quelque personne qu'elle a pu blesser par un acte ou par un propos inconsidéré (toujours
tendance à l'auto-accusation), qu'on lui avait probablement jeté un sort. Elle se mit alors à épier les personnes avec lesquelles elle avait été en relations, elle
écoutait aux portes, cherchant à surprendre quelques
propos qui lui expliqueraient peut-être la cause de son
état et elle crut entendre des chuchotements, elle eut
bientôt idées de persécution et hallucinations de l'ouïe,
mais, en raison de la prédominance d'altruisme qui
domine chez tout mélancolique, elle pensa que peut-
être son maître aurait à souffrir de la malveillance qui
pesait sur elle, elle eut des craintes pour lui, elle
prétendit bientôt encore avoir « entendu à travers la
porte d'un grenier des entretiens d'individus chargés
d'assassiner son maître » et elle voulut le suivre partout
pour le protéger ; elle ne le laissait plus sortir seul,
elle l'enfermait dans sa chambre lorsqu'elle avait une
course à faire, elle télégraphia à ses parents de venir
veiller sur lui. Elle devenait dangereuse pour ce patron, qu'elle tenait presque complètement séquestré,
pour de prétendus persécuteurs qu'elle commençait à
désigner par leurs noms, et pour elle-même, car, au

paroxysme d'un accès de désespoir, elle avait tenté de s'ouvrir une artère. On la plaça dans le service où vous la voyez sans cesse anxieuse, déplorant constamment la situation de son maître et s'accusant de fautes diverses, revendiquant pour elle seule les supplices que l'on voudrait infliger à un innocent et protestant avec véhémence contre son hospitalisation : « Je ne dois pas être ici, s'écrie-t-elle, ma place est à côté de mon maître pour le défendre ; je me suiciderai si je reste éloignée de lui, je me briserai la tête contre les murs ; cependant je ne voudrais pas mourir avant lui, je veux rester pour le défendre, pour qu'ils ne le fassent pas souffrir ; vous verrez qu'ils le tueront si je ne rentre pas, car il n'est pas méfiant, il se laissera surprendre. Et cependant, il ne leur a rien fait, il n'a fait de mal à personne ; il n'y a que moi qui aurais pu faire du mal et encore je n'ai presque rien fait, car tout ce que l'on dit sur ma conduite est faux ; je n'ai rien à me reprocher que d'avoir pris peut-être un peu de vin et de liqueur à un patron ; si c'est pour cela qu'on nous traque, on doit me poursuivre seule, puisque je suis seule coupable. Et je vous préviens que je ne mangerai rien ici, car je n'ai pas envie d'être empoisonnée, je ne veux pas mourir avant mon maître, je veux le protéger parce qu'il n'est pas assez méfiant. »

Vous voyez comment, sous l'influence des hallucinations et des idées de persécution, deviennent plus intenses et plus vives toutes les craintes, plus à redouter toutes les réactions extrêmes, tentatives de suicide, d'homicide, de suicide à deux ou plusieurs, etc., et qu'il arrive encore un moment où l'idée de culpabilité finit par se dégager. Elle apparaît toujours, à mon avis, chez tout mélancolique, même avec un caractère un peu flou comme chez cette malade qui me disait à chaque instant : « Je me demande tout de même si je ne ferais pas quelquefois du mal en dormant, sans le savoir », et qui me suppliait de ne pas lui donner d'hypnotiques, de la laisser sans sommeil afin de désarmer ses ennemis, de la protéger ainsi, elle et ses enfants qu'elle sentait surtout menacés.

Comme l'a si bien fait remarquer Séglas (leçons cliniques), ces mélancoliques à délire centrifuge de persécution se distinguent des persécutés proprement dits en ce qu'ils subissent les accusations mais ne se font jamais accusateurs eux-mêmes et ne manifestent que rarement des idées de vengeance ; ils ont une tendance obsessive à exalter les vertus d'autrui pour se diminuer encore, donc à plaider non coupable pour autrui et coupable pour eux. Vous ne verrez jamais non plus le persécuté non mélancolique avoir, comme beaucoup de mélancoliques à idées de persécution, conscience qu'il ne présente plus un état normal.

Dans une autre variété de mélancolie (*mélancolie à idées de ruine*), vous verrez, à côté des grands symptômes habituels de mélancolie délirante, prédominer des idées de ruine et d'incapacité qui en font la variété la plus grave au point de vue de l'intensité des tendances au suicide et du danger pour la famille du malade : le mélancolique se désole en pensant aux charges de sa famille, alors qu'il ne peut plus rien faire, qu'il ne sert plus qu'à accroître les dépenses ; il se croit seul responsable de cette situation qu'il attribue à sa paresse, à son désordre, à un orgueil qui l'entraînait à des dépenses non en rapport avec ses ressources ; j'ai voulu paraître, dit-il, j'étais un orgueilleux doublé d'un paresseux, d'un gourmand ; c'est ce qui m'a mis dans cet état ; s'il n'y avait que moi de puni encore, ce ne serait rien, mais mes enfants, ma famille ! C'est la misère qui nous attend tous, par ma faute ! Il en arrive peu à peu à croire que son entourage doit porter ces mêmes accusations, lui reprocher peut-être ses aliments, ses dépenses, d'où refus des aliments et idées de suicide. Sous l'influence d'un raptus, dans un moment d'exaspération causé par la crainte de voir les siens souffrir de la misère, il peut devenir homicide, directement ou par provocation, entraînement au suicide.

Cette demoiselle âgée de cinquante-six ans, dont une sœur est aliénée depuis plus de trois ans et qui eut une première atteinte de mélancolie, qui ne dura que trois mois, à l'âge de quarante-cinq ans, est arrivée à la ménopause, il y a cinq ans, sans accidents, mais elle dut fournir récemment, pendant plusieurs semaines, une très grande somme de travail pour faire face à diverses dépenses nécessitées par son commerce ; le résultat de préoccupations, de veilles anormales fut un nouvel état de mélancolie : elle perdit le sommeil, elle resta déprimée de jour, elle se sentit peu à peu incapable de travailler, elle pensa immédiatement qu'elle redevenait malade et elle vit dans sa situation un châtiment : elle avait, se disait-elle, mal soigné sa sœur, elle avait rendu sa séquestration nécessaire et, maintenant, son tour arrivait, elle allait à la ruine, à la misère dont sa sœur subirait aussi les conséquences, elle était damnée et indigne de vivre : « Que me restait-il à faire, s'écrie-t-elle, si ce n'est ce que j'ai essayé de faire ! J'ai essayé de m'empoisonner en prenant beaucoup de sirop de chloral et de sirop de morphine, et, voyant que je ne réussissais pas, parce que je n'en avais pas assez, mes affaires devenant de plus en plus mauvaises parce que j'avais été une paresseuse et une égoïste, sentant que j'allais bien être ruinée et peut-être entraîner des parents dans la misère, me considérant avec raison comme une criminelle, indigne de vivre, j'ai mis le feu à ma maison et je me suis couchée espérant être carbonisée ; malheureusement, on m'a sauvée, mais je ne mérite pas de vivre, ma place est en prison en attendant la mort. »

Chez *le mélancolique hypochondriaque*, habituellement ancien névropathe, vous ne remarquerez tout d'abord que la dépression de la première phase des mélancolies en général et une exagération des préoccupations égoïstes du névropathe, puis, au fur et à mesure que le malade cherchera à s'expliquer les causes de son état, la tendance à l'idée de culpabilité l'amènera à se dire qu'il subit une punition, et, pour peu que le délire s'étende, il prendra aussi le caractère centrifuge que je vous ai fait remarquer plusieurs fois déjà, comme chez ce malade dont l'anxiété paraît augmenter considérablement quand je l'approche et qui cherche à s'éloigner en disant : « Je vous en prie, monsieur, je suis maudit, ne m'approchez pas, je sens mauvais, j'ai une mauvaise maladie que vous pourriez peut-être gagner ; c'est une punition du ciel, je suis un misérable, un criminel, je ne devrais pas être conservé ici, parce que je ne peux y faire que du mal, je rendrai malades toutes les personnes qui m'entourent, ou enfermez-moi seul, qu'on me laisse expier mes fautes sans danger pour les innocents. » Les tendances au suicide sont parfois très accusées aussi chez de tels malades et elles se manifestent surtout par un refus des aliments qui peut cependant résulter aussi d'anorexie, d'un mauvais état des voies digestives, souvent un peu cause également de l'orientation du délire.

Telles sont les quatre principales variétés de thèmes types sous lesquelles peut se présenter la mélancolie délirante. Le thème délirant semble toujours rattaché à une idée de culpabilité, positive ou négative ; il comprend toujours, comme corollaire, des tendances au suicide et, fréquemment, des idées de suicide à deux ou plusieurs, des idées d'infanticide, d'homicide. En raison de la diminution de la volonté, le mélancolique ne passe pas rapidement à l'acte, mais i faut veiller cependant sérieusement et compter avec l'influence d'un raptus, d'impulsions suscitées par hallucinations, illusions ou interprétations pessimistes subitement accrues. Les moyens de suicide ou d'homicide auxquels des mélancoliques ont eu recours sont extrêmement variés : strangulation, pendaison, étouffement, asphyxie à l'aide de chiffons bourrés dans le pharynx, asphyxie par le charbon, incinération, précipitation, immersion, etc. : un de nos malades s'est enfoncé un grattoir à papier dans le cœur ; un malade observé par J. Siza-

ret s'est fait une arme d'une croûte de pain très dess-
séché, taillée en biseau, à l'aide de laquelle il put cou-
per peau et muscles, parvenir jusqu'au cœur et se
faire une plaie qui entraîna la mort ; la femme se suicide plutôt par pendaison, précipitation d'un lieu élevé,
immersion, asphyxie (réchaud).

J'ai peu parlé jusqu'à présent des hallucinations
du mélancolique ; mais, à l'exception des hallucinations
de l'ouïe assez communes dans la mélancolie à idées
de persécution, *les hallucinations* sont relativement
rares à la phase d'état de la mélancolie délirante franche ; elles ont même été niées ; on prend bien souvent
des interprétations délirantes pour des hallucinations
si l'on n'interroge pas très attentivement ses malades :
telle malade qui vous dit entendre qu'on l'accuse de
ceci ou de cela. qu'on lui dit qu'elle est une criminelle,
une damnée, etc..., vous répondra, si vous la question-
nez bien, « j'entends sans entendre, c'est surtout la
voix de la conscience qui me fait des reproches », ou
« je n'entends pas réellement des voix, c'est en moi
que cela reproche », ou encore « c'est mon passé qui
m'accuse » ; telle autre, comme celle que vous avez
entendue, il y a un instant, dira : « on m'accuse d'avoir
tué un enfant, d'avoir eu de l'inconduite, d'avoir calom-
nié », et, lorsque vous lui demandez si réellement elle
entend ces accusations, si elle distingue nettement des
voix accusatrices, elle vous donne une explication qui
indique clairement qu'elle n'a pas entendu d'accusations, mais qu'il lui semble seulement que l'on doit
l'accuser ou qu'elle prend pour elle tout ce qui se dit

autour d'elle de malveillant ou de grossier, qu'elle
s'applique tous les gros mots échappés par ses compagnes et particulièrement les expressions accusatrices [1].

Vous rencontrerez parfois des hallucinations verbales psycho-motrices, d'abord conscientes, le malade
disant qu'il lui semble que quelqu'un parle en lui mais
qu'il ne le croit cependant pas ; si la maladie ne tend
pas à la guérison, ces hallucinations deviendront peu
à peu inconscientes et il en résultera un commencement d'altération, de dédoublement de la personnalité.
Les hallucinations sensorielles, nettement accusées,
peuvent être considérées aussi comme indices de chronicité, lorsqu'elles ne sont pas expression de quelque
intoxication surajoutée, intoxication alcoolique, intoxication par la morphine, auto-intoxication et délire onirique à la suite d'hyperacitivité délirante et d'insomnie, etc... L'apparition des hallucinations sensorielles
doit être remarquée par le médecin non seulement au
point de vue d'un diagnostic plus précis et du pronostic, mais aussi parce qu'elles s'accompagnent trop fréquemment de réactions qui peuvent être dangereuses
pour le malade ou pour l'entourage non suffisamment
prévenu ; le refus obstiné des aliments, un mutisme
absolu, une recrudescence de tendances au suicide sont
souvent conséquences d'hallucinations impératives ou
d'hallucinations terrifiantes (lorsque ces dernières ne
vont pas jusqu'à l'absorption complète de l'attention

____

1. Voilà qui trahit bien sa tendance à plaider coupable bien qu'elle
se lamente en protestant de son innocence.

au point de plonger le malade dans un état de stupeur extrême) : tel mélancolique ne mange plus parce qu'il croit entendre une voix qui lui reproche de ne pas gagner sa nourriture, d'accroître les dépenses de sa famille, de ruiner sa famille, ou qui l'accuse de gourmandise, etc.; tel autre ne parle plus parce qu'on le lui défend, parce qu'une voix lui dit qu'il a tenu déjà trop de propos qui porteront préjudice à lui-même et à ses parents; tel autre encore, s'entendant menacer de supplices, de tortures, accuser de lâcheté parce qu'il ne se donne pas la mort pour mettre fin aux tourments qu'il occasionne à son entourage, etc., sera plus en danger de suicide, etc...

Les impulsions, sous forme de raptus, de crises délirantes paroxystiques à début soudain, sont assez fréquentes dans la mélancolie, consécutives à des hallucinations ou, surtout, à mon avis, à des illusions ou à des interprétations délirantes : le moindre bruit émotionnera, par exemple, d'une façon extraordinaire, le mélancolique qui croit devoir expier ses prétendus crimes sur l'échafaud ; il pensera entendre les derniers préparatifs, les pas du bourreau, un bruit d'essai de la sinistre machine, etc. ; il s'affolera au point de fuir par une fenêtre, sans se rendre compte des dangers réels auxquels il s'abandonne. La terreur peut être telle qu'il deviendra dangereux aussi pour les personnes qui se trouveront avec lui, soit qu'il veuille leur épargner par une mort prompte les tortures dont il les croit menacées, soit qu'il se figure un instant qu'un bourreau de ses enfants, qu'il a entendus crier, appeler au secours, est au milieu d'elles et qu'il pense le

distinguer, etc... Ces crises sont d'autant plus dangereuses qu'elles éclatent assez soudainement; il faut
donc toujours en prévoir la possibilité et recommander d'exercer une surveillance particulièrement soutenue sur tout mélancolique halluciné.

De la confusion mentale peut être la conséquence de
telles crises, surtout lorsqu'elles ont une durée un peu
longue ; elle est parfois assez accusée pour voiler le
délire, mais elle ne le masque que temporairement ; il
en est de même lorsqu'elle survient, en dehors de raptus, se rattachant à des troubles gastro-intestinaux ou
à de la fatigue cérébrale par suite de préoccupations
ininterrompues et d'insomnie. Simple phénomène épisodique, elle se dissipe après quelques jours de repos,
quelques nuits relativement bonnes.

Tous les phénomènes symptomatiques ou réaction-
nels dont il vient d'être question peuvent être observés,
plus ou moins accusés, les uns très manifestes, les autres relativement flous évidemment, chez le même
mélancolique, mais le fonds délirant, le thème principal est toujours assez fixe, restreint, monotone, attestant
la diminution, commune à tous les mélancoliques, du
champ de l'activité psychique.

Quant aux troubles physiques présentés par le mélancolique, ce que vous savez de l'influence du moral
sur le physique vous indique ce qu'ils doivent être et
l'attitude générale des malades que vous avez vus vous
en dit assez ; à la diminution de l'activité cérébrale
psychogène correspond un ralentissement des fonctions
de tous les organes ou appareils de la vie végétative
ou de la vie de relation.

Le pronostic de la mélancolie délirante est plus grave que celui de la mélancolie simple, le délire accusant une tare héréditaire plus lourde ; il est surtout grave pour la mélancolie à idées de ruine bien fixes et pour la mélancolie avec hallucinations sensorielles ou pour la mélancolie délirante rémittente ou intermittente. Comme dans la mélancolie intermittente sans délire, les troubles de la mélancolie délirante intermittente peuvent cesser brusquement, mais leur retour, il ne faut pas l'oublier, est souvent aussi très soudain ; je me rappelle une mélancolique considérée comme guérie par un de mes anciens maîtres et qui se jeta dans un puits le jour même où elle quitta son service.

Ce fait montre bien l'utilité d'une surveillance longtemps continuée à l'ancien délirant mélancolique, même alors qu'il ne présente plus une dépression sensiblement anormale, le sujet pouvant être un intermittent et menacé d'un nouvel accès à début sans prodromes. C'était évidemment le cas de la malade à laquelle je fais allusion ; elle eut une nouvelle atteinte dès son arrivée chez elle, et elle se donna la mort sans que rien ait permis aux personnes qui l'avaient ramenée à son domicile de prévoir une rechute aussi soudainement tragique.

DIXIÈME LEÇON

Mélancolie (*suite*) et syndrome cénesthopathie

Si nous résumons les caractères principaux de la
mélancolie délirante à la phase d'état, au point de vue
de la symptomatologie et du diagnostic différentiel,
nous trouvons, en outre des caractères fondamentaux
de la mélancolie sans délire :

Une humilité bien accusée avec tendance obsédante
à l'auto-accusation ;

Une orientation centrifuge de plus en plus marquée
du délire ;

Par conséquent une inclination particulière à plaider
toujours non coupable pour autrui, à exalter qualités
et mérites d'autrui pour se diminuer soi-même ;

Un caractère de rétrospectivité et de délire d'attente

(Séglas), le mélancolique cherchant dans son passé la cause du présent et vivant toujours dans l'appréhension de quelque événement malheureux pour lui-même ou pour les siens ;

Enfin, monotonie et fixité qui, seules, permettraient de le différencier assez facilement des autres délires systématisés.

La mélancolie, délirante ou non, telle que nous l'avons vue à la phase d'état, peut se terminer par la guérison ou faire place à des intervalles de lucidité et de raison complète qui font croire à la guérison lorsqu'elle est intermittente à intervalles assez longs, pouvant varier d'une à un grand nombre d'années. Il est logique et prudent de considérer toujours la personne ayant été atteinte de mélancolie comme exposée à une rechute, la mélancolie étant une vésanie d'accès (Séglas), et une première atteinte, surtout si elle s'est terminée brusquement, prescrivant, comme je vous l'ai indiqué par un exemple, pour toujours une sérieuse vigilance ; mais cette psychose évolue trop souvent tendant, comme beaucoup d'autres maladies mentales, à la déchéance intellectuelle générale, à la démence dont elle peut être séparée par une longue phase de chronicité, dans laquelle le malade a parfois besoin de soins spéciaux et présente souvent encore des dangers ; il est utile de connaître les uns et les autres pour traiter rationnellement ou prévenir.

Mélancolies chroniques

La mélancolie simple ou la mélancolie avec délire très restreint marchent parfois progressivement vers la déchéance complète sans délire surajouté ; ainsi passe peu à peu à la démence cette mélancolique que je connais malade depuis près de vingt ans : elle entra dans le service en 1887, âgée de cinquante-deux ans, ayant eu deux accès de mélancolie de 1882 à 1885, étant devenue de nouveau, quelques mois avant l'admission, très déprimée, se disant tourmentée par des remords, se demandant si elle n'avait pas mal soigné ses parents et surtout comment ses enfants pourraient faire face aux besoins du ménage avec une mère paresseuse, sans énergie, incapable de rendre le moindre service et dépensant comme autrefois ; elle avait cette mentalité lorsque je la vis pour la première fois, elle aurait voulu se laisser mourir d'inanition, elle n'acceptait les aliments que sous menaces d'être nourrie par cathétérisme naso-pharyngien, elle était gémisseuse, elle se lamentait, manifestant fréquemment le regret de ne s'être pas suicidée et de n'avoir pas tué ses enfants qui devaient souffrir d'avoir une mère aussi peu digne d'intérêt. Des hallucinations, de l'ouïe seulement, ne vinrent que beaucoup plus tard et elles étaient évidemment en rapport direct avec ses croyances délirantes : elle entendait ses compagnes parler d'elle avec expressions de mépris, dire qu'elle était l'antéchrist, que, si elle n'avait pas été lâche, elle se serait donné la mort, etc... Elle était ainsi toujours triste, très déprimée, traînant une vie misérable, la constitution un peu affaiblie en raison de sa tendance au refus des aliments qui lui faisait distribuer sa part de repas à ses compagnes lorsqu'elle parvenait à échapper à la surveillance, etc... Peu à peu, les facultés s'affaiblissant surtout par suite des progrès de l'âge, les hallucinations se dissipèrent, les idées délirantes s'effacèrent, la tristesse et la dépression s'atténuèrent, les sentiments affectifs même diminuèrent, l'état physique devenant, au contraire, de plus en plus satisfaisant, et vous l'entendez aujourd'hui dire qu'elle se trouve bien ici, qu'elle ne serait pas aussi heureuse chez elle et qu'elle ne désire pas sortir ; elle ne manifeste plus de sentiments affectifs que lorsqu'on lui parle de ses enfants ; elle ne parle plus de suicide que lorsqu'il est question de lui rendre la liberté ou lorsqu'on rappelle ses anciennes tendances et, alors, elle répond encore, mais en souriant : « Oh oui, je voudrais bien mourir ; que voulez-vous que cela me fasse pour ce que je fais sur terre. » Elle n'a plus assez de spontanéité, plus assez de mémoire pour vivre au dehors abandonnée à elle-même et il faut évidemment la maintenir hospitalisée ou la placer dans un milieu familial où elle trouvera sollicitude et surveillance encore nécessaires, des idées de suicide pouvant reparaître, très temporairement, même chez des déments anciens mélancoliques, à l'occasion de contrariétés résultant simplement d'observations un peu brusques ou de besoins non satisfaits.

Quelques malades simplement déprimées, inertes, conservant habituellement un mutisme complet, pa-

raissant ne prendre jamais le moindre intérêt à ce qui
se passe autour d'elles, vont à la chronicité, à la déchéance intellectuelle définitive sans que l'on remarque
une transition ; quand on peut obtenir d'elles quelques
mots, on constate qu'elles touchent à la démence ou
qu'elles sont démentes. Cependant, lorsque vous voyez
de telles malades prendre un embonpoint relatif sans
qu'il se produise un peu de changement favorable du
côté de la mentalité, vous devez penser à la chronicité.

Le passage de la phase d'état à la phase de chronicité, pour les mélancolies délirantes, est habituellement
annoncé par une diminution de la dépression générale,
par une modification du caractère centrifuge des préoccupations, *par une généralisation des sentiments altruistes*, des préoccupations altruistes *et une diminution
parallèle de sentiments affectifs naturels*, par une certaine augmentation de l'activité psychique avec exten-
tion des interprétations fausses, un peu plus de variété
du délire qui tend de plus en plus à dominer, par l'apparition d'hallucinations ou d'illusions sensorielles
relativement précises et amenant bientôt, chez beaucoup de malades, une altération de la personnalité ;
enfin, la chronicité s'annonce, également chez ces mélancoliques, par amélioration de l'état physique sans
modification favorable parallèle de la mentalité.

Il semble que l'apparition d'idées délirantes et d'hallucinations sur les symptômes généraux de mélancolie
simple soit en quelque sorte un stimulant de l'activité cérébrale psychogène dont elles attestent surtout un retour ; les moments d'excitation ou plutôt les

réactions bruyantes, parfois assez vives, qui en découlent ne sont pas rares. Si des idées délirantes nouvelles surgissent, comme cela arrive de coutume assez rapidement, elles sont en rapport avec la variété primitive du délire mélancolique (phase d'état), en rapport aussi avec le niveau intellectuel antérieur, avec les habitudes ou l'éducation et elles donnent ainsi à chaque malade quelques caractères particuliers, évidemment secondaires, que l'on pourra ne jamais rencontrer chez d'autres mélancoliques chroniques : nous avons eu, par exemple, dans le service une malade, ancienne mélancolique délirante, qui se disait comtesse de Montjuville et qui prétendait avoir en elle sept plantes dont la floraison était réglée de telle façon que chaque jour de la semaine apportait un seul des parfums, comme l'accusaient, affirmait-elle, sueur, haleine, urine et matières fécales : le lundi était le jour du jasmin, le mardi celui du réséda, le mercredi celui de l'héliotrope, le jeudi celui du romarin, le vendredi celui de la violette, le samedi celui de la rose, et le dimanche celui de l'œillet. Elle manifestait un grand étonnement lorsqu'on lui demandait le parfum du jour ? Mais approchez-vous donc de moi, s'écriait-elle, vous le sentirez. — C'est la seule interprétation fixe, durable, de ce genre que j'aie rencontrée en trente ans de pratique spéciale. Je vous présenterai dans un instant une mélancolique chronique chez laquelle vous verrez surtout des idées de grandeur religieuse mais avec une note, absolument secondaire, bizarre, que vous retrouverez rarement aussi et dont je ne pourrais guère trouver dans mes souvenirs que trois ou quatre exemples analogues.

Les interprétations de ces chroniques ont, en général, un caractère de niaiserie qui suffirait pour attester de la déchéance intellectuelle. Les phénomènes les plus saillants sont ou des idées hypochondriaques niaises, une altération du sentiment de la personnalité (altération générale ou partielle) portant sur un organe, sur plusieurs organes ou s'étendant à toute la personnalité, soit que le malade se figure, comme cette femme, avoir une langue et des yeux de bêtes, soit qu'il se dise possédé du démon, qu'il sent en lui, qu'il entend, qui prend possession de ses organes au point qu'il ne puisse plus lui-même parler quand ou comme bon lui semble, etc. ; ce sont aussi des idées enfantines de grandeur, d'énormité, de grossesse, de négation, d'immortalité, etc..., et des hallucinations ou des illusions en rapport avec tous ces troubles dont elles ont, par conséquent, les caractères d'absurdité. La plupart de ces symptômes de chronicité existent chez cette malade : atteinte de mélancolie anxieuse, en 1900, à l'occasion de l'approche de la ménopause, elle fit deux tentatives de suicide par immersion et chercha à entraîner même par violences son mari et ses enfants ; ce sont ces faits qui motivèrent son envoi dans le service où elle arriva déprimée, surtout en proie à des idées de culpabilité, de damnation, s'accusant de tous les crimes imaginables et disant déjà entendre une voix qui, la condamnant à mort, lui donnait l'ordre de mourir, de se suicider, de refuser toute alimentation ; aussi fit-elle, dans les premiers temps de séjour à l'asile, de nombreuses tentatives de suicide, par strangulation notamment, et refusa-t-elle souvent les aliments avec une obstination telle qu'il fallût maintes fois avoir recours à la sonde œsophagienne pour la nourrir. Peu à peu, idées de culpabilité, d'expiation et hallucinations impératives acquirent une telle intensité que les réactions bruyantes devinrent fréquentes, elle fut et elle est encore souvent criarde, se lamentant, déplorant sa situation en criant ou proférant des injures à l'adresse des personnes qui la protègent contre elle-même, qui préviennent les tentatives de suicide dont elle cherche toujours quelque occasion : « Je suis une vache, une bête, je ne suis pas une femme, je suis la dernière des misérables, il y a longtemps que je devrais être crevée ; c'est honteux qu'on me fasse vivre », s'écrie-t-elle à chaque instant. Elle n'a plus peur maintenant seulement pour son mari et pour ses enfants, comme autrefois, son altruisme s'est considérablement étendu (signe de chronicité) et vous l'entendez crier : « Je suis la dernière des dernières, j'ai fait mourir déjà tant de monde, je suis cause des malheurs de tout le genre humain ! Tant de pauvres gens que l'on brûle à cause de moi et qui sont innocents ! Et on m'oblige à vivre ! à quoi bon ! Pour faire souffrir tant de monde ! » Elle est très hallucinée, elle entend toujours des voix qui l'accablent de reproches, qui lui apportent des nouvelles de toutes les catastrophes dont elle est cause, elle sent des odeurs de chair brûlée qui proviennent des chaudières dans lesquelles on a plongé ses victimes et elle se dit possédée du démon, accusant à la fois hallucinations de la sensibilité générale, hallucinations motrices et altération partielle de la personnalité lorsqu'elle ajoute : « Vous ne voyez donc pas que je ne suis plus comme autrefois, que j'ai deux yeux de bêtes différentes, une langue de bête; c'est le démon qui fait tout cela; il est en moi; quand vous croyez que je crie, le plus souvent ce n'est pas moi qui crie, c'est lui qui fait marcher ma langue, c'est lui qui dit les grossièretés que vous entendez. » Enfin, cette malheureuse a déjà des idées de négation et d'immortalité qu'elle exprime ainsi : « Pourquoi m'obliger toujours à manger, à quoi cela sert-il de faire des dépenses pour moi, de priver de pauvres gens de nourriture pour moi, puisque je ne digère pas, puisque le démon m'a enlevé l'estomac et l'intestin ! Ce n'est pas cela qui me ferait mourir ; le démon me soutiendra toujours, me fera vivre pour continuer à faire le mal du genre humain. »

La chronicité est parfois annoncée, au contraire, non par extension du champ du délire mais par une diminution, un amoindrissement du délire, de la douleur morale, de la dépression et par une régularisation des fonctions physiques mais sans retour de sentiments affectifs normaux, l'affectivité baissant très sensiblement comme les facultés intellectuelles et la conscience.

La variété anxieuse de la mélancolie délirante est surtout caractérisée, à la phase de chronicité, par du délire hypochondriaque niais, des idées de négation, d'immortalité, ou de l'altération de la personnalité, des idées de possession démoniaque et des hallucinations ou illusions diverses ; il en est de même de la mélancolie primitivement à forme hypochondriaque et dela mélancolie à idées de ruine ; la mélancolie à idées de

persécution prédominant à la phase d'état présente
surtout, à la phase de chronicité, du délire de grandeur,
parfois assez étendu, et principalement du délire de
grandeur religieuse, et les hallucinations sensorielles
auditives ou *visuelles* sont assez communes dans cette
variété de mélancolie chronique qui se rapproche ainsi,
par d'assez nombreux caractères de chronicité, des
délires systématisés chroniques de dégénérés mixtes. —
Voici un exemple dans lequel vous verrez ce délire
ambitieux enfantin avec persistance de troubles accusant encore la forme primitive (mélancolie à délire
centrifuge de persécution) : Cette malade, entrée dans
le service en 1894, aujourd'hui âgée de soixante-deux
ans, vous dit qu'elle remplit une haute mission, que
Dieu élève en elle des Esprits qui doivent devenir enfants, qu'il les dissémine dans tout son corps, enfermés
en de petites boîtes carrées ; il y en a de complètement
développés, d'autres en voie de développement, d'autres
encore commençant à se former ; elle ressent des
coliques quand un enfant nouveau est à terme ; elle
entend cette nombreuse famille : les uns lui parlent,
elle les comprend, les autres pleurent, d'autres rient ;
elle souffre quand ils souffrent ; elle a dû, ajoute-t-elle,
en avoir de très malades car elle est morte plusieurs
fois déjà mais elle est ressuscitée aussitôt puisqu'elle
ne peut mourir définitivement. « Je ne les mets pas
au monde, dit-elle encore, afin de ne pas les exposer
à la trahison ; le monde est si méchant ; je suis obligée de prendre toujours beaucoup de précautions pour
qu'on ne leur fasse pas de mal ; tenez, si quelqu'un
me pousse un peu, me touche un peu fort, cela fait

souffrir les petits qui sont sous la peau à l'endroit touché. » Elle « entend les saints causer au firmament », elle a vu le Saint Esprit, et elle a encore des interprétations délirantes analogues à celles que vous avez rencontrées dans plusieurs cas de délire de persécution à caractère centripète : Dieu lui répond par le timbre de la pendule ; elle comprend les moineaux, qui sont des anges. Enfin elle vous montre, lorsque je ne soutiens plus son attention par quelques questions, que son affaiblissement intellectuel est encore plus accentué réellement que ne l'indiquait la niaiserie des idées et des interprétations délirantes que je viens de souligner ; je la laisse un instant sans lui parler et elle s'écrie, en se levant et en nous quittant : « Le bon Dieu a bien du tracas, en ce moment, c'est pour cela qu'il fait mauvais temps ; ses élèves·saints *lavent de l'eau* pour entretenir les astres ! »

Des raptus, des retours passagers de troubles de la phase d'état peuvent encore se produire dans la phase de chronicité, même lorsqu'elle a déjà une longue durée, lorsque le passage à la démence est proche ; le malade peut donc être dangereux encore ou pour lui-même ou pour autrui du fait de la réapparition très passagère d'anciennes idées ou interprétations délirantes que l'on croyait définitivement disparues : j'ai connu un malade, ancien vésanique, depuis longtemps noté dément, considéré depuis de longues années comme inoffensif, que l'on laissait vaquer librement à de grossières occupations, balayage de passages, d'avenues de l'établissement, et depuis années et années ; cet ancien mélancolique, un vieillard, s'est suicidé par pendaison à la crémone d'une porte, dans un réfectoire, au milieu d'autres malades ; lorsque l'infirmier, qui le croyait simplement assis sur le parquet et somnolent, vint l'appeler pour lui faire prendre son repas, il était mort.

Quel que soit le délire du mélancolique chronique, il faut considérer ce malade comme dangereux ou toujours susceptible de le devenir ou pour lui-même, ou pour son entourage.

Les exacerbations délirantes ou hallucinatoires avec les réactions qui en découlent sont, chez beaucoup de sujets [1], assez fréquentes et peuvent se produire périodiquement pendant un temps assez long, des années, notamment chez la femme ; *arrivée à la ménopause, la mélancolique présente parfois encore assez longtemps des recrudescences mensuelles de troubles.* Ce que je vous ai dit de la mélancolie intermittente ou rémittente, quant aux caractères généraux, pourrait encore trouver place ici.

La phase de chronicité, délirante ou non, est en somme surtout marquée par un abaissement du niveau intellectuel et une amélioration de l'état physique, les autres caractères, lorsqu'on les soumet à une analyse un peu attentive, affirmant aussi de la diminution du jugement, un amoindrissement de la vision mentale,

---

1. Des troubles impulsifs peuvent être observés chez les mélancoliques chroniques comme chez les maniaques chroniques, tous plus ou moins entachés de dégénérescence, l'impulsivité étant en quelque sorte stigmate fondamental de dégénérescence.

c'est-à-dire de la déchéance intellectuelle. La marche vers la démence est plus ou moins rapide suivant l'importance de la tare héréditaire, l'âge, le niveau intellectuel primitif, la constitution, la diathèse du malade, les causes déterminantes, etc.

Le mélancolique chronique qui ne finit pas par le suicide, succombe généralement par suite de quelque affection organique chronique ou d'une maladie incidente.

Influences des principales étapes physiologiques de la vie et des grandes fonctions des organes de la génération :

Enfance. — Bien que rarement, la mélancolie s'observe cependant chez l'enfant : mélancolique, il est inquiet, taciturne, il s'isole, il parle à peine, il a parfois des hallucinations ou des illusions terrifiantes, surtout à la suite de récits, de lectures, de rêves ; vous jugerez de sa frayeur par une mimique plus ou moins expressive de stupeur. Les idées de suicide, les tendances à l'homicide peuvent apparaître aussi chez l'enfant, mais on peut dire que, le plus souvent, il est sollicité au suicide ou à l'homicide par lectures, souvenirs rappelés par la vue de certains objets, etc... ; Moreau, de Tours, fils, cite le cas d'un enfant de quatorze ans, qui, quelque temps après avoir assisté à l'enterrement d'un camarade suicidé, étant venu se rafraîchir à l'endroit où ce camarade s'était donné la mort et ayant vu une corde, se suicida dans le même lieu et de la même façon.

Une mélancolie de forme hypochondriaque a été

signalée chez les enfants débiles, gâtés. Mais on ne relève pas dans la mélancolie de l'enfant, naturellement égoïste, les caractères d'altruisme que vous avez vus dans celle de l'adulte.

Puberté. — A la puberté, l'enfant est toujours quelque peu enclin à la mélancolie ; rien de surprenant donc à ce que l'on rencontre la mélancolie maladie mentale chez l'enfant prédisposé, mais, en général, notamment chez les catholiques, elle se manifeste surtout sous forme de folie religieuse (idées de culpabilité, de damnation), l'influence de l'éducation (époque de préparation à la première communion) se faisant bien sentir, sous forme de mélancolie avec stupeur (érotisme, idées de culpabilité, hallucinations et illusions terrifiantes) ; elle est parfois intermittente, souvent épisodique, accompagnée d'actes impulsifs, d'obsessions ou d'hallucinations chez un sujet dont le niveau intellectuel est manifestement diminué, et elle appartient alors à la symptomatologie de l'hébéphrénie, de la démence précoce.

Age moyen. — C'est surtout de la mélancolie de l'âge moyen qu'il a été question dans la description générale que j'ai donnée.

Age critique. — Les sentiments altruistes que nous avons vus tendre à prédominer à l'âge moyen sont encore bien manifestes et il se produit chez la femme, pendant quelques années après la disparition des règles, une recrudescence mensuelle d'impressionnabilité qui prescrit un redoublement périodique de surveillance.

A l'âge critique, la mélancolie affecte surtout une forme anxieuse, panophobique et les idées de négation sont souvent plus variées, plus accusées, l'évolution vers la chronicité plus rapide.

Sénilité. — Avec les progrès de l'âge, les sentiments altruistes sont de moins en moins vivaces, aussi voit-on surtout une prédominance de sentiments égoïstes dans la mélancolie du vieillard, des idées de ruine, le désir de mourir (non dans la crainte d'être à charge, mais surtout dans la crainte de la misère) et des idées de suicide relevant surtout de tels sentiments égoïstes.

Grossesse, allaitement. — La mélancolie des femmes enceintes ou des nourrices est rarement franche ; elle ne représente guère qu'une partie de la symptomatologie d'une aliénation mentale qui relève à la fois d'une tare héréditaire et d'intoxications endogènes, les folies des femmes enceintes, nouvelles accouchées ou nourrices, devant être considérées surtout comme associations de troubles dus les uns à l'hérédité, les autres à une auto-intoxication en quelque sorte accidentelle, comme aliénations mentales par causes associées auxquelles je consacrerai une leçon spéciale.

Quant aux influences professionnelles, aux influences d'intoxications diverses dans la pathogénie et l'évolution ou la symptomatologie de la mélancolie, nous les verrons en étudiant les folies par intoxications exogènes ou hétérogènes (mélancolies épisodiques).

Anatomie et physiologie pathologiques. — Cette ques-

tion, on peut encore le dire, est simplement à l'étude.
On a parlé d'œdème du cerveau du mélancolique, mais,
si cet œdème était constant, serait-il conséquence ou
cause de maladie? Sa fréquence n'est même pas établie?
On a signalé du ramollissement de l'écorce de la base du
cerveau de mélancoliques hypochondriaques à hallucinations verbales psycho-motrices avec dédoublement de
la personnalité, idées de négation surtout relatives à
leurs organes splanchniques, idées d'immortalité, mais
n'y avait-il pas eu diagnostic incomplet sinon erreur de
diagnostic et ne s'agissait-il pas de mélancolies épisodiques, liées à une affection paralytiforme (intoxication
chronique à la phase de parésie générale) ou à une paralysie générale progressive? On a invoqué l'influence
de névrites périphériques et d'altérations consécutives
pour expliquer certaines hallucinations ou illusions; on
a de même fait jouer un grand rôle étiologique à des
altérations organiques splanchniques, à la vérité susceptibles d'occasionner des interprétations délirantes,
des illusions sinon des hallucinations. Le rôle des glandes à sécrétion interne ou des organes dépuratifs doit
être assez considérable dans la pathogénie de la mélancolie ou au moins des paroxysmes mélancoliques, car,
dans les états mélancoliques aigus, l'urine est hypertoxique et le sang hypotoxique ; vous verrez, du reste,
des mélancolies qui semblent bien déterminées par une
insuffisance hépatique puisqu'elles guérissent par traitement du trouble hépatique. Le retour mensuel de
paroxysmes, atténués chez les mélancoliques chroniques arrivées à la ménopause, n'atteste-t-il pas aussi
une influence de glandes à sécrétion interne?

Diagnostic différentiel. — Vous distinguerez la mélancolie hypochondriaque de l'hypochondrie du dégénéré mixte ou du paranoïaque primitif par le caractère égotique du délire de ces derniers et par la connaissance de la mentalité antérieure. Les mêmes caractères vous feront différencier facilement la mélancolie à idées de persécution des délires de persécution précédemment étudiés, dans lesquels vous avez toujours vu prédominer de l'égotisme et qui ne s'accompagnent que rarement d'hallucinations de la vue que l'on peut, au contraire, rencontrer plus communément dans la mélancolie chronique. Quant aux mélancolies intermittentes, elles laissent dans les périodes de raison une lucidité complète, une mentalité normale, tandis que le dégénéré sujet à des troubles intermittents présente toujours de la déséquilibration psychique ou de l'insuffisance mentale. Les mélancolies épisodiques ou secondaires sont toujours accompagnées de symptômes somatiques ou de troubles qui permettent de les différencier, ainsi du reste que l'évolution antérieure de phénomènes anormaux. Il ne faut pas oublier que le délire d'auto-accusation n'est pas spécial à la mélancolie délirante type, vous pourrez le trouver dans d'autres maladies, caractérisant en quelque sorte un état mélancolique épisodique, dans l'hystérie, dans certains délires occasionnés par de l'intoxication alcoolique, au milieu des manifestations de la paralysie générale progressive, etc., mais la mélancolie proprement dite a toujours d'autres symptômes fondamentaux sur lesquels j'ai suffisamment insisté pour n'avoir plus à les rappeler ici.

Vous aurez, enfin, un peu de tendance à porter le diagnostic « mélancolie délirante » si vous vous trouvez en face d'un malade présentant tous les caractères d'un syndrome dépressif spécial récemment décrit par MM. Dupré et Camus et dont je vous montrerai deux exemples dans un instant en vous donnant les renseignements nécessaires pour éviter une erreur de diagnostic dont les conséquences (pronostic grossièrement erroné) pourraient être graves pour le malade ou pour les siens, sinon pour le médecin lui-même.

Dangers et médecine légale. — Après tout ce que je vous ai dit de la symptomatologie et des réactions possibles, je n'ai pas à m'étendre longuement sur les dangers qui peuvent résulter de la mélancolie : suicide, homicide, infanticide, incendie, auto-mutilations sont les principaux actes à redouter : le mélancolique est incendiaire par idée de suicide ou pour brûler démons, sorciers, ennemis dont il croit les siens victimes ; il est parfois homicide ou auto-mutilateur sous l'influence d'interprétations fausses, d'interprétations de nature hypochondriaque même alors que la chronicité est depuis longtemps affirmée.

C'est à l'occasion d'une de ces réactions que l'attention de la Justice peut être appelée sur lui, mais les troubles sont suffisamment apparents pour ne laisser aucun embarras au médecin consulté relativement à l'état mental ; le mobile de l'acte délictueux ou criminel étant d'ordre délirant, le sujet ne peut évidemment être considéré autrement que comme malade (sans restriction).

Mais la mélancolie est parfois simulée ? — La symptomatologie fondamentale constante sur laquelle j'ai particulièrement insisté, notamment la prédominance de sentiments altruistes, l'évolution des troubles symptomatiques, ce que vous savez des hallucinations, de l'époque de leur apparition vous feraient démasquer assez facilement le simulateur, qui serait aussi incapable de simuler longtemps et de façon continue le ralentissement notable de toutes les fonctions des organes ou appareils principaux de la vie végétative ; le simulateur s'alimente plus volontiers que le véritable mélancolique ; il ne reste pas accablé lorsqu'il ne se croit pas observé et, à l'encontre du vrai mélancolique, il dort généralement assez bien. Enfin, les circonstances de début du changement de *modus vivendi* vous mettront souvent bien vite en garde.

Traitement. — Le traitement d'une mélancolie doit comprendre des prescriptions et des mesures assez diverses puisqu'il est dicté non seulement par l'intérêt du malade mais aussi par un souci de protection de la famille, de l'entourage et de la société :

A. — MÉLANCOLIE SANS DÉLIRE. — La maladie ayant éclaté généralement à la suite de tracas, de misère, de mauvais traitements ou de chagrins ayant entraîné insomnies, fatigue du système nerveux, la première indication est de mettre le système nerveux au repos par l'alitement qui n'a pas seulement pour effet de mieux assurer ce repos, de faciliter la circulation chez un sujet dont toutes les énergies sont diminuées (muscle cardiaque, etc...), mais qui offre d'autres avantages·

surveillance et alimentation plus faciles, moins de dangers de refroidissements surtout à redouter pour malades aussi inertes et, en général, aussi débilités, à nutrition languissante. L'alitement continu nécessite évidemment une surveillance spéciale si les malades sont des séniles ou des mélancoliques extrêmement débilités, l'œdème pulmonaire, la congestion pulmonaire hypostatique étant alors à craindre. Il prescrit toujours une assez grande attention de la part du médecin, car, trop prolongé, il deviendrait nuisible, notamment pour les sujets jeunes et principalement pour ceux dont l'affection tend à la chronicité ; il pourrait créer chez les uns et les autres une habitude d'inertie qu'il serait difficile de vaincre, surtout lorsque la chronicité serait affirmée ; c'est ainsi que l'on voit dans les asiles des malades qui ont pour ainsi dire la manie du lit. Après un alitement de quelques semaines, il faut essayer de donner un peu de mouvement au malade, faire quelques appels à son activité cérébrale, conseiller quelques courtes promenades, tenter de l'intéresser à quelques petits ouvrages, l'occuper un peu au lit ou au moins chercher à le faire mais sans insister par trop. L'alitement permet en outre de mieux surveiller et traiter les troubles physiques qu'il importe de ne pas négliger, anorexie, embarras gastrique, constipation (lavages de l'estomac, laxatifs, purgatifs, antiseptiques des voies digestives, etc...). Une thérapeutique rationnelle et active doit être instituée contre toutes les causes physiques occasionnelles d'ordre médical ou d'ordre chirurgical (affections des cavités naso-pharyngiennes, affections utérines, etc.) ; il faut combattre sans retard toutes les causes d'affaiblissement physique, organiques ou autres, toutes les maladies incidentes, qui contribueraient à prolonger la durée de la mélancolie et peut-être à amener la chronicité. Tout mélancolique a besoin d'un régime alimentaire spécial, surtout lacto-végétarien, de toniques, de reconstituants; si le malade ne s'alimente pas suffisamment, il faut le nourrir sans retard à l'aide de la sonde œsophagienne, mais il est bon de laisser toujours en vue, sur sa table de nuit, quelques aliments, car il est des malades qui se mettent à manger lorsqu'ils pensent qu'on ne les observe pas ou sous l'influence d'une modification passagère de leur mentalité.

Lorsque le mélancolique est très débilité, surtout s'il présente quelque symptôme d'auto-infection, des injections de sérum peuvent être utiles ; les lavements antiseptiques, notamment les lavements camphrés, m'ont fréquemment donné de bons résultats.

L'hydrothérapie vous rendra de bons services, agissant évidemment comme traitement hygiénique général[1] ; les bains, de 30 à 35°, doivent être de courte durée, quinze à trente minutes ; les douches chaudes ou la douche écossaise sont seules à prescrire suivant l'état physique, et elles doivent être suivies de frictions générales qui suppléeront un peu à l'inactivité habituelle du sujet.

Les frictions sèches, matin et soir, outre qu'elles peuvent servir à régulariser les fonctions de la peau et

---

[1]. Action sur la santé générale, action régularisatrice de fonctions utile au maintien de la santé générale : peau, système nerveux périphérique, etc...

du système nerveux périphérique, sont un adjuvant utile des hypnotiques et, lorsqu'elles sont bien faites, elles suffisent parfois pour donner du sommeil. Le massage est surtout utile lorsque le mélancolique présente de la confusion mentale.

Les hypnotiques ne doivent être donnés que très prudemment car ils peuvent occasionner des troubles gastro-intestinaux, s'ils n'ont pas d'action directe plutôt fâcheuse sur le système nerveux ; lorsqu'il y a indication formelle, c'est à l'opium (quinquina du cœur disait Trousseau), à la morphine, au sulfonal, au véronal, au trional, qu'il faut donner la préférence ; je vous conseille de laisser de côté chloral, chloralose [1] et tous les hypnotiques dont l'innocuité n'est pas bien attestée, car ils pourraient être particulièrement dangereux chez le mélancolique dont, je ne saurais trop le dire, les fonctions organiques, notamment les fonctions des organes d'excrétion, ne s'accomplissent pas très régulièrement.

Le traitement moral est surtout utile dans la mélancolie ; il est bon de témoigner au malade de la sollicitude mais une *sollicitude discrète* de façon à laisser le cerveau au repos, à ne pas stimuler l'activité cérébrale, à ne pas provoquer les marques de faiblesse irritable que déterminent si facilement chez les sujets débilités les contrariétés et même les distractions ou les voyages qui, contrairement à la croyance du public, aggravent

---

1. Le chloralose, dont l'action est très variable d'un sujet à l'autre, a donné des accidents à très petites doses ; j'ai vu des doses de vingt centigrammes occasionner des convulsions épileptoïdes qui ne se produisaient jamais lorsque les malades ne prenaient pas le médicament.

souvent la mélancolie. Il est prudent, par conséquent, de ne discuter que très discrètement, sans insistance, la situation du malade ; le mélancolique est, du reste, assez auto-suggestible et, en l'obligeant à penser davantage à sa situation, à discuter une interprétation fausse, on ne peut que fixer davantage cette interprétation erronée ou causer de la fatigue cérébrale, de la confusion mentale [1]. Le malade ne doit évidemment jamais rester ou du moins se croire sans surveillance, les tendances dangereuses pouvant s'accuser brusquement (raptus), et la surveillance doit être exercée par plus fort que lui en prévision de paroxysmes à caractère impulsif durant lesquels l'énergie est accrue. Comme le mélancolique est généralement *plus troublé le matin*, la vigilance doit être particulièrement attentive dans la seconde partie de la nuit et la première moitié du jour ; elle sera plus soutenue aussi lorsque la mélancolique sera à une époque menstruelle.

B. — Mélancolie délirante aigue. — Tout ce que je viens de dire visait également la mélancolie délirante aiguë ; sa thérapeutique sera, parfois, complétée utilement, en cas de raptus, d'excitation paroxystique, par bromure de potassium ou injections de morphine répétées dans les vingt-quatre heures suivant l'intensité du délire et l'excitation ou les réactions consécutives ; mais

[1]. Afin que le malade puisse trouver le repos absolu nécessaire, il est sage de l'éloigner de sa famille, de le placer dans un milieu où il trouvera une tranquillité complète, où il n'aura aucune cause de désorientation ; je ne vous engagerais donc pas à l'envoyer dans de grands services d'aliénés où il serait en contact plus ou moins immédiat avec des malades bruyants ou très délirants dont le voisinage n'aurait sur lui que des effets fâcheux.

s'il y a de la confusion mentale, si la nutrition se fait mal, laissez de côté bromure de potassium et tous hypnotiques, ils accroîtraient la confusion, et ne négligez pas l'antisepsie du tube digestif, rappelez-vous que les lavements camphrés donnent souvent de bons résultats, que la mentalité devient surtout meilleure lorsque s'améliorent les fonctions de l'appareil digestif et de ses annexes.

Les bains de 30 à 35°, de quinze à trente ou quarante-cinq minutes, suivant qu'il y a ou non de l'excitation, dans ce dernier cas répétés dans les vingt-quatre heures, sont souvent utiles.

Le traitement moral est ici très important aussi : il est sage de ne pas discuter le délire du malade, de ne pas abonder dans son sens ; il est préférable de s'abstenir de toute allusion à son état, à sa mentalité, en raison de son auto-suggestibilité et de la facilité avec laquelle on détermine la fatigue cérébrale ; d'où l'utilité d'éloigner à tout prix la famille toujours disposée à discuter, à relever les erreurs, à consoler, et qui ne fait ainsi qu'aggraver la maladie ; il y a, du reste, danger à laisser des prédisposés, mère, frères ou sœurs surtout, en contact avec un délirant (folies à deux ou plusieurs) [1].

La maison de santé, le service hospitalier spécial s'imposent, à mon avis :

Quand vous avez à craindre la folie à deux ou la folie communiquée, notamment dans une famille où l'on compte déjà un certain nombre de suicides, dans

---

1. Donc chercher surveillants en dehors de la famille.

une famille de névropathes ; il est donc utile d'apprécier l'état mental et la sensibilité de l'entourage, de s'enquérir des antécédents familiaux ;

Si la surveillance continue ne peut pas être bien assurée à domicile ;

Si vous ne pouvez pas alimenter régulièrement le malade ;

Si les prescriptions médicales ne sont pas exactement suivies ;

Si l'on n'a pas la certitude de pouvoir prévenir les tentatives dangereuses ;

Si, après quelques semaines de traitement, la maladie reste complètement stationnaire ;

Si tous les moyens de traitement rationnel ne peuvent être bien employés à domicile.

Quand une amélioration se dessine, les distractions et les occupations n'exigeant qu'une faible attention sont très utiles ; le traitement moral est alors très efficace : le malade commence-t-il à reconnaître un peu le mal-fondé d'une de ses interprétations délirantes, on peut lui venir en aide, rappeler tel souvenir pour lui éviter des recherches parfois assez longues et, par conséquent, de la fatigue cérébrale ; on doit l'aider à retrouver la conscience de ses actes, de sa situation dès que l'on voit qu'il cherche à le faire lui-même.

Si le mélancolique en voie d'amélioration est dans un service hospitalier spécial et notamment dans un asile d'aliénés, il faut l'en faire sortir dès que l'amélioration est un peu franche et ne pas laisser ce timide, ce sujet si impressionnable au milieu de malades à délire actif ou turbulents, — s'il peut recevoir au dehors des soins rationnels bien entendu, soins rationnels au sujet desquels vous ferez bien de donner toujours de très pressants conseils à la famille et à l'ancien malade afin de prévenir une rechute.

C. — MÉLANCOLIE CHRONIQUE. — La thérapeutique de la mélancolie chronique est surtout palliative ; c'est la thérapeutique préventive ou directe des réactions, qui doit découler évidemment de tout ce qui vient d'être dit. Une surveillance continue est toujours nécessaire au mélancolique chronique, des raptus étant encore possibles avec impulsions au suicide notamment, même alors que la démence paraît proche ; n'oubliez pas l'exemple que je vous ai cité : suicide d'un dément, ancien vésanique considéré depuis plusieurs années comme inoffensif et jouissant d'une liberté très grande dans l'établissement où il était hospitalisé.

Syndrome cénesthopathie, à l'âge critique.

(Considéré comme variété de mélancolie de l'âge critique, particulière à un certain groupe de dégénérés.)

Il est un syndrome dépressif dont la place me semble aussi dans toute étude clinique de la mélancolie parce qu'il relève de conditions étiologiques analogues à celles des mélancolies surtout fréquentes à l'âge critique (hérédité, névropathisme, névralgies antérieures, surmenage physique, traumatismes moraux, mais surtout hérédité et âge critique) et parce que son expres-

sion symptomatique générale le rapproche beaucoup
aussi des mélancolies de la ménopause (dépression avec
aboulie plus ou moins prononcée, idées de négation,
désespérance remarquable, etc...). Ce syndrome appartient au groupe des cénesthopathies récemment distingué par MM. Ernest Dupré et Paul Camus [1]; les deux
faits sur lesquels je me propose d'appeler votre attention ne représentent qu'une phase avancée de cénesthopathie type Dupré et Camus, mais avec quelques caractères spéciaux qu'il est, à mon avis, utile de
faire ressortir un peu spécialement dans l'intérêt du
malade et dans l'intérêt de la famille ou de la société.

« Les cénesthopathies sont d'une manière générale
les troubles de la sensibilité commune ou interne, de
cette sensibilité qui, normalement inconsciente, constitue le fondement de la personnalité. — Le syndrome
cénesthopathie, apanage des héréditaires ou dégénérés,
apparaît comme une forme sensitive spéciale de la déséquilibration constitutionnelle du système nerveux [2]. »
Vous remarquerez, en effet, dans l'histoire de nos deux
malades, des antécédents héréditaires et, à toutes les
étapes de l'existence, des troubles accusant une déséquilibration fonctionnelle du système nerveux, vous
verrez aussi une prédominance actuellement bien manifeste de troubles de sensibilité commune ou interne,
mais vous serez frappés certainement aussi par une
série de caractères généraux, étiologie, facies, attitude

1. Congrès de Genève-Lausanne, 1907 ; comptes rendus. *Et Encéphale*, n° de décembre 1907.

2. Dupré et Camus, *loc. cit.*

générale, anxiété, incapacité de travail, désespérance,
idées de négation qui vous feront penser immédiatement
à établir un rapprochement entre ces états mélancoliques et les mélancolies types de la ménopause ; nous
examinerons s'il y a lieu de les en différencier.

Notre première malade est une célibataire, âgée de
cinquante et un ans, fille unique d'un « original, minutieux », nièce de six déséquilibrés (frères de son père)
dont un épileptique. — Sa menstruation, sauf une interruption de quatre mois à l'occasion de la mort de sa
mère, a toujours été normale, comme périodicité, de
l'âge de quinze ans (puberté) à l'âge de quarante-sept
ans (ménopause) mais *toujours très douloureuse*. Cette
demoiselle n'a jamais eu une belle santé physique, mais
elle n'a jamais été atteinte de maladies physiques graves ; elle a reçu une assez bonne éducation, elle a pris
le brevet élémentaire, et la première partie de son
existence a été relativement douce, elle vécut dans une
certaine aisance, puis vinrent des revers, des pertes
d'argent et il fallut peiner pour vivre ; elle était en dernier lieu, et depuis un assez grand nombre d'années
lorsqu'elle vint à Maréville, ouvrière d'usine de blan-
chiment, manipulant chaque jour savons, acide chlo-
rhydrique, etc. ; elle travaillait, par conséquent, dans de
mauvaises conditions de milieu, et son système nerveux
ne pouvait que souffrir de causes d'altération de la
santé physique, surtout à l'âge critique et alors que
constitutionnellement anormal et qu'une prédisposition
originelle s'était depuis longtemps affirmée : la malade
nous dit, en effet, qu'elle a toujours été très scrupuleuse,

qu'elle en a beaucoup souffert, qu'elle était fréquemment obsédée par quelque idée qu'elle savait fausse mais qu'elle ne pouvait chasser de son esprit qu'après quelques jours ou quelques semaines d'examen, de recherches qu'elle ne pouvait parfois pas interrompre pendant la nuit, qui lui « fatiguaient le cerveau », et, quelque temps après, un nouveau scrupule obsédant surgissait, occasionnant mêmes tracas, qu'elle savait cependant non fondés, et même fatigue cérébrale (voilà bien l'obsession stigmate de dégénérescence) ; elle nous apprend aussi qu'elle eut, à l'âge de vingt-neuf ans, une atteinte de troubles analogues à ceux qu'elle présente aujourd'hui, mais moins accusés alors, et qui nécessitèrent cependant un traitement dans une maison de santé car elle ne s'alimentait plus, prétendant qu'elle ne le pouvait pas en raison de très pénibles « maux de tête » et parce qu'il lui semblait que son « estomac était fermé ». Elle se rétablit assez bien, en quelques mois, et elle vécut à peu près normalement jusqu'en février 1907, époque à laquelle prédisposition héréditaire, pertes d'argent, privations, peut-être travail spécialement dangereux pour elle et surtout âge critique, ménopause amenèrent les troubles cénesthopathiques actuels.

Vivant seule, et ne s'occupant plus, elle se laissa tomber dans un état de malpropreté repoussante, elle ne changeait plus de linge de corps, elle se nourrissait à peine et fort mal ; il lui arrivait de temps en temps de pousser des cris perçants, même pendant la nuit ; elle se plaignait de « maux de tête » qui lui faisaient perdre l'intelligence et elle parlait parfois de se jeter par la fenêtre, de se noyer, mais, bien qu'abandonnée à elle-même, elle ne fit aucune tentative de suicide. C'est dans ces conditions qu'on fut amené à la placer à Maréville.

Vous la voyez aujourd'hui, comme elle est arrivée dans le service, avec dépression consciente, aboulie consciente, se tenant la tête, les deux mains appliquées sur le front, lorsqu'on l'interroge et disant, *même en souriant* (si je l'interroge en souriant), éprouver « *des maux de tête incroyables* » qui lui font croire parfois, ajoute-t-elle, que sa raison se perd, d'où cris, menaces de se donner la mort « mais sans avoir intention de le faire » ; « je ne suis pas folle, je sais ce que je dis et ce que je fais ; vous ne me croyez pas, mais vous avez tort ; ce que je ressens de plus pénible, c'est que je vois tout, je comprends tout, mais je ne le sens pas comme je devrais le sentir : vous dites « j'ai froid, j'ai chaud » quand la température varie beaucoup, vous en sentez les nuances, moi, je ne ressens plus cela ; il y a sûrement là (tenant et montrant sa tête) quelque chose qui est anormal : ou des veines bouchées ou obstruées ou quoi?—Je ne sais pas. Je ressens comme des cercles de fer autour de la tête, comme de fines piqûres d'aiguilles rougies au feu autour de la tête, et dans tout le corps c'est une raideur complète. J'ai les yeux raidis ; c'est par là que j'ai commencé à souffrir ; il me semble qu'ils ne remuent pas, qu'ils ne sont pas mobiles ; *la vue est un peu myope, mais la vue est bonne* (elle est réellement myope). Je n'ai rien de mal du côté des oreilles, je ne le crois pas, j'entends bien, et le goût et l'odorat sont bien conservés ; c'est plutôt le sens du toucher qui est atteint, ainsi : j'ai voulu caresser un petit chien, je l'ai pris dans les mains, mais je l'ai caressé gauchement ; si je touche des journaux, je les déchire ; si je touche un objet, je le laisse tomber. C'est répandu par tout le corps ; *sûrement tout le sens du toucher est altéré*. L'estomac, en temps qu'organe (*sic*), doit être bon, puisque je ne vomis pas ; seulement, une demi-heure après le repas, je ressens comme si une poche se refermait et comme une *barre* à la place de l'estomac. J'ai des sensations de *raideur* dans les membres, je n'ai plus de souplesse ; il me semble que j'ai entre les doigts de petits morceaux de bois qui les tiennent raides ; il manque quelque chose comme l'huile dans une machine à coudre ; *il y a quelque chose qui n'existe plus en moi.* » Et elle répète à chaque instant: « Je ne sens plus comme une autre, je ne pense plus comme une autre, il y a quelque chose d'obstrué dans le cerveau. » Elle dit aussi : « L'année dernière, j'ai eu toutes les peines du monde à faire une simple adresse de lettre ; je l'ai faite, mais difficilement ; la lecture me fatigue, tout me fatigue ; vous ne savez pas ce que vous me faites souffrir en me questionnant (et elle ne remarque pas qu'elle parle d'abondance dès qu'on lui a adressé une ou deux questions relatives à son état de santé, qu'elle continue à donner des explications qu'on ne lui demande pas ; *elle paraît même très contente de retenir un peu l'attention*, elle parle encore lorsque je la prie de se retirer) : je sens dans la tête comme *des mouvements de griffes*, ajoute-t-elle encore, de griffes qui me donnent l'impression

d'étreinte, de *serrement* et, parfois, si je suis à la chaleur (elle disait, il y a un instant, ne plus distinguer
le chaud du froid), il me semble que cela gonfle
(montre toujours la tête), que cela va dilater le crâne,
mais je sais bien que la boîte cranienne est assez
solide pour que cela n'arrive pas, que cela n'éclatera
pas. »

Lui demande-t-on pourquoi elle ne s'occupe pas, elle
répond : « Je ne peux pas, parce que je ne peux pas ;
je ne peux pas vous donner de motif autre que : je
ne peux pas corporellement ; je suis toute changée :
autrefois, j'étais timide, je rougissais, maintenant je ne
sens plus, je ne distingue plus comme autrefois : on
me parle haut, j'élève la voix, — on me parle grossièrement, je réponds grossièrement, — je n'aurais pas
fait cela autrefois, j'étais bien trop réservée. »

Jamais cette demoiselle n'attribue les troubles qu'elle
prétend ressentir à quelque influence mystérieuse,
jamais elle n'en cherche la raison dans son passé, elle
n'a pas la moindre tendance à l'auto-accusation ni à
l'idée de persécution ; il ne peut être question ici d'interprétations se rattachant à un délire, cette affirmation
de la malade l'atteste amplement du reste : « *J'ai bien
cherché, depuis de longues années, car, à vingt et un
ans déjà, j'ai été un peu comme cela, mais moins, et je
ne vois pas d'où cela peut provenir.* »

Enfin, dernière remarque, vous l'avez entendue
s'écrier plusieurs fois, sans question : « Vous ne pouvez
vous imaginer combien il est pénible d'être comme
cela, de souffrir comme cela, en se disant que l'on ne
pourra pas vous guérir ni seulement vous soulager. »

Je dois ajouter que je lui ai fait prendre antipyrine, aspirine, pyramidon, opium, sulfonal, etc..., sans modifier sa mentalité, sans changer l'expression de ses plaintes, de sa désespérance.

On doit, en somme, voir surtout en cette femme une dégénérée supérieure dont le système nerveux n'a jamais fonctionné normalement, dont la tare dégénérative s'accusait à chaque instant surtout par de la déséquilibration de la sensibilité et de la volonté ou de l'idéation ; nous savons notamment qu'elle avait facilement des scrupules auxquels elle ne trouvait elle-même aucun motif, qu'elle éprouvait fréquemment de véritables obsessions (conscientes, douloureuses), que ses périodes menstruelles ont *toujours été très douloureuses*, qu'elle avait la timidité, l'impressionnabilité spéciale que l'on rencontre dans les antécédents individuels de la plupart des mélancoliques, qu'elle eut de la dépression générale à l'âge de vingt et un ans, qu'elle en eut encore, mais plus accentuée, à l'âge de vingt-neuf ans et qu'elle en présenta de nouveau, plus marquée encore, à l'occasion de la ménopause (48 ans), cette atteinte étant beaucoup plus grave que les deux précédentes puisqu'elle dure, sans tendance à s'atténuer, depuis plus de trois ans, représentant d'abord comme les deux atteintes précédentes, analogues bien que moins intenses, une phase dans l'évolution du syndrome dégénératif qui a toujours caractérisé plus ou moins le sujet. Mais cette phase est chez notre malade, à la ménopause, caractérisée elle-même un peu à la façon des mélancolies types éclatant à la ménopause ou à l'approche de la ménopause chez des femmes à antécédents individuels meilleurs, et elle représente, par conséquent, aussi un état mélancolique relevant en partie de l'influence involutive de la ménopause : bien que ne délirant pas à la façon des mélancoliques ou des dégénérés hypochondriaques que vous avez vus jusqu'à présent, cette femme apparaît aujourd'hui avec une partie des grandes manifestations de la mélancolie, dépression habituelle, perte de souci de se donner les soins les plus élémentaires, insuffisance de volonté ou plutôt d'énergie ayant pour conséquences oisiveté et alimentation défectueuse, désespérance de retrouver jamais un état meilleur, expression du désir de mourir.

Chez notre seconde malade, âgée de cinquante ans, ouvrière de manufacture de tabac, mariée, fille d'une névropathe dont nous ignorons les antécédents héréditaires, les antécédents individuels offrent une grande analogie avec ceux que je vous ai signalés dans le premier cas : de santé physique toujours un peu précaire, notre malade eut ses premières règles à l'âge de dix-huit ans seulement et elle fit à cette occasion, dit-elle, « une maladie de nerfs » qui dura un an environ, caractérisée par des crises de nerfs, des pertes de connaissance [1] (?), la perte du goût du travail, une irascibilité dont elle n'était pas coutumière auparavant, des cris, des pleurs, troubles qu'elle attribue surtout « à une

---

1. Elle n'est certainement pas épileptique. — Troubles plutôt hystériformes.

croissance trop rapide » (femme de taille élevée) ; elle se maria à l'âge de vingt et un ans, donna, deux ans après, le jour à une fille, aujourd'hui mariée et jouissant d'une bonne santé ; à l'âge de vingt-huit ans, elle eut une pneumonie suivie de « crises de nerfs », analogues aux premières ; elle eut ensuite de la grippe chaque hiver et fut atteinte, en 1906, de fièvre typhoïde ; enfin, elle est affligée d'une otite gauche et suppurée depuis l'âge de vingt ans. Dès le commencement de l'année 1907, la menstruation devient irrégulière (âge critique) et apparaissent les troubles dont il va être question et pour lesquels, ainsi qu'elle va vous le dire, la malade consulte sans succès « presque tous les médecins de Nancy » et de sa localité; elle présentait bien déjà moins d'aptitude au travail, de la céphalalgie par crises fréquentes, une irritabilité qui ne lui permettait de supporter aucune contradiction, mais c'est surtout au commencement de 1907 qu'elle se plaint de douleurs continuelles de tête, de douleurs dans les articulations, d'une sensation de fatigue générale avec engourdissement de la pensée, sensation de vide dans la tête et insomnie ou sommeil troublé par des cauchemars très pénibles (visions de cadavres, d'enterrements, etc...) et, comme en juillet 1907, elle ne cesse de gémir, de se plaindre, disant souvent qu'elle aimerait mieux mourir que de traîner longtemps une telle existence ; ses parents craignent quelque tentative de suicide et on l'envoie dans le service d'admission ; mais, à peine arrivée, tout en confirmant tous les renseignements précédents, elle proteste véhémentement contre son placement dans un asile d'aliénés, criant qu'elle est malheureuse, qu'elle souffre beaucoup, qu'elle a pu dire qu'elle voudrait bien être morte, mais qu'elle n'a fait aucune tentative de suicide et qu'elle n'aurait jamais assez de courage, assez d'énergie pour se donner la mort ; ma place n'est pas ici, ajoute-t-elle, je ne suis pas folle, mes parents ne m'ont pas comprise, je veux aller dans un service d'hôpital. Comme elle ne me paraît alors dangereuse ni pour elle, ni pour l'ordre public et qu'elle se maintient relativement calme sur la promesse d'être envoyée dans un hôpital, je me fais son interprète en appuyant son désir près de l'administration préfectorale et elle est placée dans un service d'hôpital d'où elle sort, après un séjour de deux mois et demi, assez bien pour reprendre ses occupations habituelles.

Elle reste en rémission pendant quelques mois, puis les troubles reparaissent peu à peu ; au commencement de mai 1008, elle dit éprouver une violente céphalalgie continuelle, telle qu'elle n'y voit plus, qu'elle ne peut plus travailler et elle se figure qu'elle va mourir d'un instant à l'autre ; elle se désole en pensant à cette fin proche, elle gémit, elle crie, elle appelle constamment auprès d'elle mari, enfants, et tout travail deviendrait impossible pour eux s'ils prêtaient attention à ses désirs ; comme ils sont contraints, par obligations professionnelles, de la laisser souvent seule, elle ouvre la fenêtre de sa chambre, et, en chemise, appelle les passants, leur crie son malheur, annonce sa fin proche et leur demande de venir assister à son agonie, dire à son chevet les prières des agonisants. Ses parents ne peuvent évidemment plus la conserver, on me l'envoie de nouveau : elle est dominée surtout par la pensée d'une fin très proche, elle se croit constamment à son dernier jour, elle prétend que tout est déjà mort en elle, que son cerveau se vide, qu'elle ne peut plus parler, plus manger et elle prend régulièrement ses repas, sans se faire prier, et elle parle, comme vous allez le constater, très volontiers, et même avec calme et lucidité lorsqu'on l'interroge sur des choses complètement étrangères à ses préoccupations habituelles : elle ne manifeste aucune tendance au suicide, elle semble plutôt avoir peur de mourir bien qu'il lui arrive, de temps en temps, de dire : « Je voudrais bien que ce soit fini pour ne plus souffrir comme cela. » *Elle aime à retenir l'attention,* à ce que l'on s'occupe d'elle ; il suffit de lui demander seulement de donner quelques renseignements sur son état habituel pour atténuer son angoisse tout en déterminant un afflux d'explications dans le genre de celles-ci : « Je vais horriblement mal, j'ai le corps raidi, cela sonne dans ma tête, je suis malade, je souffre le martyre (entre temps on la fait sourire assez facilement par quelques mots de plaisanterie, même lorsqu'elle parle de ses douleurs) ; je souffre ainsi depuis deux ans, mais je n'ai pas perdu la raison ; j'en veux et j'en voudrai toujours à mon mari et à mes enfants de m'avoir placée ici, je ne suis pas à ma place ; j'ai la tête malade, j'ai la tête gâtée, je le répéterai jusqu'à la mort ; j'ai tout le corps raidi ; je n'ai jamais perdu la raison ; mais j'ai trop répété que j'avais le corps raidi, que j'avais la tête vide, c'est ce qui a fait mon malheur, cela a fatigué mon mari et mes enfants ; je me mettais en chemise à la fenêtre, cela est vrai, mais je n'étais pas folle. Ma tête est vide, j'ai une sensation de vide ; je suis froide, je suis raidie, tout est raidi en moi, aucun docteur n'a jamais compris mon mal et j'en ai consulté cependant ! mon mari a dépensé tout son avoir, il a fait tout au monde pour arriver à me guérir, mais on n'y parviendra pas, je sais que je vais mourir, je ne passerai pas la journée ; je n'ai pas perdu la raison, et, jusqu'au bout, je ne la perdrai pas !... Je crois que c'est le mal d'oreilles que j'ai eu autrefois qui a fait que cela m'a rongé l'intérieur de la tête ; tenez, dit-elle, en montrant du cérumen qu'elle retire de l'oreille affectée d'otite chronique, toute ma tête s'en va comme cela, en pourriture[1]. »

Cette femme que l'alitement continu et un isolement relatif paraissaient avoir un peu calmée, qui vient de rester trois semaines se lamentant d'une façon relativement monotone, ne portant plus guère les mains à la tête que lorsqu'on s'approchait de son lit, qui paraissait en somme en rémission, est de nouveau très inquiète depuis quelques jours et pousse des cris perçants à chaque instant du jour et de la nuit, criant qu'elle va mourir, qu'elle ne peut plus respirer et que personne ne vient à son secours ; il lui arrive de quitter brusquement son lit et de se rouler à terre. Malgré ce paroxysme d'angoisse, elle prend ses repas comme de coutume. Bains prolongés et injections répétées de chlorhydrate de morphine (matin et soir) semblent cependant atténuer déjà les troubles.

Comme la précédente, cette malade présente bien

---

1. Simple interprétation fausse, non interprétation délirante.

un certain état mélancolique général avec rémittences,
mais aussi avec accentuation des troubles après chaque
rémission, à tel point qu'elle ne pourrait plus aujour-
d'hui, en raison des réactions extrêmement bruyantes
de sa désespérance, être conservée dans un service
d'hôpital. Chez elle, comme chez la précédente, vous
voyez, semblant bien occasionnée par l'âge critique,
une recrudescence de troubles plusieurs fois accusés
antérieurement avec intensité beaucoup moindre :
Dépression à caractère mélancolique, troubles de sensibilité interne générale, d'où résultent idées de négation, préoccupations constantes et désespérance de retrouver jamais la santé.

Ressemblant assez bien par une certaine symptomatologie générale, par de grands traits, aux mélancoliques vésaniques types, nos malades en diffèrent cependant par des caractères bien nets :
Elles ne cherchent pas dans leur passé la cause de
leur situation actuelle, en tendant à l'auto-accusation,
comme le font tous les mélancoliques délirants ; elles
ne manifestent à aucun moment la tendance obsédante
à l'idée de culpabilité que vous avez vue chez tous
nos mélancoliques délirants arrivés à l'âge critique ;
vous ne voyez non plus *jamais* chez nos cénesthopathes
de *préoccupations altruistes* analogues à celles qui finissent toujours par apparaître chez les mélancoliques types, chez les mélancoliques hypochondriaques comme
chez les autres : nos deux malades ne pensent qu'à elles,
ne déplorent que leur situation, elles sont essentiellement égotiques ; vous avez remarqué aussi que, comme

tous les dégénérés, elles aiment à ce que l'on s'occupe
d'elles, et, si vous analysez attentivement l'histoire de
leur vie, vous les voyez à toutes les étapes avec de
grands caractères de dégénérescence que vous ne trou-
veriez pas analogues dans les antécédents individuels
des mélancoliques vésaniques types: névropathisme à
accentuation progressivement périodique, c'est-à-dire
déséquilibration de sensibilité s'accusant en accès de
plus en plus intenses, égotisme constant mais variable
d'intensité (déséquilibration de sentiments), préoccupations obsédantes toujours égotiques (obsession, stigmate de dégénérescence, bien affirmée par la première
malade notamment).

La cénesthopathie, à l'âge critique, apparaît finalement surtout comme état mélancolique de dégénéré
surtout déséquilibré de la sensibilité, avec tendance
plus ou moins marquée à un délire hypochondriaque
centripète. (Un tel délire ne s'affirme-t-il pas ultérieurement?)

Les rémittences sont encore bien accusées après l'organisation complète du syndrome « psychose cénesthopathique » et il semble que chacune soit suivie d'une
accentuation plus ou moins prononcée de la psychose;
ainsi, peut venir, comme cela est arrivé pour nos malades, un moment où il n'est plus possible de les conserver dans le milieu familial, surtout dans le milieu
familial ouvrier, où ils immobiliseraient, pour leur surveillance et pour les soins élémentaires qu'ils ne se
donnent plus, un membre dont le travail est indispensable pour répondre aux besoins de la maisonnée. Mais

ces malades présentent aussi un autre danger, pour le
ménage ouvrier notamment : ils gaspillent un argent
péniblement gagné par les leurs en passant leur temps
à aller d'un médecin ou d'un pharmacien à un autre,
même d'un soi-disant guérisseur à un autre. Enfin, peut
venir un moment (notre seconde malade) où ils troublent
réellement l'ordre public.

L'accroissement progressif du névropathisme et de
l'égotisme, antérieurement même à l'organisation de
la psychose cénesthopathique, et surtout à l'approche
de l'âge critique, indique suffisamment, je crois, qu'il
y a là phénomène involutif, et qu'il ne faut guère compter sur un changement favorable très durable[1]?

Traitement.—L'alitement continu me paraît produire
un effet calmant assez rapide, à la condition que le
malade soit assez isolé, qu'il ne soit surtout pas entouré
de personnes qui viendront déplorer sa situation ou la
discuter avec lui, et renforcer en quelque sorte son
auto-suggestibilité ; après quelques semaines d'isolement
et d'alitement, les lamentations sont moins fréquentes,
moins spontanées, ne reparaissent parfois que lorsqu'on

---

1. Sous l'influence du traitement plus loin indiqué (surtout alitement
continu et injections de chlorhydrate de morphine, un centigramme,
matin et soir), la seconde malade a éprouvé une amélioration qui a
permis de la rendre à sa famille et qui se maintient depuis quatre mois
et demi; elle a quitté le service se disant « guérie, bien guérie », mais
montrant une telle joie, une gaieté qui contrastait tellement avec l'état
antérieur que ce changement n'est probablement que l'expression d'une
rémission. Mes craintes sont aussi partagées par la famille; l'exubérance après la dépression trahit la déséquilibration de sensibilité qui
semble avoir toujours été une des caractéristiques individuelles de
notre malade.

parle au malade. Cependant des recrudescences arrivent encore de loin en loin contre lesquelles on peut attendre quelque résultat favorable de bains un peu prolongés, de 30 à 35°, et d'injections de morphine répétées dans les vingt-quatre heures.

Les frictions sèches ou aromatiques, matin et soir, sont utiles comme chez la plupart des sujets immobilisés d'une façon un peu continue. Les hypnotiques à faibles doses, non longtemps continuées, de préférence sulfonal, trional, morphine, véronal, peuvent être utiles aux malades qui ne dorment pas suffisamment.

Le malade doit s'alimenter régulièrement ; son régime, comme chez tout dégénéré, doit être surtout lactovo-végétarien.

Tous les troubles physiques doivent être combattus sans retard, puisque tous évidemment susceptibles d'accroître la dépression comme chez les mélancoliques types, ou d'apporter des interprétations erronées plus ou moins déplorables, comme chez notre seconde malade.

De fréquentes pesées du malade permettront au médecin de se rendre compte de l'efficacité de ses prescriptions et lui indiqueront s'il doit les maintenir ou les modifier.

ONZIÈME LEÇON

La manie

Sous cette dénomination « manie » (de μηνή, lune, —
μανία, fureur, — μαίνομαι, je déraisonne), on a vu longtemps une forme typique, non discutée, d'aliénation
mentale opposée à la mélancolie, autre forme type ; la
manie était le type des folies exubérantes, la mélancolie le type des folies dépressives ; puis on est arrivé peu
à peu à distinguer une forme d'aliénation mentale tenant
à la fois de la manie et de la mélancolie, forme décrite
sous le nom de folie périodique, folie à double forme,
folie circulaire et caractérisée surtout par une alternance de symptômes de manie et de symptômes de
mélancolie ; enfin est venu le professeur Kraepelin qui,
analysant d'une façon extrêmement méticuleuse, à notre
avis un peu trop méticuleuse, la manière d'être du
sujet après disparition de l'excitation caractérisant la

manie, que le sujet ait eu ou non plusieurs accès d'agitation, trouva toujours des phénomènes antérieurs ou
postérieurs de dépression et arriva bientôt à cette conclusion que la manie n'existe pas comme entité syndromique, qu'elle est toujours précédée ou suivie de dépression et qu'elle doit être désormais considérée comme
simple phase d'une forme plus complexe d'aliénation
mentale : « la manie dépressive ».—Pourquoi « manie
dépressive » plutôt que folie circulaire ou folie périodique ou folie à double forme, forme composée déjà
admise ? — Comme il suffisait à Kraepelin que l'on
eût remarqué seulement de légers phénomènes de dépression pour qu'il parût démontré que l'ancien maniaque était en réalité un maniaque dépressif, il ne fut pas
difficile de trouver des phénomènes de dépression à quelque moment de l'existence de l'ancien maniaque ou même
de l'homme atteint plusieurs fois, à longs intervalles,
d'accès de manie, puisque nous sommes, suivant la très
judicieuse remarque du professeur Gilbert Ballet, tous
plus ou moins circulaires. Néanmoins Kraepelin fit rapidement accepter ses vues à un si grand nombre d'aliénistes qu'il est peut-être un peu téméraire aujourd'hui
de ne pas suivre la bannière allemande. Mais j'ai connu
un si grand nombre d'aliénés ou d'anciens aliénés dont
les atteintes de manie n'ont pas été précédées ou suivies
d'une dépression très sensiblement plus accusée que celle
qui se produit de temps en temps chez chacun de nous,
que je n'hésite pas à rester, avec Régis, partisan du maintien dans notre classification de la « manie » comme
grande forme de folie et je me range complètement à
l'avis de l'éminent professeur de psychiatrie de Bordeaux,

disant au Congrès de médecine mentale de Genève-Lausanne, en 1907 : «...Je ne vois pas en quoi le fait, pour la
« manie et la mélancolie, d'avoir une symptomatologie
« semblable à celle de la folie à double forme peut ser-
« vir à prouver qu'il n'y a pas de manie et de mélancolie
« indépendante. Depuis quand deux corps simples ces-
« sent-ils d'exister parce que de leur combinaison peut
« résulter un corps composé ? Il est donc plus exact
« et plus légitime de dire, comme nous l'avons toujours
« fait jusqu'ici, que la folie à double forme, association
« de manie et de mélancolie, emprunte naturellement
« à ses états sa symptomatologie. » Et Régis a apporté,
à l'appui de son opinion, un respectable chiffre de
faits, comme pourraient en fournir les aliénistes qui,
comme nous, ont pratiqué la médecine spéciale pendant
vingt à trente ans dans la même région.

Du reste, le maintien de l'étude de la manie, en tant
que forme spéciale, isolée, ne peut présenter que des
avantages pour l'étudiant comme pour le praticien non
spécialisé : il en résultera certainement des souvenirs
plus précis de la symptomatologie, de l'évolution de
l'agitation maniaque, de leurs variations et des mesures précautionnelles à prescrire et plus facile aussi sera
l'intelligence des caractères de la folie à double forme
ou des psychoses périodiques.

DÉFINITION. — Esquirol définissait la manie « une
affection cérébrale, *chronique*, ordinairement sans fièvre, caractérisée par la perturbation et l'exaltation de
la sensibilité, de l'intelligence et de la volonté » ;

Marcé : « Un délire général qui s'accompagne d'excitation, de conceptions délirantes et d'hallucinations » ;

H. Dagonet : « Une affection caractérisée par la surexcitation désordonnée des facultés, d'où résultent l'incohérence des idées, l'impossibilité de fixer l'attention, un impérieux besoin de mouvement et des impulsions violentes » ;

Je la définirais simplement : l'expression d'une excitation générale des régions psychogènes, psycho-motrices et psycho-sensorielles de l'encéphale.

ÉTIOLOGIE. — a) *Causes prédisposantes*. — La principale cause prédisposante est l'hérédité ; les autres causes habituellement données comme prédisposantes, misère, débilité physique et ce qui l'engendre, âge, sexe, influences saisonnières, etc., ne sont, en réalité, que causes prédisposantes adjuvantes ; si la manie est relativement fréquente de vingt à trente ou trente-cinq ans, rare après cinquante ans, on l'observe cependant aussi chez les enfants, chez des septuagénaires et même chez des octogénaires ; les auteurs anciens donnaient la manie comme plus fréquente chez l'homme ; les modernes la voient, au contraire, plus fréquente chez la femme ; elle éclate de préférence au printemps et surtout en été ; ce sont les mois les plus chauds, juillet, août, qui fournissent habituellement le plus de cas. Les névroses sont généralement considérées aussi comme causes prédisposantes, mais elles accusent ainsi surtout l'influence d'une tare héréditaire commune, bien qu'elles impriment quelques caractères particuliers.

b) *Causes à la fois prédisposantes et déterminantes*. — Des causes peuvent être à la fois prédisposantes et déterminantes; cette double influence, pour l'hérédité par exemple, est bien accusée par l'excitation maniaque intermittente[1]; il en est de même pour l'association « hérédité et saison », lorsqu'un individu est périodiquement atteint d'excitation maniaque débutant toujours à la même époque de l'année. Une maladie infectieuse peut donner la manie en jouant pour ainsi dire seule le double rôle de cause prédisposante et déterminante; j'ai vu de la manie éclater, en pleine convalescence de grippe par exemple, chez des sujets normaux antérieurement et qui ont guéri, qui n'ont plus présenté de troubles intellectuels depuis (15 à 20 ans), dont il aurait été, par conséquent, bien peu logique de penser à faire aussi des « maniaques dépressifs ».

c) *Causes déterminantes.* — La manie est souvent déterminée par une insolation (soldats, cultivateurs), par des excès alcooliques (mais il ne faut pas oublier que les excès peuvent n'être aussi que symptôme de début), par des maladies physiques diverses, par des tracas, des chagrins, de mauvais traitements, par le

---

1. Je crois devoir rappeler ici qu'il semble rationnel de considérer que la dégénérescence doit s'accuser, chez beaucoup de sujets, par une constitution histo-chimique anormale, un développement anormal d'éléments nerveux centraux et de glandes à sécrétion interne, ou d'organes excréteurs, les unes ou les autres peut-être aussi anormalement innervés, anomalies que nous soupçonnons par les rémittences ou les intermittences de troubles bruyants, exubérants, dépressifs ou convulsifs et que semblent affirmer les analyses du sang et d'urines notamment, rémittences ou intermittences que l'on constate chez les dégénérés alors même qu'ils ne font aucun écart de régime, qu'ils ne présentent aucune altération accidentelle de la santé physique.

surmenage, par un ictus émotionnel (ce qui semble accuser surtout le rôle de l'innervation glandulaire) ; une femme de mon service, paraissant guérie, sur le point d'être mise en liberté, a une épistaxis fort abondante (hémophile), le sang coule au fil : lorsque j'arrive pour lui donner des soins, je la vois anxieuse et, quelques secondes après, pendant que je pratiquais le tamponnement, une excitation maniaque très vive reparaît (elle dura trois mois environ) ; la grossesse exerce parfois aussi une influence déterminante ; il en est de même de l'allaitement, de l'onanisme (chez les enfants), mais la manie qui relève d'une de ces trois causes s'accompagne de troubles psychiques ou psychosensoriels particuliers que je vous signalerai ultérieurement.

L'excitation maniaque, la manie, est toujours l'expression d'une intoxication endogène ou hétérogène d'un système nerveux préparé par hérédité ou par maladie antérieure.

DESCRIPTION. — *Phase de début.* — Le début est parfois brusque, les troubles bruyants que nous verrons caractériser la phase d'état, apparaissant soudainement ; c'est ainsi surtout que la manie éclate dans la convalescence d'une maladie infectieuse ; mais il y a généralement une phase de début dont la durée est variable, de quelques jours à quelques semaines ou même quelques mois ; elle est, le plus habituellement, d'une à trois semaines. Elle s'accuse tout d'abord par une prédominance de troubles physiques, lassitude, malaise général, apathie, lourdeur de tête ou céphalalgie, inappétence, langue saburrale, soif vive, constipation, embarras gastrique, avec ou sans élévation de température[1], insomnie ou sommeil troublé par des cauchemars ; bientôt les occupations coutumières sont négligées, le moindre travail devient pénible, l'attention est très difficile, les idées deviennent confuses (mais confusion consciente), de la tristesse ou de l'indifférence remplacent l'humeur habituelle ; le sujet devient ensuite, peu à peu, inquiet, irascible, de moins en moins affectueux pour les siens ; puis apparaissent des phénomènes d'excitation : gaieté inaccoutumée, loquacité, sensiblerie, instabilité anormale dans les idées et les affections, mobilité, véritable besoin de parler, les moindres questions, les moindres incidents provoquant de véritables flots de paroles qui accusent un chevauchement remarquable d'idées, « les facultés « de mémoire, d'association des idées et d'imagination « se trouvent démesurément surexcitées aux dépens des « facultés de jugement et de réflexion » (Marcé) ; les écarts de conduite, les excès alcooliques ou vénériens qui se produisent alors, aussi symptômes de début, sont souvent considérés par l'entourage du malade et donnés au médecin comme causes de la manie[2].

Cette période d'invasion et de début peut être marquée par quelques alternances d'une telle excitation et de dépression, par quelques rémittences plutôt, mais elle est souvent aussi très courte, je crois utile de le répéter : une femme débile, affligée d'une lourde tare héréditaire, éprouve une émotion vive, à une époque

---

1. L'élévation de température n'est jamais de longue durée.

2. Il importe, au point de vue du pronostic, et parfois du diagnostic, de ne pas oublier ce détail.

menstruelle, les règles cessent de couler, une agitation extrême éclate en quelques instants; il peut en être de même à la suite d'une insolation, dans le cours de la convalescence d'une maladie infectieuse, d'une paralysie générale progressive (mais alors manie épisodique comme celle qui se greffe sur une névrose).

* *Phase d'état.* — Les sentiments affectifs sont totalement effacés, le malade manifeste souvent même une profonde aversion à l'égard des personnes qu'il chérissait le plus et dont les marques de sollicitude ne font qu'accroître son agitation ; l'excitation psychique est extrême, la sensibilité est complètement troublée, de même que la volonté qui ne trouve plus le moindre appui, tout jugement étant devenu impossible. Logorrhée incohérente, propos ou actes et gestes grossiers ou orduriers, cris, chants, expressions de colère ou de fureur spontanées ou suscitées ou entretenues par influences de milieu, d'hallucinations, d'illusions [1]

1. Hallucinations et illusions multiples, varient d'un sujet à l'autre. Les phénomènes que l'on considère habituellement comme d'origine hallucinatoire, seraient bien souvent, à mon avis, la conséquence, chez le maniaque, d'illusions pour ainsi dire purement psychiques : le malade extériorise ses conceptions sans le remarquer ; il se figure entendre les raisons, sentir les odeurs, voir les choses qui lui rappellent les souvenirs évoqués par des associations de conceptions délirantes : vous surprendrez souvent le maniaque aigu prononçant un mot, « guerre » par exemple ; l'agitation s'arrête alors une seconde, il semble écouter, puis il recommence à vociférer, il paraît effrayé, il parle d'ennemis, de tueries, etc.; comme s'il assistait à une bataille, comme s'il entendait le canon, s'il voyait tomber des hommes, s'il sentait l'odeur de la poudre, etc... ; il n'est, évidemment, que le jouet de souvenirs.

ou de perversion des sentiments affectifs, rires ou pleurs en quelque sorte automatiques, *incohérence par hyper-idéation* résultant d'un chevauchement extraordinaire des idées découlant lui-même de l'exaltation de la mémoire et de l'imagination, telles sont les grandes manifestations habituelles de l'excitation psychique ou psycho-sensorielle et de l'altération des sentiments. L'excitation des régions motrices (de l'encéphale) qui, à toutes les phases, correspond à l'excitation des régions psycho-sensorielles, se manifeste par un besoin de mouvement incessant, tous les muscles paraissent en jeu, le malade grimace, cherche à mordre, mordille draps ou couvertures s'il est alité, se roule à terre, saute, danse, touche à tout, brise ou déchire ce qui lui tombe sous la main, met en lambeaux vêtements, lite-rie, se déshabille, etc... Est-il halluciné ou jouet d'illu-sions, il est parfois entraîné à des actes dangereux ou pour lui-même ou pour autrui, soit qu'il cherche à fuir ou à suivre, en passant par une fenêtre, quelque personnage imaginaire, soit qu'il veuille se débarras-ser d'une personne qu'il a prise en aversion et qu'il croit avoir à côté de lui, car les erreurs de personna-lité sont fréquentes de sa part, etc... Les accès de fu-reur, les paroxysmes arrivent soudainement et ce mode de début de troubles aussi dangereux prescrit une surveillance *rationnelle* absolument continue[1]. Pendant les accès de fureur, le malade a généralement une at-

---

titude effrayante, cheveux épars, facies égaré, yeux étincelants, écume aux lèvres, raucité de la voix [1]. Les nuits du maniaque se passent sans repos, sans sommeil; il dort parfois un peu de jour; mais à peine ouvre-t-il les paupières que l'agitation reparaît aussi vive qu'antérieurement. Quelle que soit votre patience, vous ne parvenez pas à fixer un peu son attention, suffisamment au moins pour lui faire suivre la moindre conversation.

Si vous l'examinez quant à l'état physique, vous trouvez des lèvres sèches, excoriées, fuligineuses, des gencives sanieuses ou fuligineuses, une langue sale, recouverte d'un enduit saburral et l'entourage vous apprend ou qu'il mange avec gloutonnerie ou qu'il ne prend aucun aliment, qu'il demande à boire et qu'il crache tout ce qu'on lui verse dans la bouche; il semble que son agitation ne lui laisse pas le temps de manger ou de boire. Il a souvent une constipation [2] opiniâtre; les urines sont rares; il y a même fréquemment anurie pendant les paroxysmes maniaques (deux à trois jours) ; les règles sont généralement suppri-

1. « Cette femme, l'image de la candeur et de la vertu, aussi douce que modeste, dont la bouche ne s'ouvrait que pour dire des paroles douces et généreuses, qui était bonne fille, bonne épouse, bonne mère, a perdu tout à coup la raison. Sa timidité s'est changée en audace, sa douceur en férocité ; elle ne profère que des injures, des obscénités et des blasphèmes; elle ne respecte même plus ni les lois de la décence, ni celles de l'humanité ; sa nudité brave tous les regards, et dans son aveugle délire, elle menace son père, frappe son époux, égorge ses enfants. » (Esquirol. *De la manie*, 1818.)

2. Cause d'agitation paroxystique, par infection secondaire, cause facilement mise en évidence par la thérapeutique, puisque l'excitation s'atténue après de copieuses évacuations alvines.

mées dès le début de la première phase, mais, si elles coulent, vous constatez à cette époque une exacerbation assez marquée de tous les symptômes, exacerbation qui se produit, du reste, en cas d'aménorrhée à l'époque présumée où l'écoulement cataménial devrait avoir lieu [1]. Le pouls est agité, petit, fréquent; il peut y avoir de la tachycardie. La température, en général, un peu au-dessus de la normale pendant les huit à dix premiers jours, tombe, bien que l'excitation persiste continue et vive, ce qui semble attester, contrairement aux vues de quelques auteurs, que l'état des voies digestives (qui devient en même temps satisfaisant) n'est pas réellement cause mais surtout conséquence, que la véritable cause déterminante est ailleurs, d'origine glandulaire probablement; l'état des voies digestives, bien que consécutif, serait toutefois une cause d'aggravation momentanée, d'accentuation temporaire des troubles (auto-intoxication surajoutée). La sensibilité générale est exaltée, les réactions sont vives; le malade présente-t-il parfois, comme l'écrivent quelques aliénistes, de l'anesthésie cutanée, au paroxysme de son agitation? Il est permis d'en douter; le maniaque est alors tellement incapable de donner le moindre signe d'attention sérieuse et il s'exalte tellement quand on l'approche qu'il est à peu près impossible de faire un examen concluant de la sensibilité périphérique.

Cette phase d'état peut durer de quelques heures à

---

[1]. Ce qui atteste bien une action surajoutée de glandes génitales ou de glandes à sécrétion interne en rapport avec la fonction des organes génitaux.

quelques jours, de quelques semaines à quelques mois,
avec rémissions plus ou moins marquées, quelques
heures de sommeil de temps en temps, plutôt dans le
jour, l'agitation reparaissant soudainement au réveil. —
Elle est suivie: ou de guérison brusque, retour brusque à une mentalité normale, rarement définitif cependant, si ce n'est lorsque la manie a éclaté pendant la
convalescence d'une maladie infectieuse ; ou elle est
suivie de chronicité ou d'une autre symptomatologie,
deux cas que nous étudierons un peu plus loin ; ou, enfin,
elle fait place à une phase de déclin, de terminaison
favorable dont il me reste à dire quelques mots avant
de passer à l'examen de faits cliniques :

* *Phase de déclin*, de terminaison favorable. — Les rémissions auxquelles je viens de faire allusion sont de
plus en plus prolongées, la santé physique, qui avait
été, au moins un peu, altérée par suite de la durée et
de la continuité de l'excitation ou de l'irrégularité de
l'alimentation, s'améliore; le malade, un peu émacié,
reprend de l'embonpoint ; chez la femme, les règles
reparaissent ; en même temps que ces modifications
avantageuses de l'état physique, on constate le retour
de sentiments affectifs, un rétablissement progressif de
la coordination des idées, la possibilité de plus en plus
marquée de fixer.l'attention, une précision de souvenirs s'affirmant de jour en jour, et, finalement, le malade a conscience de ce qui vient de se passer, mais il
reste, pendant quelques jours, fatigué, harassé ; arrive
ensuite un sentiment de bien-être, une satisfaction
générale: c'est l'affirmation de la guérison.

Cette terminaison, par guérison, se produit deux fois sur trois selon beaucoup d'aliénistes, trois fois sur cinq selon d'autres. Mais ces chiffres ne sauraient être l'expression de la vérité, ceux qui les donnent, ne faisant aucune distinction entre la manie, simple grande phase d'une psychose périodique ou circulaire ou à double forme et la manie grande forme d'aliénation mentale, forme type qui ne récidive pas ou qui ne récidive qu'après un temps fort long et sans que la première atteinte ait été suivie d'aliénation mentale dépressive.

Voici un exemple qui répond assez bien à la description générale que je viens de donner de la manie aiguë type :

Cette femme, mariée, âgée de trente-huit ans, petite-fille et nièce d'aliénés, était placée, il y a deux mois, dans un service de chirurgie pour y subir une opération ; le traitement préparatoire était commencé depuis quelques jours seulement lorsqu'elle devint loquace, mobile, instable à tel point qu'on dut la renvoyer à son mari ; à peine rentrée dans son ménage, elle parlait avec une volubilité extrême, elle se déplaçait sans cesse, incapable de s'occuper un peu sérieusement de son intérieur et elle ne tardait pas à prendre en aversion son mari et même son fils ; bientôt loquacité incohérente, cris, menaces, violences même sur son mari et sur des voisins, chants, déplacements continuels, actes les plus désordonnés, libations déraisonnables, exhibitionnisme en public, etc..., obligèrent à la placer dans le service où elle est depuis six semaines dans l'état qu'elle vous présente aujourd'hui : parlant sans cesse, criant, vociférant, chantant, riant, dansant, grimaçant en même temps, relevant jupons et chemises jusqu'à la ceinture, se roulant à terre, déchirant ses vêtements, touchant à tout, jetant à droite et à gauche tout ce qui lui tombe sous la main, ne prêtant pas la moindre attention à nos questions ou, si par une insistance très grande nous parvenons à nous faire entendre un peu d'elle, ne répondant que par des propos grossiers ou en termes orduriers; de temps en temps elle désigne tel ou tel d'entre vous par le nom d'une personne de son village, puis elle parle de chevaux, de broderie, de chicorée, incapable d'associer deux idées ; lui présente-t-on un biscuit, elle le jette et demande à boire ; lui offre-t-on de la limonade, elle la répand sur le plancher, etc. ; la même excitation continue pendant la nuit, lorsqu'on laisse la malade sans traitement spécial. Elle n'a pas de fièvre et toutes les fonctions de l'appareil digestif et des annexes paraissent s'accomplir assez régulièrement, mais les règles n'ont pas coulé depuis plus de deux mois et l'on constate de l'amaigrissement qu'expliquent suffisamment la durée et la continuité de l'agitation.

Cette femme ne voit aucun danger, elle n'a pas la moindre conscience de la valeur ou des conséquences de ses actes ; elle brise les carreaux des fenêtres avec la main, au risque de se blesser, sans prendre la moindre précaution, sans le moindre calcul ; elle a un morceau de pain à la main : passant à côté d'une cuvette qui contient une solution de sulfate de cuivre, elle plonge son pain dans la solution et le porte à la bouche ; elle passe près du lit d'une malade dont on vient de recueillir l'urine pour une analyse, elle s'empare du bocal et se dispose à en boire le contenu.

Les actes les plus invraisemblables sont à redouter de tels malades; une surveillance aussi continue que possible est indispensable.

Voyez maintenant cette jeune Galicienne, âgée de vingt-cinq ans, célibataire, ouvrière agricole, récemment arrivée en France, émaciée et parlant une langue que nous ne comprenons pas ; elle présente un parallélisme tellement accentué de troubles psychiques et moteurs et l'agitation est tellement continue qu'un diagnostic exact est possible sans qu'il soit nécessaire d'interroger et de comprendre les discours de la malade : elle parle sans interruption une langue qui doit être un patois; mais elle prononce de temps en temps quelques mots, allemands, latins, français, qui reviennent alors qu'elle regarde ou touche les objets les plus divers, ce qui affirme bien certainement une incoordination complète des idées ; elle comprend la langue allemande puisque, lorsque, lui parlant allemand, on l'invite avec une vive insistance à s'asseoir, elle s'assied pendant une seconde, mais elle ne peut prêter assez d'attention pour donner la moindre réponse verbale, et elle ne manifeste aucune émotion lorsqu'on lui parle de sa famille, de l'éloignement de sa patrie; les sentiments affectifs sont donc altérés ; mais vous remarquez aussi une mobilité continuelle, une gesticulation désordonnée, des actes enfantins (elle marche sur les genoux par exemple), une tendance à déplacer, à déchirer ou jeter par la fenêtre tout ce qu'elle peut prendre avec la main. Ces troubles persistent avec la même acuité pendant la nuit, si nous laissons la malade sans hypnotiques. Nous trouvons bien là toute la symptomatologie principale de la manie aiguë. Et, comme il n'existe pas chez cette fille de stigmates physiques externes sérieux de dégénérescence, comme elle ne commet pas les actes malpropres (coprophagie), grossièrement niais, que l'on observe chez certains déments précoces agités, comme l'agitation se maintient relativement franche, sans grandes rémittences, sans variations sérieuses dans la symptomatologie générale, le pronostic paraît assez favorable [1].

Enfin, remarque incidente, la continuité de l'excitation, l'amaigrissement et l'insomnie ne permettent pas de penser à de la simulation.

MARCHE ET DURÉE. — La manie aiguë franche peut avoir une marche continue; c'est surtout le cas de la manie succédant à une maladie infectieuse, en dehors d'une tare héréditaire antérieurement accusée ; la durée est alors relativement courte, la guérison est presque la règle. La manie a, plus fréquemment, une marche rémittente ou intermittente, à courts ou à longs intervalles de rémission ou de lucidité.

Les guérisons se produisent surtout dans les premiers mois de traitement; elles deviennent de plus en plus rares après un an ou dix-huit mois de durée et on peut les considérer comme exceptionnelles après deux ou trois ans. Cependant on a pu voir arriver la guérison après une durée relativement très longue ; je vous citerai notamment le cas d'une dame qui guérit dans le

1. Appréciation confirmée par guérison, quelques semaines après.

cours de sa neuvième année de séjour à l'asile de Maréville, à la suite d'une fièvre typhoïde, et qui, plus de
vingt-cinq ans après avoir quitté le service, jouissait
encore d'une bonne mentalité [1]. Il semble que la maladie incidente diminue la sensibilité particulière du
système nerveux, qui constitue en partie la tare dégénérative, qu'elle diminue son impressionnabilité par
tel produit toxi-infectieux qui avait antérieurement pour
résultat de déterminer « la manie ».

La manie aiguë franche entraîne rarement la mort ;
cependant les sujets débilités qui en sont atteints con-
tractent plus facilement des maladies incidentes graves où ils succombent par suite de marasme nerveux,
par épuisement.

** Influence des maladies incidentes.* — L'influence
d'une maladie incidente sur la manie peut être suspensive, palliative, curative ou nulle ; elle est rarement
aggravante. — Le malade atteint, par exemple, d'un
érysipèle ou d'une fièvre typhoïde retrouve généralement calme et lucidité relative ou complète pendant
les phases d'ascension et d'état de la maladie incidente ;
le calme et la raison peuvent persister ensuite, mais,
le plus souvent, la défervescence s'accompagne du
retour progressif des troubles symptomatiques de
manie ; ils ne reviennent cependant pas toujours à
l'acuité antérieure. On peut même, en voyant réapparaître les symptômes d'aliénation mentale bruyante,

1. C'est un cas évidemment à l'appui de la résistance de quelques
aliénistes à la tendance à supprimer la manie, type vésanique, de la
classification des aliénations mentales.

être certain que la maladie incidente touche à sa fin, que sa phase de convalescence est arrivée. Cela dit surtout pour motiver ce conseil : recommandez à l'entourage du fébricitant dont les symptômes de manie se sont effacés, de veiller néanmoins très attentivement sur lui, afin de n'avoir pas à déplorer quelque accident qui pourrait résulter du retour des troubles maniaques, notamment si la défervescence venait à se produire rapidement.

ANATOMIE ET PHYSIOLOGIE PATHOLOGIQUES. — Aucune lésion anatomique indélébile ne saurait être considérée comme cause des troubles caractéristiques de la manie ; l'hyperhémie de l'encéphale et principalement des méninges n'est qu'un trouble consécutif. Si vous rapprochez de la nature des causes déterminantes certaines particularités révélées par l'observation clinique et les résultats d'analyses du sang ou de l'urine, vous voyez facilement qu'il ne peut être ici question de lésions anatomiques primitives. Ce fait, d'observation courante, n'est-il pas, du reste, une preuve suffisante : dans la manie chronique elle-même, au moins au début de la chronicité, tous les symptômes dits maniaques peuvent s'effacer si l'aliéné vient à contracter une maladie infectieuse, pendant toute la durée des phases d'ascension et d'état de cette dernière. La disparition brusque de la manie ou son apparition brusque, assez souvent observées, n'attestent-elles pas aussi que l'on ne doit pas chercher des altérations anatomiques causales ? Je me rappelle avoir vu une jeune maniaque aiguë, au paroxysme de l'agitation, se précipiter de la hauteur d'un premier étage ; lorsque je la relevai, elle avait une fracture comminutive de jambe avec plaie et hémorragie veineuse abondante et, quelques secondes seulement après l'accident, avant d'être alitée, elle commençait à déplorer son acte s'écriant : « Mais je suis donc folle ? » C'était le début brusque d'une amélioration qui se termina par guérison avant la consolidation de la fracture, consolidation qui se fit cependant normalement. Cette fille se maria ; elle eut plusieurs enfants et ne présenta cependant aucun trouble psychique pendant une période de quinze ans [1] environ, après laquelle je la revis atteinte de nouveau de troubles maniaques qui tendent actuellement à la chronicité.

Mes conclusions fournies par la clinique [2] sont aussi affirmées par les analyses du sang et de l'urine : *l'urine* contient plus d'azote et de phosphates alcalino-terreux dans les périodes de rémission ou de déclin ; elle est hypotoxique pendant les périodes d'ascension et d'état, hypertoxique dans les périodes de rémission ou de déclin ; le sang, au contraire, est hypertoxique pendant les premières et, ultérieurement, hypotoxique.

Formes

Au point de vue de la symptomatologie proprement dite, on distingue habituellement, se basant surtout sur l'intensité des symptômes :

1. Il ne saurait donc être question ici de manie dépressive.

2. Je pourrais donner encore à l'appui le cas de guérison tardive auquel j'ai précédemment fait allusion.

a) Une manie aiguë franche, type général, celle que je viens de décrire ;

b) Une manie subaiguë, couramment désignée par la dénomination « excitation maniaque », différant de la première en ce qu'elle est caractérisée seulement par de l'excitation psychique, de la logorrhée, une très grande mobilité, de la difficulté, mais non de l'impossibilité de fixer l'attention, une incohérence des idées qui disparaît assez facilement lorsqu'on interroge les malades, lorsqu'on soutient et dirige en quelque sorte leur attention, différant encore par un moindre désordre d'actes ;

c) Une manie suraiguë, aussi appelée *délire aigu, manie congestive,* variétés que nous étudierons surtout à l'occasion de l'analyse des folies par intoxications hétérogènes ou associées. — On a fait du délire aigu, en le décrivant isolément, une sorte d'entité morbide, mais les lésions méningo-encéphaliques dont il est l'expression symptomatique ne seraient que secondaires ; sa véritable cause serait une intoxication surajoutée, puisque, de l'aveu de tous les cliniciens, il apparaît souvent, dans le cours même de la manie aiguë, que la manie suraiguë est constituée souvent par un paroxysme lié à quelque trouble physiologique, constipation opiniâtre, par exemple, qu'il suffit de combattre pour ramener la manie à son acuité antérieure ;

d) Une manie transitoire [1] qui n'est caractérisée en somme que par la phase d'état de la manie aiguë proprement dite, sans phase de début, à terminaison géné-

---

1. Distincte de la manie transitoire équivalent épileptique.

ralement brusque, par retour du calme et de la lucidité après une durée de quelques heures, quelquefois un ou deux jours, mais durée ordinairement très courte [1]; — cette forme se produit surtout à la suite d'une insolation [2], d'un rêve, dans le cours d'une convalescence d'affection infectieuse ; elle a, comme vous le verrez plus tard, une importance spéciale au point de vue médico-légal. Comme exemple, je vous citerai le cas d'une jeune religieuse envoyée dans mon service par M. le professeur P. Spillmann : à peine convalescente d'une grippe grave, elle présenta soudainement tous les symptômes de la manie aiguë franche, sans fièvre ; on la dirigea aussitôt sur Maréville où elle resta environ quinze heures en proie à une agitation extrême avec loquacité incohérente, puis elle s'endormit ; lorsqu'elle se réveilla, elle ne présentait plus de troubles psychiques, elle avait conscience de ce qui venait de se passer, elle rattachait elle-même son excitation à son infection grippale.

— De la manie subaiguë ou excitation maniaque, cette dame est un exemple : Elle arrive devant vous, la chevelure en désordre, la tenue peu soignée, le facies à expressions variant d'un instant à l'autre ou souriant ou maussade ou grimaçant sans qu'un mot de notre part puisse motiver tel ou tel jeu de physionomie ; à peine arrivée, elle s'assied à côté de nous, et, sans question, commence à parler ; mais, à peine assise, elle se lève et, continuant à tenir propos enfantins plus ou moins

---

1. Parfois quelques minutes seulement, d'après quelques auteurs ?
2. Qui peut être considérée parfois comme accident de travail.

incohérents, discours accusant manifestement une instabilité mentale très grande, elle va et vient, à droite, à gauche, gesticule; tous les muscles paraissent sans cesse en mouvement. Cependant, lorsque je lui parle un peu fermement, elle prête attention à mes questions et y répond, parfois d'une façon un peu distraite, mais qui atteste néanmoins qu'elle a un peu retenu ma question; si l'interrogatoire se prolonge trop, la malade donne des signes d'impatience, tournant le dos, haussant les épaules, échappant quelques mots grossiers et vient un moment où elle ne peut plus prêter d'attention, où elle s'écrie: « Ah, fichez-moi la paix », et elle s'en va chantant, dansant, débitant quelques propos grossiers. Qu'on la reprenne quelques instants après, lorsqu'elle a verbiagé, gesticulé, marché, dansé librement pendant quelques minutes, il est de nouveau possible de l'interroger un peu, de retenir un peu son attention, mais temporairement encore et, parfois même, de mettre en jeu quelque sentiment affectif.

— Exemple de manie suraiguë, cette femme qui, arrivée, il y a trois semaines, simple maniaque aiguë à la phase d'état depuis une quinzaine de jours passés en cellule d'hôpital, ne cesse de parler à voix basse, de débiter injures, propos orduriers incohérents qu'elle cherche en vain à crier à haute voix, et qui peut à peine se faire entendre tellement elle a vociféré et crié, jour et nuit, depuis quelque vingt-quatre heures; elle mordille ses draps, elle réclame des boissons et elle serre les dents lorsqu'on lui offre lait, eau ou limonade, rejette tout ce qu'on lui verse dans la bouche ; bras et jambes sont sans cesse agités ; et, si vous examinez l'état physique, vous constatez : amaigrissement, aspect huilo-terreux de la peau de la face et du cou, sécheresse de la peau du reste du corps, haleine fétide, lèvres, gencives et langue sèches, fuligineuses, lèvres excoriées, ballonnement du ventre, et vous apprenez que la malade est habituellement très constipée, qu'elle n'urine presque pas, qu'elle ne prend aucun aliment et qu'elle vomit presque immédiatement tous les aliments qui lui sont donnés à l'aide de la sonde œsophagienne; la température ne varie que de 37°5 à 38° ; le pouls est agité, petit, parfois imperceptible ; la respiration tantôt lente, tantôt accélérée, toujours superficielle.

Tout accuse une auto-infection surajoutée, intoxication résultant vraisei blablement du mauvais état et d'un fonctionnement anormal de l'appareil digestif et de ses annexes; c'est par conséquent de ce côté qu'il faut chercher les indications de la thérapeutique à instituer.

Diagnostic différentiel. — Vous ne ferez pas une manie d'un délire fébrile, ou réciproquement, si vous recherchez les symptômes antérieurs au délire, si vous opposez l'intensité du délire à l'élévation de température, le maniaque n'ayant généralement pas de fièvre ou n'ayant qu'une faible élévation de température, et temporairement encore, — si vous vous rappelez qu'une affection physique incidente avec fièvre intense interrompt le plus souvent les manifestations bruyantes de la manie, que la température de la première partie de la phase d'état de la manie tombe après huit à dix jours, mais sans

qu'il en résulte une modification de l'excitation. Vous
ne confondrez pas la manie et la méningite, car, chez
le maniaque, il n'y a pas de paralysies, pas de contrac-
tures permanentes, pas de strabisme, et le pouls est
sans rapport avec la température, mais influencé seulement par l'agitation musculaire.

En étudiant les folies névrosiques épileptiques ou
hystériques, la folie alcoolique, etc..., nous verrons
encore des troubles maniaques, avec quelques caractères particuliers, mais rappelez-vous déjà que l'agitation motrice du maniaque type s'accompagne d'excitation psychique et qu'elle n'est pas, en général,
réaction d'idées délirantes ou d'hallucinations.

Pronostic. — Vous le baserez: 1° *sur les indications
fournies par l'étiologie* : Si l'on n'a pu relever que des
causes physiques, convalescence de fièvre infectieuse,
grippe, misère physiologique, etc., il est assez favorable, — favorable aussi si la manie a éclaté brusquement, sans influence de tare héréditaire antérieurement bien accusée, comme cela peut se produire dans
le cours d'une grossesse. Au contraire, le maniaque
a-t-il une lourde tare héréditaire, présente-t-il de nombreux et grossiers stigmates physiques de dégénérescence, le pronostic est grave et vous pourrez affirmer
incurabilité ou atteintes ultérieures nombreuses, périodicité d'accès de manie ou alternances de tels accès
et d'accès de dépression mélancolique. Si le malade
a eu des accès antérieurs d'aliénation mentale, le pronostic est d'autant plus grave que ces accès ont été

plus nombreux et de durée plus longue ; — 2° *sur les
indications fournies par la symptomatologie, la marche
et divers incidents* : le maniaque est-il malpropre,
ramasseur, coprophage, s'introduit-il des ordures dans
le nez, dans les oreilles ? — Le pronostic est grave.
A-t-il un othématome, prend-il de l'embonpoint alors
que son état mental ne tend pas manifestement à une
amélioration franche, les rémittences ou les intermittences sont-elles assez régulières et sans amélioration
réelle de la mentalité, sans retour de sentiments affectifs ? — Le pronostic est également grave. — Il devient
très grave lorsqu'un délire s'organise, et, lorsque la
manie proprement dite passe à la manie suraiguë, il
est presque toujours fatal, la mort arrivant souvent en
quelques jours.

La disparition brusque des troubles maniaques, sauf
pour les cas de manie transitoire, doit faire redouter
des atteintes ultérieures. Le pronostic relatif aux atteintes éloignées n'est pas seulement important parce
qu'il permet d'instituer un traitement préventif, mais
aussi pour les conseils divers qu'il permet de donner,
par exemple pour protéger les intérêts des enfants ou
des parents du malade, s'il a une association commer-
ciale, s'il dirige une industrie, etc...

TRAITEMENT [1]. — L'alitement et les bains prolongés,
de 28° à 35°, fréquemment répétés dans les vingt-quatre
heures, ou le drap mouillé, sont les moyens de traitement qui ont donné jusqu'à présent les meilleurs ré-

---

1. Conseils s'adressant surtout au médecin soignant l'aliéné à domicile.

sultats. Marcé prétendait, avec raison, selon moi, que
la durée du bain ne doit guère excéder une heure, ce
temps suffisant pour obtenir du bain tout ce qu'il peut
donner comme sédation ; j'ai constaté moi-même et
depuis fort longtemps que deux, trois ou quatre bains
d'une heure dans les vingt-quatre heures donnent de
meilleurs résultats qu'un bain de deux, trois ou quatre heures par jour. L'enveloppement pour une à deux
heures dans un drap mouillé (température minima 15°)
peut être renouvelé plusieurs fois dans les vingt-quatre heures. Je ne vous recommanderai pas la méthode
de traitement par balnéation continue[1], méthode allemande, plus barbare, à mon avis, que l'emploi de la
camisole de force, que je ne préconise pas non plus,
et qui nécessite un personnel nombreux, spécialement
préparé et extrêmement vigilant.

N'usez que modérément des hypnotiques, tous quelque peu susceptibles d'amener des troubles gastro-intestinaux et de favoriser peut-être l'aggravation de la
manie, soit comme durée soit comme mode de terminaison ? Il ne faut pas oublier non plus que tous les
hypnotiques sont des poisons de l'intelligence et qu'il
peut être dangereux d'apporter au malade un nouveau
toxique, même à doses très faibles. Il est des cas cependant (insuffisance de personnel et d'isolement par
exemple) où il faut avoir recours aux hypnotiques,
parce que de deux maux il faut choisir le moindre

---

1. Malade passant jours et nuits dans un bain à température maintenue constante, buvant, mangeant, dormant dans son bain où il est
maintenu par ses gardiens. — Méthode qui n'a donné aucune preuve
de supériorité au point de vue du chiffre des guérisons.

(danger d'épuisement) ou qu'il est nécessaire de soulager les personnes qui entourent le malade : les hypnotiques qui amènent le plus facilement le sommeil, chez le maniaque, et qui donnent le moins d'accidents, sont le trional, à la dose d'un à trois grammes, donné dans une boisson chaude, au moins trois heures après le repas du soir (et qui devra être supprimé si le malade a un jour nausées ou inappétence, ou diarrhée) ; — l'hydrate de chloral en potion à la dose de deux à cinq grammes, associé à un ou deux centigrammes de chlorhydrate de morphine ; — le bromure de potassium, qui suffit souvent chez les maniaques âgés [1].

Les moyens mécaniques de contention ne font qu'augmenter l'excitation ; *ils sont extrêmement dangereux pour le malade qui a de la fièvre,* et ils contribuent à amener rapidement son épuisement. Il ne faut recourir à ces moyens qu'en cas d'un danger particulier pour le malade ou pour son entourage, lorsque, par exemple, on ne dispose pas d'un personnel suffisant, assez intelligent, pour le maintenir inoffensif ou pour lui-même ou pour autrui, ou lorsqu'il importe de lui faire conserver quelque pansement [2].

Donnez à votre malade régime alimentaire particulier, surtout lacto-végétarien, diurétiques, laxatifs, etc., de façon à éviter toutes les causes d'aggravation qui

---

1. Je m'abstiens de toute réclame en faveur d'hypnotiques plus nouveaux et non meilleurs.

2. Voir à la fin de cette leçon quelques conseils relatifs à l'application de la camisole.

pourrait résulter d'une auto-intoxication surajoutée par troubles de l'appareil digestif ou de ses annexes.

Si le malade a de la fièvre, combattez-la de préférence à l'aide de l'aspirine qui ne détermine pas de troubles gastriques comme l'antipyrine et qui, au contraire des sels de quinine, active la sécrétion sudorale.

Les injections de sérum pourront être utiles chez les débiles ; on peut encore les employer dans les cas de manie suraiguë ; elles m'ont parfois donné dans ces derniers de très bons résultats, mais l'efficacité n'est pas constante.

Il est évidemment utile d'éloigner du malade tout ce qui peut exalter son délire, bruits, contradicteurs, parents par conséquent, toujours disposés à raisonner, à témoigner une sollicitude qui produit toujours un surcroît d'excitation. — éloigner aussi tout ce qui pourrait occasionner quelque accident, ustensiles, meubles contre lesquels il serait exposé à se blesser, tous objets dont il pourrait se faire une arme contre lui-même ou contre autrui.

Quant au *traitement moral*, il ne sera réellement utile que lorsqu'une amélioration franche se sera déclarée ; le malade acceptera facilement alors, volontiers même, des témoignages de sollicitude ; on pourra hâter le retour des sentiments affectifs normaux, redresser des erreurs d'interprétations, fixer des souvenirs, etc..., venir en aide au convalescent qui reprend peu à peu conscience de sa situation, de façon à éviter toute recherche, tout travail cérébral un peu fatigant qui retarderait l'affirmation de la guérison.

Ce que je vous ai dit des causes de la manie, des circonstances aggravantes et de son traitement, palliatif ou curatif, suffit pour vous indiquer ce que doit être le traitement préventif d'atteintes ultérieures.

Faut-il placer le maniaque dans un établissement spécial? — Oui, et sans tergiversations, si vous ne pouvez pas lui donner des gardiens, des infirmiers spécialisés, en nombre suffisant, et si vous ne pouvez maintenir éloignés de lui parents et amis. — Vous devez le faire placer le plus tôt possible, si vous n'avez pas oublié que la manie guérit surtout dans les premiers mois de traitement, qu'elle s'aggrave facilement dans un milieu familial, que de graves accidents peuvent en résulter. N'omettez pas, dans votre certificat à fin de placement dans un service spécial, de relater tous les renseignements qui sont utiles pour formuler un pronostic aussi précis que possible qui sera peut-être demandé au spécialiste si quelques mesures préservatrices des intérêts pécuniaires du malade sont à prendre, si quelques dépenses sont à engager pour la gestion de ses affaires, etc...

En donnant un certificat complet, vous n'êtes pas seulement utiles au confrère spécialiste, mais vous agissez presque toujours dans l'intérêt du malade ou de ses parents ou des uns et des autres à la fois[1].

MÉDECINE LÉGALE. — Le maniaque aigu n'est évidemment passible d'aucune mesure pénale puisqu'il n'a ni

---

1. Je vous dirai plus tard ce que l'on doit entendre par certificat complet.

jugement, ni liberté raisonnée de volonté. Il peut cependant être inculpé de meurtre, d'incendie, d'attentat aux mœurs, de coups et blessures, d'actes délictueux ou criminels divers commis pendant les phases de début ou d'état de la maladie. Les difficultés ne surgiront guère pour le médecin, que si la manie n'a duré que très peu de temps, comme dans le cas de *manie transitoire simple,* que le public peut ne considérer que comme expression de colère. Il importerait alors d'examiner attentivement les antécédents, les causes habituelles [1], de rechercher le mobile de l'acte, qui découle parfois d'une interprétation délirante, d'une hallucination ou d'une illusion terrifiantes, d'analyser les circonstances de développement du trouble en cause, de rechercher s'il y eut soudaineté impulsive dans l'accomplissement de l'acte, manque de précaution pour éviter une accusation, fureur, quelle fut en somme l'attitude de l'inculpé, avant, pendant et après l'accomplissement de l'acte.

Le médecin a parfois à donner un avis en cas d'actes réputés délictueux ou criminels commis dans des périodes de lucidité, relative au moins, par des rémittents ou des intermittents ; si le sujet n'a d'atteintes de manie que de deux en deux ou de trois en trois ans, par exemple, et s'il n'était qu'au milieu de l'intervalle de santé normale, la façon dont il a été amené à commettre l'acte et le mobile ne révélant rien de patholo-

---

1. Grippe, excès alcooliques, insolation, émotion vive à une époque menstruelle, travail de l'accouchement, etc. — Il n'est pas ici question de la manie transitoire épileptique.

gique, il doit évidemment être considéré comme susceptible de supporter les conséquences de ses actes. Si la mentalité n'est jamais absolument normale entre deux atteintes de manie, l'inculpé doit être tenu pour malade en tout temps.

Les questions d'aptitude à témoigner ou à tester peuvent être résolues d'après ce que je viens de dire.

La simulation de la manie aiguë est à peu près impossible ; comment, en effet, simuler *l'incohérence avec logorrhée*, soutenir une agitation à la fois *psychique et motrice, jours et nuits ?* — Le simulateur ne donnera qu'une incohérence ânonnée, par tâtonnement, cherchée, étudiée, sans loquacité évidemment ; il affichera des *idées délirantes que vous pourrez faire varier à votre gré ;* il ne fera que bien péniblement marcher de pair excitation psychique et excitation motrice ; *il ne négligera p . . s repas* comme le véritable maniaque et il *ne pourra passer jours et nuits sans dormir*, il sera excité ou au repos selon qu'il se croira ou non observé. Il négligera enfin d'être, comme le maniaque aigu, presque régulièrement plus agité dans la seconde partie de la nuit et le matin.

Manie de l'enfance.

La manie n'est pas extrêmement rare chez l'enfant ; elle est caractérisée, comme chez l'adulte, par du délire général, de la loquacité incohérente, une mobilité incessante, des cris, des rires, du désordre avec violence fréquente des actes, etc. L'existence d'hallucinations et d'illusions sensorielles chez les enfants maniaques reste très problématique ; ils présentent rarement une mimique permettant de penser à ces troubles. Les paroxysmes furieux, à forme de colère, sont rares. Après quelques jours d'excitation vive arrive habituellement une rémission ou de la lucidité mais suivie souvent d'une reprise *brusque* de l'agitation ; une très grande vigilance est donc toujours nécessaire. Rémissions et moments de lucidité deviennent de plus en plus longs, et, enfin, s'affirme la guérison, terminaison la plus fréquente.

Lorsque l'agitation de l'enfant est accompagnée de délire à caractère de délire onirique, lorsqu'elle est entrecoupée de rémissions pendant lesquelles le niveau intellectuel apparaît sensiblement abaissé, elle n'est pas symptomatique de manie, mais phénomène en quelque sorte épisodique assez fréquent dans la période de début de la démence précoce (forme paranoïde principalement).

La manie, chez l'enfant, revêt parfois une forme extatique dans laquelle des hallucinations doivent alors jouer un rôle important, mais cette forme est assez rare.

Les causes de la manie sont, chez l'enfant, *en plus de l'hérédité :* l'influence éloignée de traumatismes (l'accès de manie éclate parfois quelques années après une chute sur la tête ; mais y a-t-il alors relation de cause à effet comme l'insinuent quelques auteurs ?), — les vapeurs délétères, notamment les vapeurs mercurielles, — les impressions morales vives, les terreurs, —

les convulsions, — l'onanisme, — la puberté, — les
entozoaires, — les corps étrangers intestinaux, — les
excès alcooliques. — Plusieurs de ces causes peuvent
faire considérer l'enfant maniaque comme victime d'accidents du travail et donner lieu à demandes d'indem-
nités; il est donc souvent important de bien rechercher
et analyser les causes prédisposantes, les causes déterminantes, et toutes les circonstances de début de la
manie de l'enfant.

Le traitement de la manie de l'enfant sera dicté surtout par l'étiologie et notamment par les causes déterminantes ; mais l'alitement continu, l'isolement et la
balnéothérapie ou le drap mouillé seront toujours à
recommander, et purgatifs, laxatifs, bromure de potassium seront utiles dans la plupart des cas. — En règle
générale : il est prudent de laisser de côté les médicaments dits hypnotiques.

*Conseils relatifs à l'application de la camisole de force
au maniaque adulte, en cas de nécessité absolue* (insuffisance de personnel, transfèrement, pour assurer
conservation d'un pansement, etc.) :

Veillez à ce que le malade ne soit pas saisi, par surprise, par derrière et par le col (coup du père Fran-
çois), car il peut résulter de cette façon brutale de
procéder un phénomène d'inhibition (tiraillement du
nerf phrénique?) et la mort subite ; — même accident
peut se produire, et s'est produit, pendant le maintien

du malade à l'aide d'un tablier jeté sur la tête qu'il recouvre à la façon d'un sac serré autour du cou, les quatre coins du tablier étant réunis dans la même main en arrière du sujet.

Faites venir des aides en nombre suffisant, pour que le malade soit maintenu sans brutalités et sans danger pour lui ou pour son entourage et indiquez à chacun le rôle qu'il doit remplir ; un des aides revêt lui-même la camisole, manches à l'envers, puis il se présente ainsi les bras en avant devant le maniaque dont il prend d'autant plus facilement les deux mains que celui-ci étend les bras de son côté pour le repousser ; immédiatement, un autre aide, saisissant le haut des deux manches de la camisole, les retourne sur les bras du malade et le vêtement de force se trouve ainsi appliqué sans trop de difficultés.

Une camisole bien faite et bien appliquée ne doit pas comprimer la partie antérieure du cou (veiller à ce que l'échancrure soit suffisante).

La camisole destinée à une femme doit avoir assez d'ampleur pour ne pas exercer une compression trop forte sur les seins.

DOUZIÈME LEÇON

Manie chronique. — Démence vésanique. Démence sénile.

Manie chronique. — Je ne dirai sur les formes chroniques de la manie que ce qui peut être utile au médecin praticien susceptible d'être appelé à voir des aliénés *chroniques dans un service hospitalier de vieillards, dans un hospice-dépôt ou dans un milieu familial.*

Lorsque la chronicité s'annonce, les troubles physiques de la manie aiguë se dissipent peu à peu, les fonctions digestives un peu troublées se régularisent, le malade reprend de l'embonpoint, les règles reparaissent, les nuits sont meilleures, l'excitation diurne est moindre, la loquacité est plus monotone, l'incohérence plus vague, il apparaît assez manifestement que le niveau intellectuel s'abaisse, l'attention peut être un peu mieux maintenue, la volonté reste sans direction, sans soutien ; le maniaque chronique, même lorsqu'on tente de retenir son attention, ne parvient pas à diriger ou à associer ses pensées ; les mouvements sont moins brusques, moins violents, mais encore désordonnés. Dans le verbiage incohérent de ce malade on distingue parfois l'expression d'idées délirantes (récriminations, accusations fausses, menaces, habituellement réactions de l'idée de persécution) ou l'expression d'hallucinations, d'illusions, d'un délire ambitieux, tous phénomènes sans caractères de fixité, changeant parfois d'un jour à l'autre ou variant même suivant la façon dont on interroge le malade, du reste incapable de chercher seulement à discuter un peu telle ou telle idée, donnant néanmoins des signes d'impatience, d'irritabilité dès qu'on le contredit.

L'excitation, relativement monotone, peut rester à peu près stationnaire, avec la même intensité, pendant des années et des années, mais dans bon nombre de cas, surtout chez la femme, l'agitation est sujette à des recrudescences qui s'annoncent parfois, non toujours, par des troubles gastro-intestinaux, embarras gastrique par exemple, de la courbature, un malaise général, recrudescences qui peuvent aussi résulter de troubles susceptibles d'occasionner de l'auto-intoxication, constipation, mauvaise alimentation, etc. ; on considère avec raison, comme causes les plus habituelles de ces recrudescences, *les moyens mécaniques de contention,*

la claustration étroite, la cellule, le froid, mais surtout
la chaleur excessive, les orages, les époques menstruelles, les visites de pers... es jadis prises en aversion.

La manie chronique peut être rémittente ou intermittente ; elle est dite rémittente quand les alternances de périodes d'agitation et de calme relatif (sans
lucidité) se produisent irrégulièrement, avec durée et
caractères symptomatiques variables ; intermittente
lorsque agitation et calme relatif alternent identiques
avec une certaine régularité [1]. La phase de rémission
ou de calme relatif de la manie chronique diffère de
la phase de rémission de la manie aiguë en ce que le
maniaque chronique ne retrouve aucune conscience de
sa situation, que les sentiments affectifs restent toujours
émoussés, qu'une diminution du niveau intellectuel est
toujours assez appréciable.

Lorsque la manie chronique affecte la forme d'une
aliénation mentale surtout caractérisée par des idées
délirantes (délire secondaire), celles-ci apparaissent
d'abord vagues, fugaces, se succédant sans ordre, souvent abandonnées aussitôt qu'écloses, s'accompagnant
parfois d'hallucinations, de l'ouïe notamment, de divagations hypochondriaques, de troubles de la sensibilité générale ; les malades profèrent des accusations
absurdes, des menaces, mais rarement suivies de tentatives un peu discutées de mise à exécution. Peu à
peu le champ des divagations se restreint, quelques
conceptions pénibles, ambitieuses ou érotiques, tendent

1. La pathogénie de ces rémittences ou de ces intermittences est
évidemment en rapport avec la fonction de glandes à sécrétion interne
ou d'organes d'épuration.

à prédominer, toutefois sans caractère net de fixité ; les idées de grandeur finissent toujours par dominer et on trouve un délire général absurde, sans logique, sans fixité, ce qui le différencie des délires systématisés que nous avons déjà vus ou du délire secondaire à la mélancolie, relativement fixe bien que souvent très enfantin aussi :

Voici un tel maniaque chronique[1] ; vous avez vu avec quelle facilité j'ai fait varier ses idées délirantes sans qu'il remarque un instant la bizarrerie de mes questions ou la niaiserie de ses prétentions : abandonné à lui-même, il vous a dit, en un langage assez incohérent, qu'il a sauvé Marseille d'une invasion chinoise et protégé l'Impératrice des Français, qu'il a fait une brillante campagne contre l'Allemagne avec une armée d'élite soutenue par des lions et des boas, qu'il a toujours en réserve, en cas de besoin, une troupe d'éléphants ; il vous a montré des chiffons de papiers, des fragments de vieux journaux, des griffonnages auxquels il attache l'importance de grands témoignages de reconnaissance publique ; il vous a présenté, comme décorations à lui adressées par tous les souverains, une collection de bibelots malpropres composés surtout de vieux rubans, de boutons de costumes de chasse, de vieilles monnaies, etc... ; il paraissait avoir un certain délire ambitieux un peu fixe ; il n'en était rien

1. Que l'on pourrait conserver assez facilement dans un service hospitalier ordinaire ou dans un milieu familial, par conséquent un maniaque chronique comme vous pourrez en observer dans la pratique courante de la médecine.

cependant et je lui ai fait dire qu'il avait été médecin militaire, maréchal de France, premier écuyer de cirque, chanoine, vétérinaire, capitaine de gendarmerie, conseiller de préfecture, huissier de préfecture, directeur d'asile d'aliénés, menuisier, boucher, etc..., et il s'empressait de signaler telle ou telle particularité de son exercice de chacune de ces professions ou de ces dignités. Derrière cette incoordination d'idées niaises qui attesteraient seules un grand affaiblissement intellectuel, vous avez cependant trouvé une mémoire des faits anciens et des faits récents assez saine et d'assez bons raisonnements relatifs aux occupations habituelles du malade, à l'emploi de son temps, aux services réels qu'il peut rendre et qu'il rend dans l'établissement, etc...; il ne touche donc pas encore à la démence, à la déchéance intellectuelle complète ; cette mentalité est, du reste, assez sensiblement stationnaire depuis une douzaine d'années, de l'excitation réapparaissant de temps en temps encore à intervalles variables avec idées de persécution, récriminations, verbigération incohérente mais sans tendances aux actes violents.

J'appelle spécialement votre attention sur ce point: le niveau intellectuel de ce malade ne s'abaisse plus qu'insensiblement, que très lentement malgré les progrès le l'âge ; il a aujourd'hui plus de soixante ans et il ne semble pas menacé de démence [1] proche ; cela tient surtout, à mon avis, à ce que, vivant habituellement avec le personnel des services généraux, il

---

1. Sens médical du mot démence : Déchéance intellectuelle complète; le dément est réduit à une vie purement végétative.

est presque constamment dans un milieu relativement sain (au point de vue de la raison) où il trouve journaux, livres, conversations qui entretiennent chez lui une certaine activité cérébrale, une certaine culture intellectuelle ; il ne serait pas ainsi, j'en suis persuadé, s'il avait été maintenu au contact continuel de maniaques chroniques ou de déments, claustré, personne ne s'occupant un peu particulièrement de lui. Son observation montre donc l'efficacité d'un traitement palliatif dont elle donne aussi les conditions, à retenir puisque de tels malades peuvent être conservés dans des services non spéciaux d'assistance publique ou dans un milieu familial lorsqu'on sait les mettre à l'abri de causes occasionnelles, facilement évitables, d'accès d'agitation.

En parcourant un service d'aliénés chroniques, vous distinguerez rapidement les vieux maniaques : ils sont facilement loquaces, criards, hurleurs, surtout quand ils voient passer des personnes qui ne sont pas habituellement en contact avec eux, ils sont désordonnés dans leurs actes et leur tenue et, même s'ils sont calmes, ils ont généralement encore la voix éraillée, rauque, le facies un peu cyanosé, le cou très développé par turgescence permanente des jugulaires et de toutes les branches veineuses du cou, turgescence qui est la conséquence naturelle de l'agitation vive et continue de nombreux mois, de longues vociférations ; leurs vêtements sont encore malpropres, déchirés ou mal ajustés. La femme a une tenue peut-être plus désordonnée que celle de l'homme ; elle est souvent plus loquace, plus criarde et plus fréquemment exhibitionniste.

Cette femme vous donne un exemple banal de l'excitation de la manie chronique :

Ménagère, mariée, mère, aujourd'hui âgée de soixante-trois ans, elle a toujours joui d'une bonne santé jusqu'en novembre 1892, époque à laquelle elle présenta, pour la première fois, des troubles psychiques, des symptômes de manie aiguë franche. Depuis que je la connais (16 ans), elle n'a jamais eu un moment de lucidité, elle n'a jamais eu de dépression, car je ne consens pas à appeler dépression des instants d'accalmie dont la durée serait du reste insignifiante en face de celle de l'agitation. A l'agitation vive et continue des premières années a succédé peu à peu l'excitation que vous constatez aujourd'hui entrecoupée de temps en temps de courtes poses de calme relatif qui n'ont pas de caractères de périodes réellement dépressives puisqu'il suffit d'un mot, d'une question, d'une contradiction pour faire renaître subitement de l'excitation. Cette maniaque chronique semble avoir perdu, et il en est généralement ainsi, tous les principaux caractères de la femme : elle a les gros traits de l'homme brutal, les gestes, les allures générales, la voix de l'homme sans éducation, elle n'a plus la moindre retenue ; ses discours incohérents sont fréquemment émaillés de mots orduriers, accompagnés de gestes grossiers, parfois d'exhibitionnisme. Toujours en mouvement, touchant à tout, renversant du pied chaises ou bancs qu'elle rencontre, elle débite sur un ton monotone des flots de paroles qui n'ont aucune liaison, son incohérence ne cessant guère, et pour quelques secondes ou quelques minutes seulement, que lorsque je lui adresse très impérativement question sur question; si elle élève un peu la voix de temps en temps, si elle vous paraît parfois irritée, c'est surtout à votre présence que sont dus ces légers paroxysmes ; et puis, quelle que soit la sollicitude avec laquelle on lui parle, elle ne tarde jamais beaucoup à donner des signes d'irritabilité lorsqu'on l'interroge, irritabilité qui ne fait, en somme, qu'exprimer la fatigue cérébrale qui résulte du léger effort d'attention si difficilement obtenu. Elle est incapable de suivre le moindre raisonnement, de discuter une idée, même une idée délirante. Quant aux sentiments affectifs ? — vous voyez qu'on peut lui parler de son mari, de ses enfants sans provoquer la moindre émotion ; du reste elle ne prête pas la moindre attention à ce que je lui en dis. Vous surprenez cependant assez souvent dans son verbiage incohérent des traces de souvenirs anciens ou récents, une allusion rapide à un fait récent, à une visite du maire de sa commune, ou à un fait ancien, à la naissance de son premier enfant ; la mémoire n'est donc pas éteinte, la déchéance intellectuelle complète n'est donc pas encore très proche.

Cette chronique est évidemment encore trop turbulente pour qu'il soit possible de la placer dans un établissement d'assistance publique autre qu'un asile d'aliénés, mais les maniaques chroniques relativement faciles à diriger bien que toujours mobiles, instables, loquaces, incohérents, comme celui que vous avez vu précédemment et que l'on peut hospitaliser ou placer dans un milieu familial, sont exposés au retour, par accès, d'une excitation analogue à celle que vous avez observée chez cette femme ; il importe que vous le sachiez, que vous connaissiez cette excitation et que vous vous rappeliez, pour la prévenir, qu'elle éclate surtout sous l'influence de contrariétés, de taquineries, de brusqueries, de souffrances physiques (excès de froid, de chaleur), d'alimentation insuffisante, de constipation, de claustration trop étroite et que, si ces causes acquièrent une grande intensité ou une certaine continuité, l'excitation peut s'accompagner de tendances à la violence.

Le niveau intellectuel, abaissé dès que la chronicité s'affirme, puisque cet abaissement est une des premières expressions de celle-ci, peut rester de longues années à peu près stationnaire ou sans varier d'une façon bien appréciable, puis il diminue manifestement pour arriver au dernier degré de la déchéance intellectuelle, la démence. Une phase immédiatement prœdémentielle d'amélioration passagère de la mentalité peut apparaître et faire croire à une guérison ; je vous en parlerai dans un instant, en vous disant quelques mots de la démence vésanique. D'une façon générale, on peut dire que la manie chronique est incurable ; quelques guérisons très tardives de manie ont cependant été signalées ; je vous ai parlé moi-même d'un cas de manie qui guérit après une durée de plus de huit ans sous l'influence d'une fièvre typhoïde. Lorsque la guérison est très tardive, il reste évidemment parfois à l'ancien malade une certaine diminution de l'acuité

psychique mais diminution dont il a pleinement conscience et qui relève de lésions encéphaliques secondaires. Il y a guérison bien qu'il n'y ait pas absolument *restitutio ad integrum*, mais n'en est-il pas ainsi
par exemple des guérisons de tuberculose pulmonaire.

Quant au traitement de la manie chronique, des
phénomènes intercurrents, des paroxysmes, tout ce que
vous savez de la thérapeutique de la manie aiguë ou ce
que je vous ai dit des conditions dans lesquelles peuvent se produire des accès d'agitation vous permettra
d'instituer un traitement rationnel des symptômes de
la manie chronique et une thérapeutique préventive
de complications ou de troubles passagers.

Le maniaque chronique meurt ou par suite de sénilité
ou d'accidents cérébraux, congestion, hémorragie, etc.,
ou par suite de maladies incidentes relevant de la
pathologie non spéciale, fièvre typhoïde, pneumonie,
broncho-pneumonie, affection cardiaque, etc...

L'autopsie ne révèle, du côté du système nerveux,
que des lésions secondaires (en outre de celles qui peuvent avoir occasionné la mort, bien entendu), taches
laiteuses des méninges, adhérences, conséquences évi-
dentes d'une excitation méningo-corticale longue, longtemps continue, dilatations veineuses résultant de la
gêne circulatoire produite par la loquacité, les vociférations intarissables et si précipitées.

La question de responsabilité se pose rarement pour
le maniaque chronique car il présente des troubles

intellectuels permanents, même dans les périodes de calme. Il est certain qu'il ne peut ni tester, ni donner de signature légalement valable, ni témoigner, sauf à titre de renseignement qu'il sera toujours nécessaire de contrôler.

*
* *

Les formes d'aliénation mentale que nous venons d'étudier, se terminent, lorsqu'elles ont passé à la chronicité, par une déchéance intellectuelle et morale avec abolition de volonté, que nous désignons par la dénomination « démence », mot auquel nous ne donnons pas, par conséquent, la signification que lui a attribuée le législateur, puisque, au point de vue juridique, synonyme de folie ou d'aliénation mentale, il s'applique à tous les états d'aliénation mentale les plus divers impliquant l'irresponsabilité : imbécillité, idiotie, manie aiguë, mélancolies, démence symptomatique de paralysie générale progressive, etc...

Je vous parlerai successivement de la démence vésanique et de la démence sénile, à mon avis toutes deux terminaison de formes de folie ou de dégénérescence.

Démence vésanique. — La démence *vésanique* n'est pas une forme particulière d'aliénation mentale ainsi que vous pourriez le croire en ouvrant un traité ancien de médecine mentale, dans lequel vous lui verriez consacré un chapitre spécial comme à la manie, à la mélancolie ou à telle autre grande forme syndromique ; elle n'est en réalité qu'expression terminale, que phase terminale de folie incurable ; c'est, disaient B. Ball et

E. Chambard, « l'agonie d'un cerveau longtemps surmené par le délire et blessé dans ses œuvres vives».

Une telle déchéance peut arriver dans le cours ou à la fin d'un assez grand nombre d'états pathologiques, mais elle s'accompagne alors de caractères spéciaux, surtout physiques ; il en est ainsi, par exemple, lorsqu'elle fait partie de la symptomatologie d'une intoxication exogène ou hétérogène ou d'une lésion destructive accidentelle ; il y aurait, par conséquent, beaucoup de variétés de démence et elles ont donné lieu à divers essais de classification ; je me bornerai à vous citer celle de B. Ball et E. Chambard, ainsi résumée :

1° Démences organiques *consécutives à des lésions matérielles du cerveau* — a) *Lésions diffuses* : Démence sénile, Démence paralytique. — b) *Lésions en foyers* : Démence apoplectique.

3° Démences toxiques *dont les principaux types sont* : Démence alcoolique, démence saturnine, démence par usage immodéré d'opium, de chanvre indien, etc...

3° Démences névropathiques — a) *Névrosiques* : Démence épileptique, démence hystérique, démence choréique. — b) *Vésaniques.*

Cette classification ne vous donne évidemment que quelques notions d'étiologie générale de la démence et vous ne devez l'accepter qu'à ce titre, car elle est aussi très imparfaite : les démences toxiques, par exemple, et même les démences névropathiques relèvent aussi d'altérations organiques. La déchéance intellectuelle complète qui caractérise surtout la démence, doit évidemment se rattacher à une dégénérescence profonde, dégénérescence granulo-graisseuse principalement des éléments nobles du système nerveux central; à l'autopsie d'un dément vésanique, on constate habituellement, en outre des altérations méningo-corticales et autres signalées chez le maniaque chronique ou chez les mélancoliques ou les délirants chroniques, une atrophie de l'encéphale, quel que soit l'âge du sujet, une diminution sensible du poids de l'encéphale et principalement du cerveau, ainsi que l'a signalé, il y a bien longtemps déjà, Parchappe, qui a fait remarquer aussi que l'atrophie et la diminution de poids du cerveau seul portent surtout sur les parties antérieures des hémisphères cérébraux, qu'il y a une grande disproportion entre le poids de la moitié antérieure et celui de la moitié postérieure d'un hémisphère (cité par Ball et Chambard) ; les circonvolutions sont amincies, les anfractuosités plus accusées bien que moins profondes.

Un grand nombre de conditions ou de circonstances influent sur l'orientation de la folie vers la guérison ou la démence et sur la marche vers la démence : âge, tare héréditaire, niveau intellectuel antérieur, éducation, instruction, culture intellectuelle habituelle, causes mêmes de la folie primitive ou circonstances aggravantes ; excès alcooliques symptomatiques, etc... Le sujet primitivement peu intelligent, de même que le sujet abandonné à lui-même, dont l'intelligence n'est pas en quelque sorte tenue en éveil, tombe relativement vite en démence. Toutes les influences fâcheuses pour la santé générale sont susceptibles d'accélérer la marche de la folie vers la démence : mauvais traitements, mauvaise nourriture, mauvaise hygiène du logement (cabanons), séquestrations en réduits infects, comme cela se voit trop souvent encore à la campagne et même, hélas, dans les hôpitaux! Toutes les causes de la misère physiologique, la masturbation, les grossesses répétées, l'allaitement, les maladies incidentes peuvent amener rapidement la ruine de l'intelligence du vésanique. Vous verrez des chroniques tendant à la démence, puisque l'on tend de plus en plus à hospitaliser ou à rendre au milieu familial ceux qui sont relativement faciles à diriger et à surveiller; par conséquent vous devrez donner des conseils pour retarder le plus possible l'affirmation de la démence.

La démence vésanique s'annonce surtout, à mon avis, par l'extinction des sentiments éclos les derniers: l'aversion du maniaque, par exemple, pour les personnes qui l'entourent s'émousse progressivement et l'indifférence complète qui lui succède marquerait surtout le début de la démence; puis l'affaiblissement de la mémoire, l'altération profonde des sensibilités morale et physique, l'amoindrissement rapide de la volonté, des indices nombreux de retour à un état primitif, à une vie purement végétative viennent affirmer l'agonie du cerveau. De même l'hyperaffectivité du mélancolique pour les siens, considérablement diminuée déjà dans la phase de chronicité, fait peu à peu place à une indifférence absolue qui me semble le caractère principal de début de la démence, le caractère le plus saillant au moins.

Lorsque la phase de chronicité de la vésanie ou de la psychose primitive est surtout caractérisée par un délire dit secondaire, la démence s'affirme beaucoup plus lentement, ainsi que vous l'avez constaté par quelques faits cliniques que je vous ai présentés récemment; il semble que le délire entretient une activité cérébrale utile.

En général : *ou* l'affaiblissement intellectuel et moral s'accuse progressivement, tendant sans secousses, sans saccades bruyantes particulières à la déchéance psychique et morale, la sensibilité générale diminuant parallèlement, *ou* le malade, incohérent par pénurie d'idées, verbiageant constamment seul, comme dans le premier cas, ramasseur, remplissant aussi ses poches d'ordures, de pierres, de feuilles sèches, de fétus de bois ou de paille, se couvrant d'oripeaux disparates et sordides, présentant des tics, n'accomplissant plus guère que des actes automatiques, est encore sujet, par accès, à des retours de troubles caractéristiques de la phase précédente, impulsions à l'incendie, à la violence, au suicide, sous l'influence d'idées-délirantes ou d'hallucinations ou d'illusions passagères, etc...; rappelez-vous le cas de suicide dont je vous ai parlé à propos de la mélancolie chronique. En prévision de ces troubles temporaires, à apparition parfois assez soudaine, sans prodromes, le dément doit toujours être l'objet d'une surveillance soutenue ; il est, du reste, prudent de veiller constamment sur lui, puisqu'il demeure en

tout temps inconscient, imprévoyant, puisque sans jugement, sans volonté, et que, jouet des circonstances
de milieu, de sensations plus ou moins anormales, il
est à chaque instant exposé à devenir automatiquement
dangereux ou pour lui-même ou pour autrui.

Le dément est finalement réduit à une vie purement
végétative ; indifférent et insensible aux témoignages
de sollicitude, il se meut encore automatiquement ou,
incapable de s'habiller convenablement seul, de se donner le moindre soin de propreté, de répondre aux sollicitations physiologiques, il devient malpropre et gâteux (gâtisme par inconscience).

Le dément finit ou par suite de marasme nerveux
(ancien maniaque débile à agitation longtemps continue), ou par suite de marasme diarrhéique (entérite
chronique, si son alimentation et ses repas n'ont pas
été surveillés quant à la qualité, quant à la quantité
et à la façon de les prendre, car il mange gloutonne-
ment, souvent sans mastiquer, et les aliments peuvent
jouer le rôle de corps étrangers dans le tube digestif),
ou il succombe par sénilité, par hémorragie cérébrale,
ou à la suite d'une maladie incidente, broncho-pneumonie, affection cardiaque, etc.

Cette femme à la tenue désordonnée que vous voyez
allant et venant sans but, répétant constamment le
même geste (mouvement brusque du bras portant la
main sur le front) probablement déterminé primitivement par une idée délirante ou une hallucination, et
qui semble chuchoter sans cesse, qui parle à voix basse,
cette femme est une ancienne vésanique ; chez elle la

démence est aujourd'hui bien affirmée : je lui parle de sa famille, je lui demande le nom de son mari, si elle désire voir ses enfants, si même elle a des enfants et elle répond avec indifférence : « Je ne sais pas », — « je ne suis pas mariée », — « quels enfants? » ; je la prie de nous dire son âge et elle se donne deux ans puis six ans ; en juin, elle se croit en octobre et elle place le mois d'octobre au printemps ; je retourne les poches de son tablier et vous en voyez tomber menus morceaux de papiers malpropres, feuilles sèches, cailloux, chiffons, ramassés dans quel but ? — Elle est incapable d'indiquer le moindre mobile ; elle ramasse donc automatiquement. Mais si je lui présente une pièce de dix centimes, du papier, une plume, du fil, elle répond : « deux sous, papier, plume, fil », ces réponses témoignant encore qu'elle a pu recevoir une certaine instruction ; ce qui m'amène à vous dire quelques mots relatifs à la différenciation de la démence vésanique d'autres états d'infériorité intellectuelle.

Entre la première phase de chronicité de la vésanie et la démence peut trouver place une période de rémission générale, de lucidité apparente qui pourrait faire croire, à un examen superficiel, à une amélioration sérieuse et faire donner quelque espoir de guérison ; le malade manifeste, en effet, quelques sentiments affectifs, il s'occupe, il a une certaine conscience de ce qui vient de se passer, il demande à rentrer dans sa famille, déclarant qu'il vient d'être malade, qu'il se sent guéri, etc... ; mais, si vous l'observez attentivement, vous constatez facilement qu'il reste par ailleurs avec un niveau intellectuel très abaissé, vous trouvez des jugements enfantins, un manque de spontanéité, de la crédulité enfantine et vous remarquez assez facilement que les sentiments affectifs sont peu fermes, en réalité rudimentaires; vous ne penserez plus alors qu'à une rémission précédant parfois la démence, si vous n'oubliez pas les caractères bien nets de la phase de chronicité qui vient de passer. Si vous commettiez une erreur de pronostic, elle apparaîtrait d'autant plus grossière que la déchéance intellectuelle et morale arrive promptement complète après une telle rémission.

Comment différencier la démence vésanique de l'idiotie, de l'imbécillité, de la stupidité mélancolique? — L'idiot présente des signes physiques de dégénérescence habituellement bien nets, il ne parle pas ou il n'a qu'un langage rudimentaire, il peut à peine articuler quelques syllabes et l'on trouve toujours chez le dément, soit du côté de la physionomie, de la démarche, soit par quelques fragments de phrases, de monologues, quelques vestiges d'une ancienne intelligence, ainsi que je viens de vous le faire constater par les réponses d'une démente. « L'homme en démence est privé des biens dont il jouissait autrefois; c'est un riche devenu pauvre; l'idiot a toujours été dans l'infortune et la misère », a dit Esquirol, résumant ainsi les principaux caractères différentiels de la démence et de l'idiotie. — L'imbécile offre fréquemment aussi des signes physiques de dégénérescence, des troubles particuliers du langage, mais où il y a, comme chez lui, un peu d'intelligence, la démence est possible; l'erreur est donc permise, à défaut de renseignements sur les antécédents. — La stupidité mélancolique, car il est des déments qui restent inertes et qui ne parlent pas, ne peut être différenciée que grâce aux commémoratifs : début, durée antérieure, atteintes antérieures analogues, etc...

Traitement. — Ainsi que je vous l'ai donné à entendre déjà, le traitement hygiénique a une grande importance, car l'altération de la santé physique accélère la marche de l'affaiblissement des facultés; il faut surveiller l'alimentation du malade (composition, qualité, quantité, mastication, etc...), combattre sans retard toutes les indispositions, toutes les maladies incidentes, donner des soins de propreté, surveiller la vestition surtout chez un malade qui, comme celui-ci, perd les notions de temps, de chaud, de froid, etc..., l'occuper, même automatiquement, aussi longtemps que possible pour maintenir une certaine activité musculaire et pour prolonger encore une faible activité cérébrale psychogène, ce qui est possible ainsi que je vous l'ai montré par un exemple (manie chronique). Il m'est arrivé maintes fois, dans le cours de ma carrière, de recevoir des aliénés longtemps séquestrés dans leur famille dans des conditions absolument déplorables ; ils m'étaient envoyés avec les apparences d'une démence bien affirmée, mais, après un temps relativement court, pendant lequel ils avaient été l'objet d'une sollicitude et de soins attentifs qu'ils n'avaient jamais reçus de leurs parents, leur niveau intellectuel se relevait assez sérieusement, ils paraissaient un peu sensibles aux attentions du personnel, ils se donnaient eux-mêmes quelques soins et ils cessaient d'être gâteux. Cela indique suffisamment que l'on peut retarder l'heure de la démence et comment il faut procéder pour en éloigner la venue. Si l'on ne peut pas toujours guérir les aliénés, *on peut toujours leur être utile*, ne l'oubliez jamais.

En cas de retour passager de troubles bruyants, dans les premiers temps de la démence, par exemple, les bains chauds un peu prolongés, trois quarts d'heure à une heure avec affusion à 15 ou 18° sur la tête, quelques doses de bromure de potassium, un peu de trional ou du sulfonal suffiront généralement pour ramener le calme. Chez les malades âgés, un supplément de vin rouge, un peu de vin de Bordeaux au repas du soir suffit parfois pour assurer une nuit calme. Il est possible que le retour de troubles bruyants soit simplement occasionné par de la rétention d'urine, de la constipation ; dans ce cas, il suffit d'assurer l'évacuation régulière de l'urine et d'exonérer l'intestin.

Si le malade est malpropre, gâteux, il peut être utile de lui donner un matelas percé recouvert d'une alèze caoutchoutée percée, à défaut de matelas percé à air ; de plus il est indispensable de laver, plusieurs fois dans les vingt-quatre heures, toutes les surfaces cutanées exposées au contact de l'urine et des matières fécales et de les enduire ensuite de liniment oléo-calcaire qui les protègera temporairement. Il est à recommander aussi de conduire les malades à heures fixes sur la chaise percée, même pendant la nuit, autant pour retarder l'apparition d'eschares que pour alléger le service le plus désagréable du personnel.

Démence sénile. — La démence sénile est bien une aliénation mentale; elle diffère sensiblement de l'affoiblissement des facultés supérieures du vieillard normal, même centenaire ; elle est, à mon avis, la dernière expression symptomatique de la dégénérescence héréditaire. Ce serait commettre une erreur, que certaines circonstances pourraient rendre assez grave, que de confondre la démence sénile avec l'affaiblissement intellectuel simple qui n'est que la conséquence de la sénilité progressive d'un système nerveux qui a fonctionné normalement jusqu'à l'extrême vieillesse ; on ne doit même pas considérer la sénilité intellectuelle simple comme le premier stade de la démence sénile. Le vieillard dont l'intelligence a été absolument normale jusqu'au déclin de la vie, jusqu'à la sénilité physique venant en son temps, n'arrive jamais à la *ruine complète des facultés* que vous constaterez finalement chez le dément sénile *à un âge relativement peu avancé.* Alors que chez le vieillard normal quelques facultés restent relativement vivaces, surnagent un peu, chez le dément sénile l'effondrement général (intelligence, sentiments, volonté) est assez rapidement et précocement complet. Le premier, alors que mentalement affaibli depuis de longues années, conserve quelques sentiments affectifs, ne fussent-ils que superficiels, entretenus même par des sentiments égotiques, il est encore capable de raisonner un peu, de suivre une conversation, de jouer, de calculer, il ne retient plus ce qu'il voit ou ce qu'il entend, mais il lui reste le souvenir de faits anciens, il peut vivre dans le passé lointain, de l'enfance même, et dans le présent s'il est condamné à l'oubli du passé récent, mais le dément sénile arrive en quelques semaines, quelques mois, un ou deux ans, à la nullité intellectuelle et morale absolue. Vous verrez, d'un côté, des intelligences remarquables encore à un âge extrêmement avancé (Arago, Thiers, Chevreul, Gladstone) ou dont la débilité est en rapport normal avec une sénilité physique normale, — d'un autre côté, des décrépitudes intellectuelles et morales absolues à un âge où pour la grande majorité commence seulement la sénilité physique.

Au-dessus de la sénilité des artères, de la sénilité du cerveau résultant elles-mêmes de la dégénérescence ou de l'atrophie de leurs principaux éléments, favorisées par de mauvaises conditions d'hygiène, par une insuffisance habituelle d'activité cérébrale, par les chagrins, par la misère et par tout ce qui peut altérer l'appareil circulatoire (causes de l'artério-sclérose) ou provoquer des poussées de méningo-encéphalite scléreuse (traumatismes moraux violents) [1], au-dessus de toutes ces causes, le médecin qui se donne la peine de faire un inventaire complet des antécédents du dément sénile (antécédents ancestraux, individuels, manière d'être habituelle, particularités de son existence), est toujours conduit à cette conclusion : il y a chez ce dément une tare originelle spéciale, il n'a jamais été absolument normal, il a toujours eu une organisation spéciale qui permettait de le rattacher à la trop grande

---

1. Poussées de méningo-encéphalite scléreuse qui expliquent les accès d'agitation, l'affaiblissement intellectuel plus marqué qu'ils laissent après eux (et les lésions que l'on ne trouve pas chez le vieillard ordinaire).

classe des dégénérés héréditaires, il a une prédisposition en raison de laquelle son système nerveux est arrivé plus rapidement à usure complète que celui de l'homme normal. Du reste, les troubles délirants ou hallucinatoires ou l'excitation par accès et même l'impulsivité qui apparaissent à côté de l'affaiblissement de l'intelligence, des sentiments et de la volonté témoignent d'une influence dégénérative étiologique.

Ce qui frappe tout d'abord lorsqu'on examine l'encéphale d'un dément sénile, c'est la diminution de volume des hémisphères cérébraux et, par compensation, la plus grande abondance que de coutume dú liquide céphalo-rachidien. Les méninges sont très épaissies, surtout la pie-mère dont l'épaississement aux points de ramification des vaisseaux est surtout remarquable, ce qui indique un processus de méningite scléreuse. Les artères sont athéromateuses. Les circonvolutions sont amincies, séparées par de plus larges sillons ; la substance grise est moins épaisse, moins colorée, plus molle, plus molle aussi la substance blanche ; les noyaux opto-striés sont plus mous, pâles, parsemés de lacunes péri-vasculaires, etc... Le poids de l'encéphale est sensiblement inférieur à celui de l'encéphale du vieillard normal de poids général égal. Le microscope montre de la dégénérescence granulo-graisseuse des éléments cellulaires et des parois des vaisseaux, des granulations graisseuses dans les éléments cellulaires des centres nerveux et des vaisseaux.

Il y a une certaine analogie entre les lésions encéphaliques de la démence sénile et celles de la paralysie générale progressive et vous retrouverez aussi de l'analogie si vous rapprochez la symptomatologie de l'une de celle de l'autre.

L'étude de la symptomatologie de la démence sénile est très utile en raison surtout des troubles secondaires qui peuvent intervenir, de leurs réactions et, par conséquent, des mesures précautionnelles à prendre. On peut distinguer, comme dans la symptomatologie de la paralysie générale progressive, trois périodes : période de début, période mixte, période de cachexie.

Le *début*, surtout utile à connaître pour prévenir divers accidents déplorables au point de vue individuel, familial ou social, est ou insidieux, lentement progressif, ou marqué par une crise maniaque ou mélancolique avec incohérence spéciale, incohérence par pénurie d'idées, indiquant que les troubles bruyants ou dépressifs reposent déjà sur de l'affaiblissement intellectuel, comme la crise maniaque ou mélancolique du paralysé général ; cette crise est habituellement de courte durée, mais elle laisse toujours un affaiblissement intellectuel et moral plus profond, augment surtout appréciable immédiatement après la crise et résultant en partie de la fatigue cérébrale relevant de la crise et des lésions accrues par la poussée de méningo-encéphalite scléreuse elle-même cause d'excitation. La crise maniaque ou mélancolique passée, l'appoint de débilité mentale occasionné seulement par l'hyperactivité cérébrale temporaire, par la fatigue, s'atténue parfois un peu, de même que la déchéance intellectuelle souvent plus accusée pendant le cours d'une maladie physique rétrograde un peu à mesure que la convalescence et la guérison de celle-ci s'affirment.

Les idées de persécution, les préoccupations hypochondriaques, les divagations érotico-mégalomaniaques sont assez fréquentes au début de la démence sénile, de même que les interprétations fausses qui, les rêves aidant, suscitent aussi hallucinations de la vue, de l'ouïe, etc... ; ainsi influencés par les rêves, les troubles délirants ou psycho-sensoriels ont peu de fixité, peu de systématisation, caractère de niaiserie, puisque le vieillard dormant beaucoup rêve beaucoup (analogie de ces troubles et des divagations enfantines du paralysé général).

Comme chez le paralysé général, vous observerez parfois, tout au début de la démence sénile, de l'hyperactivité cérébrale : le vieillard sera sans cesse en mouvement, il formera projets sur projets, sa curiosité sera toujours en éveil, il se livrera à des études nouvelles, il se lancera dans des entreprises, dans des spéculations auxquelles il n'entendra rien et la conséquence de tout cela serait peut-être la ruine, pour les siens et pour lui, ou des procès plus ou moins désastreux, si le médecin n'intervenait pas judicieusement.

Dès le début de cette démence les sentiments affectifs s'altèrent, le malade devient égoïste, soupçonneux, porté à considérer comme malveillants tous ceux qui font obstacle à la réalisation de ses désirs, de ses tendances érotiques, de projets de mariage ridicules, etc., et la première conséquence de ses interprétations erronées peut être un testament au détriment d'héritiers naturels. Comme le paralysé général, le dément sénile, à la première période, commet assez facilement des outrages ou des attentats aux mœurs qui appellent sur lui l'attention de la justice. Instable, irritable, exigeant, querelleur, susceptible, il se laisse parfois aller assez facilement à des violences, mais, dans ses moments d'excitation, il lui arrive aussi de se blesser, de se contusionner et il accuse ensuite son entourage d'avoir exercé sur lui des brutalités qu'il dénonce au Parquet. Il y a donc la période médico-légale de la démence sénile comme il y a la période médico-légale de la paralysie générale progressive.

Voici une femme dont l'observation, en vous montrant des causes occasionnelles de la démence sénile, la plupart des symptômes habituels de la première période, quelques-uns de leurs dangers, vous donnera aussi une idée assez nette de l'analogie qui peut exister entre cette symptomatologie et celle de la paralysie générale :

Cette malade, dont j'ignore les antécédents héréditaires, est âgée de soixante-douze ans, mariée ; elle avait dans ces dernières années une existence très malheureuse, son mari la brutalisant, ne travaillant plus et vendant le ménage pour boire ; elle a donc subi des privations, d'autant plus qu'elle ne pouvait plus s'occuper sérieusement, étant atteinte de cataracte. En quelques mois son niveau intellectuel s'est abaissé considérablement, sa raison est devenue celle d'une enfant, dont elle a aussi la crédulité, la tendance aux interprétations les

plus fantastiques : ayant des bourdonnements d'oreilles et des troubles de la vision, elle s'est figurée que
l'on répandait autour d'elle des insectes dans le but de
la faire souffrir, de l'agacer, de lui faire perdre la vue,
et, maintes fois, elle alla dénoncer chez le maire de sa
commune les voisins qu'elle croyait capables de lui
« jouer des mauvais tours », les accusant de lui faire
dire des injures, des menaces par des insectes qui
répandaient de mauvaises odeurs pour l'asphyxier et
qui devaient projeter sur ses yeux des poudres qui lui
altéraient la vue; elle avait donc idées niaises de persécution, hallucinations ou illusions sensorielles multiples, interprétations fausses absurdes dont vous allez
retrouver facilement la trace dans ses réponses de ce
jour. De plus elle eut, surtout réactions de ces troubles,
de fréquents moments d'excitation avec idées de suicide,
et elle a fait plusieurs tentatives de suicide mais qui
suffiraient seules à faire apprécier son affaiblissement
intellectuel : ainsi elle s'est couchée, pour se noyer, dans
un fossé seulement un peu humide, elle a voulu se tuer
d'un coup de couteau et elle n'a fait que cette légère
estafilade que vous voyez sur la *peau du front*. Mais il
aurait pu lui arriver accidentellement malheur et elle
fut envoyée à Maréville où nous l'observons depuis
quelques jours. Elle vous dit aujourd'hui qu'elle est
constamment tracassée, agacée, poursuivie partout par
des voix de chanteurs et que les chansons l'ennuient
tellement qu'elle se suiciderait volontiers, qu'elle finira
par se jeter à l'eau ; du reste, ajoute-t-elle, ces chansons lui disent parfois de se donner la mort. « Je suis
tourmentée comme cela, dit-elle encore, depuis qu'on

m'a opérée de la cataracte ; ce sont des mouches qui sont entrées dans mes oreilles et, depuis, j'entends des chansons, des orgues de Barbarie ; et puis je ne peux pas me débarrasser des bêtes que l'on a mises sur moi ; tenez, vous n'entendez pas celles qui parlent sur ma tête, je les sens, elles entrent dans mon nez, dans ma bouche ; j'en écrase à chaque instant sur la tête, avec les doigts, mais malgré cela je ne les vois pas. Elles chantaient autrefois la République, maintenant elles chantent des choses religieuses. Vous me demandez pourquoi je me bouche les oreilles avec du pain, du tabac ou des feuilles? C'est pour que ces bêtes n'entrent pas dans ma tête ; tenez, je suis obligée de me mettre de l'herbe dans la bouche, car il en vient aussi dans la bouche et elles me donnent de mauvais goûts, de mauvaises odeurs ; c'est pour cela que vous me voyez ce paquet d'herbe dans la main ; mes voisines en attrapent aussi et m'aident à m'en débarrasser. » Cette femme a surtout un délire basé sur des interprétations fausses d'anciens troubles (surtout bourdonnements d'oreilles) auxquels elle fait encore allusion de temps en temps, car la mémoire n'est pas encore perdue et elle a même parfois encore une vague conscience de sa situation, lorsqu'elle dit par exemple : « Mon mari m'a placée ici parce que ma tête s'en va un peu » ; la mémoire des faits relativement récents est cependant déjà très sensiblement atteinte et la désorientation dans le temps bien nette, elle ne sait pas combien de jours elle a déjà passés dans le service, elle ignore le quantième du mois, le mois, le millésime de l'année actuelle, mais elle se rappelle son âge, la date de sa naissance et *maints faits même peu anciens.* Quant aux sentiments affectifs, ils sont très affaiblis ; elle ne pense un peu à son mari que lorsqu'on lui en parle.

A la période mixte de la démence sénile, la mémoire des faits récents, la première atteinte, disparaît totalement, le malade perçoit ce qu'on lui dit, ce qu'il voit, mais il ne conserve aucune impression, il ne retient rien. C'est à cette perte de la mémoire des faits récents et à l'égotisme extrêmement prédominant que l'on attribue généralement les idées de persécution qui se présentent souvent au début de cette période : le malade méfiant, égoïste, craignant toujours de manquer un jour du nécessaire, cache son argent, des bijoux, etc... ; à peine les a-t-il déposés dans un meuble ou dans quelque coin de cave ou de grenier, qu'il oublie les avoir déplacés, et, lorsqu'il ne les trouve plus où il avait l'habitude de les voir, il crie au voleur, d'où idées de persécution, craintes de voleurs et parfois accusations ou dénonciations fausses contre les personnes de son entourage. Peu à peu s'éteint à son tour le souvenir des acquisitions de l'âge adulte, des connaissances littéraires, artistiques ou professionnelles et le malade ne vit plus que sur les souvenirs acquis dans l'enfance ; il est considéré comme en enfance : il conserve encore un certain automatisme ; il peut encore pratiquer les jeux simples de dominos, de cartes, etc. Mais qu'une crise délirante, un moment d'excitation, une maladie physique même survienne, il tombe dans un état d'abrutissement complet qui, sans cela, arrive cependant, mais moins rapidement. Il n'a plus alors ni jugement, ni volonté, ni le moindre souci

des convenances, il ne reconnaît plus les personnes qui
vivent habituellement à ses côtés, il a perdu les notions
de temps, de lieu, de durée, il devient ambulomane,
il se déplace sans cesse, errant sans but, s'égarant facilement, n'ayant plus la moindre conscience de la valeur
ou des conséquences de ses actes.

C'est le cas de cette septuagénaire qui se dit âgée de
quarante ans, qui donne ce même âge à son père et à son
fils, qui vient de déjeuner et qui croit n'avoir pas mangé
depuis deux jours, qui, en juin, se croit en janvier, et
qui, hospitalisée depuis plus d'un an, s'écrie, lorsque je
lui demande où est son mari : « Mais il est là; il vient
de sortir; il va rentrer »; elle se déplace presque constamment; vous la voyez errer sans but dans le dortoir ; cet automatisme ambulatoire se produit de même
pendant la nuit, elle quitte à chaque instant son lit, va
et vient dans le dortoir, incapable de retrouver sa place
sans l'aide d'une infirmière. Elle a été envoyée à Maréville à la suite d'une fugue pendant laquelle elle s'est
égarée et à laquelle l'intervention de la police a mis
fin, heureusement pour elle, puisqu'elle rôdait, sans
chercher un gîte, pendant une nuit d'hiver. Lorsque
sa famille fut connue, nous avons appris que, depuis
plusieurs mois, ses parents, incapables de la surveiller continuellement en raison de leurs obligations professionnelles, étaient à chaque instant à sa recherche,
et qu'ils avaient été souvent dans la nécessité de la
séquestrer dans sa chambre quand ils devaient s'absenter un peu longtemps, parce qu'ils redoutaient un incendie ou un accident individuel, l'ayant surprise plusieurs
fois cherchant à allumer du feu et jetant dans le four-

neau tout ce qui lui tombait sous la main : brosses,
linge ou même vêtements qu'elle avait déchirés. Vous
l'entendez presque constamment parler seule, ne tenant
que propos enfantins ou incohérents qui expriment
nettement la déchéance de ses facultés intellectuelles
et morales; elle verbiage de même, à haute voix, pendant une partie de la nuit. Enfin, elle devient gâteuse,
son gâtisme étant simplement la conséquence de l'insuffisance mentale, comme chez l'enfant.

A la troisième période, *période de cachexie*, le dément sénile est réduit à une vie complètement végétative ; il ne comprend plus rien ; il est incapable de
répondre aux questions les plus simples ; les fonctions
languissent de plus en plus ; il doit être soigné et alimenté comme un enfant idiot et gâteux.

Dans chacune des périodes de la démence sénile peuvent se produire des complications analogues à celles
que vous pourrez observer dans le cours de la paralysie
générale progressive : ictus congestif, convulsions épileptiformes par accès isolés ou même, rarement cependant, par accès en séries, excitation se traduisant par
instabilité motrice et logorrhée. Ces complications sont
souvent la conséquence de constipation ou de rétention
d'urine.

On a attribué à la démence sénile une durée d'un à
quatre ans ; en réalité, sa durée est très variable ; le
dément sénile peut être tué en quelques jours ou quelques semaines, par de l'agitation vive, par exemple, qui

l'épuise rapidement si la misère a été une des causes occasionnelles de la déchéance intellectuelle ; beaucoup de déments séniles bien soignés, traités avec sollicitude passent encore de longues années dans un état de déchéance intellectuelle complète.

Les causes les plus fréquentes de la mort du dément sénile sont : la débilité physique progressive, débilité sénile ou la broncho-pneumonie, la congestion pulmonaire hypostatique si, par suite d'un accident quelconque, l'alitement s'impose, l'hémorragie cérébrale, les convulsions épileptiformes répétées, les troubles gastro-intestinaux qui sont souvent la conséquence d'un changement de milieu et surtout de régime, etc.

Je crois devoir appeler encore votre attention sur les dangers qui peuvent résulter de la démence sénile ; vous trouverez dans cette seule énumération des indications thérapeutiques, des enseignements relatifs aux mesures précautionnelles à proscrire :

1° *Au point de vue individuel :* la surveillance insuffisante de l'inconscient qu'est le dément sénile peut avoir pour conséquences : fugues dont il souffrira physiquement s'il s'égare dans la campagne, surtout en hiver, — maladies par refroidissement, — alimentation insuffisante ou malsaine ou empoisonnement, — misère physiologique, — signature d'actes susceptibles de le conduire à la ruine, — accidents très divers qui peuvent résulter de l'inconscience de la valeur et des conséquences de ses actes, chute, incendie et carbonisation, etc., etc.

2° *Au point de vue familial :* inconscience, interprétations fausses, idées de persécution, craintes imaginaires ou aboulie ont parfois pour résultat : testaments ou actes frustrant des héritiers naturels, accusations ou dénonciations fausses, accusations de vols ou de brutalités par exemple (le malade ayant oublié qu'il s'est contusionné ou blessé lui-même ou qu'il a caché lui-même l'argent ou les objets qu'il ne retrouve plus), exhibitionnisme en présence d'enfants, lourde charge pour la famille pauvre obligée d'immobiliser un membre utile, productif, pour la surveillance nécessaire au dément sénile, etc.

3° *Au point de vue social :* dangers d'incendie, attentats ou outrages aux mœurs, exhibitionnisme, trouble de l'ordre public, souvent suscité par gamins qui, devenant facilement persécuteurs, déterminent de l'irritabilité ou même une agitation dangereuse et pour le malade et pour autrui, etc.

Quant au traitement de la démence sénile, il ne peut évidemment être que palliatif ; les indications thérapeutiques sont généralement fournies par les symptômes ou par les complications que je vous ai signalées et que vous préviendrez souvent si vous surveillez les fonctions de l'appareil digestif et des annexes du tube digestif. N'oubliez pas que toutes les causes d'altération de la santé physique sont aussi causes d'aggravation de la démence sénile, de même que les mauvais traitements, les traumatismes moraux, les contrariétés, même quand ils ne sont ressentis que faiblement. Je terminerai cette leçon par un fait qui atteste que, par des soins hygiéniques et par de la sollicitude, on peut retarder l'heure de la déchéance intellectuelle complète et même relever un peu, temporairement au moins, le niveau intellectuel :

Cet homme, âgé de soixante et un ans, descendant d'un alcoolisé, est un ancien forgeron dans les antécédents duquel on ne trouve ni ivrognerie, ni accident du travail, ni traumatisme physique ; ses facultés se sont affaiblies peu à peu et la première période de démence sénile passa inaperçue ; la famille ne commença à s'inquiéter que lorsque les troubles furent grossièrement accusés, aussi ne fait-elle remonter le début de l'aliénation mentale à plus de quinze jours avant l'admission à Maréville, qu'à un jour où le malade, qui « avait toujours eu bon caractère », se mit à briser une partie de son mobilier. Voici cependant des renseignements qui donnent bien les caractères d'une période antérieure d'aliénation mentale : durant quelques mois immédiatement antérieurs à ce moment d'excitation, cet homme s'égarait dans son village, il ne retrouvait pas toujours le chemin qui le conduisait le plus directement à sa maison, il voyait à chaque instant des modifications dans l'agencement de l'outillage de son atelier parce qu'il ne voyait pas ses outils où il les cherchait et où il ne les avait pas laissés (perte de la mémoire des faits récents), et il en concluait (idées de persécution par interprétation erronée) qu'on le volait, qu'on lui voulait du mal, il accusait et menaçait ses camarades d'atelier, il avait des colères dont il n'était pas coutumier autrefois. Enfin, éclata l'accès d'agitation durant lequel il brisa du mobilier et des ustensiles de ménage, accès d'agitation après lequel l'affaiblissement intellectuel parut extrêmement manifeste à son entourage habituel ; cependant on ne l'hospitalisa pas encore, on le laissa rôder sans soins rationnels, jusqu'à ce qu'il commît un acte appelant l'attention de la police : il sortit un jour complètement nu pour aller prendre un bain au milieu du village (où il n'y a pas d'eau).

Ce malade n'est dans le service que depuis trois semaines ; en juillet 1908, il se croit en avril 1907, il ne sait s'il a quitté son village, il ne se rappelle pas avoir mangé depuis plusieurs jours ; mais depuis quelques jours, il a parfois une vague conscience de sa situation ; il vous l'indique, par exemple, lorsqu'il dit : « Je n'ai jamais été très solide, je n'ai jamais pu travailler beaucoup, faire de fortes journées comme mes camarades, aussi j'ai dû subir des privations. » Le bien-fondé de ses dires n'est-il pas attesté par le fait que son niveau intellectuel s'est un peu relevé depuis qu'il est dans le service où il a trouvé calme, repos, régime alimentaire meilleur et soins physiques rationnels.

Voilà donc la preuve que le dément sénile ne doit pas être négligé, que l'on peut attendre un peu d'amélioration de soins hygiéniques réguliers et d'une solllcitude soutenue. Il est permis de penser aussi que la démence sénile serait, en général, sensiblement plus tardive si le dégénéré se trouvait à toutes les étapes de son existence dans de bonnes conditions de santé physique et s'il était toujours traité avec la sollicitude qui lui est nécessaire en raison de son organisation originelle anormale.

TREIZIÈME LEÇON

La folie à double forme, manie dépressive, doit être considérée comme alternance à répétition d'accès de manie et de mélancolie chez un sujet prédisposé par hérédité ; les troubles, maniaques ou mélancoliques, se présentant avec les caractères symptomatiques dont je vous ai entretenus à propos de la manie ou de la mélancolie, je me bornerai à vous signaler quelques particularités : le premier accès éclate généralement à l'âge de vingt à trente ans, elle est beaucoup plus fréquente chez la femme que chez l'homme, les accès similaires sont, sinon toujours, le plus souvent au moins, stéréotypés pendant un temps fort long chez le même individu ; ils varient évidemment comme intensité et par caractères secondaires d'un malade à l'autre, l'un présentant de la manie aiguë par exemple puis de la mélancolie à idées de ruine, un autre paraissant alternativement mélancolique, anxieux et maniaque subaigu, etc...; troubles maniaques et troubles mélanco-

liques sont séparés par intervalles lucides plus ou moins
longs (jours, mois, années) et réapparaissent plus ou
moins soudainement. Le pronostic est toujours très
grave, l'incurabilité est la règle, mais la déchéance
intellectuelle complète, la démence n'arrive que très
tardivement surtout conséquence des progrès de l'âge
si le sujet jouit habituellement d'une bonne santé physique.

Quant aux réactions possibles, aux mesures précautionnelles à prescrire, au traitement à instituer, je n'ai
rien à ajouter à ce que j'en ai dit à propos des mélancolies et des variétés de manie.

La psychose circulaire est, à mon avis, très distincte de
la folie à double forme et cette dénomination doit servir à désigner seulement un système général de troubles qui ne représente, en somme, qu'un accroissement
plus ou moins considérable du mode de fonctionnement habituel du système nerveux du dégénéré supérieur. Nous trouverons, dans les observations de nos
malades atteints de psychose circulaire, des périodes
assez analogues à celles que vous avez remarquées chez
des dégénérés mixtes mais avec symptomatologie de
chaque période plus franche, succession plus régulière,
plus de stéréotypie des périodes et vous verrez peu ou
pas de stigmates physiques externes de dégénérescence,
vous trouverez un niveau intellectuel relativement élevé
et normal dans les intervalles lucides ou presque lucides, un ensemble de caractères qui attestent la supériorité de ces malades sur ceux que nous avons examinés au début de ces leçons et sur ceux qui sont atteints.

de folie à double forme proprement dite, bien que par
beaucoup de caractères fondamentaux tous ces malades soient manifestement parents et doivent figurer peu
éloignés les uns des autres dans le cadre des dégénérescences.

La psychose circulaire est constituée par accès suc-
cessifs, chaque accès étant composé d'une période de
dépression et d'une période d'excitation ou réciproquement, que les accès ou les périodes soient ou non séparés par un intervalle lucide ou relativement lucide. Mais
l'accès complet n'est pas composé, comme on le dit
assez couramment, d'une période de manie et d'une
période de mélancolie ; vous verrez en effet que la période d'exubérance n'est pas en réalité période d'excitation pouvant être confondue avec la manie et que la
période de dépression n'a pas les caractères de la mélancolie, qu'elle est plutôt période de dépression simple, plus ou moins profonde, *sans douleur morale, sans
délire* [1].

Pathogénie ; Étiologie. — Comme l'a justement dit
M. le professeur Gilbert Ballet [2], « le monde est plein
« de circulaires que l'on tient pour des lunatiques et il
« est probable que nous sommes tous à quelques degrés
« des circulaires et que la folie périodique n'est que le
« grossissement énorme d'une manière d'être qui nous
« est à tous habituelle », et, comme je le répète depuis plusieurs années dans mes leçons, la périodicité

1. Ce qui m'amène à abandonner l'expression « folie circulaire », le
mot folie impliquant la signification de délire.
2. *Presse médicale,* 14 mai 1902.

des troubles psychiques est liée, comme la périodicité
des grands symptômes classiques d'épilepsie, à la variation d'activité fonctionnelle de glandes à sécrétion
interne ou d'organes excrétoires, et surtout, probablement, à l'accumulation dans le sang ou la lymphe,
intermédiaires nécessaires, de produits de sécrétion ou
d'élaboration qui viennent exercer une stimulation particulière ou une action dépressive sur les neurones
encéphaliques. Nous avons entre autres preuves de cette
action étiologique l'influence suspensive de certaines
maladies incidentes, les recrudescences de troubles psychiques ou psycho-sensoriels observées chez presque
toutes les aliénées aux époques menstruelles, la diminution de l'intensité des troubles périodiques à l'âge
critique, leur atténuation plus ou moins considérable
lorsque est affirmée la ménopause, conséquence elle-
même d'une diminution également considérable de
l'activité fonctionnelle des glandes thyroïde, parathyroïdes et génitales, tous phénomènes que j'ai longuement discutés dans un mémoire spécial [1]. Et, si l'on
m'objectait que des psychoses périodiques peuvent se
produire chez le vieillard, ce qui est relativement rare,
voici quelle serait ma réponse : des troubles psychiques
peuvent arriver chez le vieillard et affecter quelque
caractère de périodicité, comme il peut se produire
chez lui des convulsions épileptiformes, mais ils n'ont
pas plus la même cause que les troubles analogues
observés chez l'adulte que ses convulsions n'ont la
même cause que les convulsions de l'épilepsie propre-

---

1. Académie de médecine, 1902; et *Archives de Neurologie*, 1901.

ment dite. J'ai constaté trop nettement la diminution
de fréquence des crises convulsives chez les épileptiques qui arrivent à la ménopause, à quelques exceptions près au sujet desquelles je me suis expliqué ailleurs [1], et leur disparition fréquente dans la vieillesse
des épileptiques pour qu'il me soit possible d'admettre
une épilepsie sénile identifiée à l'épilepsie classique
débutant dans l'enfance, dans l'adolescence ou à l'âge
adulte ; et je dis que l'on voit des convulsions épileptiformes chez des vieillards comme on voit des convulsions
épileptiformes chez les paralysés généraux, mais que
ces convulsions ne relèvent pas plus chez les premiers
que chez les seconds d'une intoxication de même nature
que celle qui donne les convulsions de l'épilepsie proprement dite ; ce sont des convulsions occasionnées
aussi par une intoxication mais d'origine différente.
Il n'est pas plus étonnant de voir des troubles convulsifs à peu près analogues résulter d'intoxications différentes qu'il n'est extraordinaire de voir des troubles
psycho-sensoriels ou psychiques analogues résulter
d'intoxications différentes, ce que nous constatons chaque jour. Ceci dit pour montrer ce que l'on doit, à mon
avis, penser de la *pathogénie des périodes* de troubles
psychiques et comment les troubles périodiques peuvent apparaître simplement conséquence d'une organisation constitutionnelle particulière, d'une évolution
organique résultant de celle-ci. Du reste, c'est bien
souvent à l'occasion d'une crise physiologique, d'une
modification accidentelle ou temporaire de l'activité de

---

1. Académie de médecine, 1902 ; et *Archives de Neurologie*, 1904.

certaines glandes, de certains organes qu'éclate la première période des troubles qui caractériseront la psychose circulaire ou le premier accès syndromique de folie à double forme : émotion vive à une époque menstruelle et arrêt brusque de l'écoulement cataménial, excès vénériens, allaitement, violent effort moral, excès alcooliques, etc...

La psychose circulaire ne serait guère plus fréquente chez la femme que chez l'homme ; elle apparaîtrait rarement avant l'âge de trente ans, le plus souvent de trente à quarante-cinq ans ; la symptomatologie, comme celle de la folie à double forme, subirait parfois un peu les influences saisonnières, la dépression, généralement première période de l'accès, ou de la mélancolie [1], survenue en hiver serait, par exemple, remplacée par de l'excitation, ou de la manie [1], au printemps, la dépression, ou de la mélancolie, reviendrait à l'automne, et ainsi de suite.

Symptomatologie de la psychose circulaire. — Beaucoup de circulaires à accès cependant bien accusés déjà peuvent vivre en liberté ; il vous est probablement arrivé de remarquer que quelques personnes que vous avez occasion de rencontrer de temps en temps, sont tantôt exubérantes, tantôt déprimées, tantôt normales, présentant ainsi deux états, les premiers, qui, plus accusés, caractérisent la psychose circulaire type. Si vous êtes attentifs à la durée et aux caractères de chacun de ces états, vous trouvez que telle de ces per-

---

1. Suivant qu'il s'agit de folie à double forme ou de psychose circulaire.

sonnes qui, sans cause accidentelle, sans motif, a huit jours, quinze jours, un mois et plus d'exubérance, d'activité psychique dévorante, présente ensuite une phase de lourdeur, d'inaptitude au travail avec crainte même d'avoir à parler, crainte d'une mise en jeu de l'activité psychique, phase d'inertie relative (parfois avec timidité, morosité, tenue négligée, aboulie qui contrastent avec l'exagération de la personnalité, la prodigalité, la coquetterie, la ténacité de la phase précédente), phase de dépression à laquelle succédera une nouvelle phase d'exubérance suivie elle-même de dépression, etc... ; cette personne a des variations de mentalité qui constituent une ébauche de psychose circulaire.

Plus apparente, mieux caractérisée, à périodes plus nettement tranchées, mieux stéréotypées, chez les sujets dont le niveau intellectuel est élevé, mais, quoi qu'on en ait dit, pas plus fréquente, la psychose circulaire se rencontre aussi chez les débiles mentaux et même chez les imbéciles.

Avant de passer aux exemples cliniques, voyons ce que peuvent être chacune des périodes dont la réunion forme l'accès caractéristique de la psychose circulaire :

a) *Période d'excitation*. — Elle est caractérisée par une exaltation générale de toutes les facultés, exaltation de l'activité psychogène du cerveau (hyperidéation), de la mémoire, exaltation de la sensibilité, de la volonté, qui s'accompagne évidemment d'une hyperactivité physique ; mais que cette surexcitation soit poussée au summum, elle a rarement, à mon avis elle n'a jamais tous les caractères du syndrome manic aigu ; le malade qui nous occupe en ce moment, n'a jamais l'incohérence, le trouble intellectuel général et profond qui rend toute association d'idées complètement impossible. Il y a, dans la période d'excitation de la psychose circulaire, une très grande hyperidéation, une très grande mobilité ou instabilité d'idées mais non l'incohérence du maniaque aigu type[1] ; le malade forme projets sur projets, les projets les plus opposés peuvent se succéder, mais chacun est souvent présenté et soutenu avec une certaine logique, parfois même avec une certaine richesse d'arguments ; une discussion, les appels au souvenir sont possibles et la mémoire apparaît même quelquefois prodigieuse. Les exaltations extrêmes de sensibilité sont fréquentes ; le malade paraît jour et nuit sous puissance d'une hyperactivité générale du système nerveux : il ne dort pas ou il ne sommeille que quelques instants, il parle, il gesticule ou il se déplace sans cesse.

A ces troubles peut se borner l'excitation, mais cette période est chez beaucoup de malades caractérisée aussi par des idées de persécution, des récriminations, une tendance bien marquée aux accusations fausses, souvent graves, présentées avec une obstination d'autant plus grande que la tare héréditaire est, chez ces malades, plus lourde et qu'ils sont ainsi, à la façon de

---

1. « Ce qui caractérise essentiellement cet état mental, c'est la surexcitation générale de toutes les facultés, l'acuité exagérée et maladive de la sensibilité, de l'intelligence et de la volonté, ainsi que le désordre des actes, *sans trouble considérable de l'intelligence et sans incohérence du langage.* » (J. Falret.)

beaucoup de dégénérés, plus ou moins enclins à peiner, à taquiner ; ils réussissent habituellement d'autant mieux à contrarier qu'ils apportent presque toujours une certaine intelligence, une certaine ruse à l'appui de leurs instincts antisociaux, ainsi que vous allez en juger, du reste, par un fait.

Téméraires, entreprenants, réformateurs, exigeants, irritables, égoïstes et autoritaires, de tels sujets, en période d'excitation, sont particulièrement exposés aux vicissitudes de la fortune, à causer la ruine des leurs, lorsqu'ils ne sont pas l'objet d'une surveillance spéciale ; mais, instinctifs, irritables et parfois poussés par leur tare originelle (hérédité similaire) aux excès alcooliques, à la débauche, on les voit souvent apporter le malheur dans quelque famille (Ritti) ou commettre les actes antisociaux les plus divers ; dipsomanes, homosexuels, nymphomanes, sadiques, violateurs sont bien souvent, en effet, des circulaires. Les idées les plus bizarres peuvent germer dans l'esprit de ces malades et elles sont parfois exposées et défendues avec une énergie remarquable, avec une argumentation qui trahit presque toujours une exagération considérable du sentiment de la personnalité, une tendance particulière aux idées de persécution et de grandeur, de supériorité ; Baillarger, cité par Ritti dans une belle étude des folies à double forme, a observé un malade qui, dans sa période d'excitation, voulait faire appliquer à l'armée française un projet qu'il prônait comme extrêmement économique et ingénieux : faire tanner la plante du pied du soldat. Une dame, en fredonnant un refrain, se persuade subitement qu'elle a la voix la plus merveilleuse du monde, elle projette immédiatement de la faire entendre au préfet de son département, au Président de la République, de faire une tournée de capitales, elle escompte les millions qu'elle voit lui arriver et elle engage sans retard des dépenses ridicules de la part d'une personne dont la situation de fortune est, en réalité, très médiocre.

Cette exaltation psychique s'accompagne évidemment de quelques modifications dans l'état physique : le pouls est plus ou moins agité, l'appétit est souvent augmenté, le poids du corps s'accroît, la vie végétative est plus active à l'encontre de ce qui se produit dans la manie qui, au moins au début, amène une diminution de poids et s'accompagne souvent de troubles gastro-intestinaux, d'anorexie, de refus absolu des aliments.

b) *Période de dépression.*— Période de diminution de l'activité cérébrale psychogène, pouvant aller même jusqu'à l'arrêt, presque complet dirai-je, différenciant cette dépression, le plus souvent sans douleur morale, de celle du mélancolique, plus consciente et qui s'accompagne généralement d'idées tristes, de réflexions pénibles. Lorsque, bien rarement, des idées tristes se manifestent réellement, elles ne sont que très passagères et elles ne sauraient être bien fixes chez un individu dont le caractère habituel contraste tant avec celui du mélancolique proprement dit ou du futur mélancolique type ; le circulaire n'est-il pas, en effet, surtout égoïste, satisfait de lui-même, toujours mécontent des autres. Vous l'entendrez souvent parler de se suicider, mais il n'a réellement pas d'idées de suicide : en menaçant de se suicider, il a surtout pour but de taquiner, de tracasser son entourage, de faire répondre à un caprice : une de nos malades déclare, par exemple, qu'elle ne parlera plus, qu'elle ne mangera plus, qu'elle se donnera la mort lorsque nous refusons de changer de pavillon telle ou telle personne qui lui déplaît ou d'accéder à tel ou tel autre désir. Une tentative simulée de suicide pourrait accidentellement amener la mort cependant; il ne faut donc pas laisser sans une surveillance sérieuse les circulaires qui parlent de suicide.

La dépression peut aller jusqu'à l'inertie complète, le malade ne s'intéressant à rien de ce qui se passe autour de lui, ne mangeant plus seul, spontanément au moins, ne s'habillant plus seul, ne se donnant plus de soins de propreté, restant à la même place, complètement indifférent; mais il n'y a cependant pas suspension totale de l'activité cérébrale psychogène, car il se rappellera plus tard ce que l'on a fait pour lui pendant cette période.

Le circulaire déprimé dort généralement mieux que le mélancolique proprement dit ; mais, comme chez ce dernier, les fonctions des organes ou appareils de la vie végétative sont habituellement modifiées : le pouls est ralenti, petit, et on constate un peu d'amaigrissement, souvent de la constipation.

En somme, questions de degrés et de symptômes secondaires à part, les grands caractères de la psychose circulaire se réduisent à :

1° Période d'hyperactivité psychique et non de manie ;

2° Période d'hypoactivité psychique et non de mélancolie ;

3° Période d'activité cérébrale moyenne, rarement

période d'activité cérébrale psychogène normale, les deux premières périodes constituant l'accès complet de la psychose circulaire.

Vous voyez un exemple de psychose circulaire, période d'excitation, en cette jeune femme (36 ans) qui se déplace constamment, qui touche à tout, qui parle avec une très grande exubérance, tenant des discours un peu enfantins, à thèmes variant d'un instant à l'autre, mais, quelle que soit la rapidité avec laquelle ses réflexions se succèdent, entre-coupées de fréquentes questions à mon adresse, relatives à sa situation, à la durée probable de son séjour à Maréville, vous ne trouvez rien, dans ses propos, qui vous rappelle l'incohérence du maniaque ayant une excitation motrice de même intensité ; après un certain temps de loquacité, elle chante, elle danse comme une enfant, semblant même le faire un peu pour taquiner lorsqu'elle s'écrie : « Vous devez dire « est-elle assez folle », n'est-ce pas ? Mais je m'en fiche, comme de vous, et je vais encore monter sur vos tables bien que cela ne plaise pas à mesdemoiselles vos infirmières » ; elle montre ainsi un peu d'altération du sens moral et un des côtés de sa mentalité fondamentale de dégénérée, un besoin de se distinguer par mépris des usages reçus, un besoin de ne pas agir à la manière de M... Tout le Monde, de contrarier.

Cette période d'excitation aura, comme les précédentes, déjà très nombreuses, une durée d'une quinzaine de jours avec accentuation des phénomènes bruyants à l'époque menstruelle, très proche, puis surviendra, presque brusquement, la période de dépression durant laquelle la malade est inerte, paraît fatiguée, répond à peine par un « oui » ou un « non » lorsqu'on la presse de questions, et ne prend ses repas que lorsqu'on l'invite à le faire en la menaçant de l'alimenter à l'aide de la sonde œsophagienne qu'elle voit employer fréquemment dans le service. La dépression s'atténue en trois ou quatre jours, la malade s'occupe un peu, automatiquement en quelque sorte, prend plus facilement ses repas, cependant elle reste encore quatre à cinq jours sans parler, sans s'inquiéter de ce qui se passe autour d'elle, puis elle redevient relativement lucide, parle assez raisonnablement, s'occupe, cherche même à rendre service, mais les sentiments affectifs restent un peu amoindris et il lui arrive de temps en temps de s'amuser à jouer quelque tour enfantin à ses compagnes ; elle parle alors, lorsqu'on l'interroge, de sa situation pendant les périodes précédentes, mais comme s'il s'agissait de troubles présentés par une autre personne, sans s'attrister.

Vous constatez que, actuellement en période d'excitation, la malade jouit d'une très bonne santé physique, qu'elle ne présente aucun trouble gastrique, que la langue est absolument normale, que le teint est normal, qu'elle n'a pas de fièvre, bien que le pouls soit un peu agité.

Cette femme s'est mariée à vingt-cinq ans ; elle n'a eu qu'un enfant, aujourd'hui âgé de onze ans, bien portant mais ayant eu des convulsions dites infantiles ; elle a allaité au sein et elle était nourrice depuis quatre mois lorsque ont éclaté les premiers troubles psychiques : elle eut un accès d'excitation (loquacité,

chants, mobilité très grande, etc...) puis tout rentra
dans l'ordre (d'après les dires du mari ?) pour un an
environ. L'excitation se reproduisit ensuite par périodes de courte durée, une quinzaine de jours, mais
apparaissant à intervalles de moins en moins longs
et chacune suivie d'une période de dépression d'abord
peu marquée, peu à peu devenue très appréciable
pour l'entourage habituel.

Dans ce cas : aucune idée délirante, ni dans la
période d'excitation, ni dans la période de dépression,
et, dans cette dernière, aucune douleur morale, mais
tare originelle relativement peu lourde, ascendants
immédiats jugés normaux et sains, du reste pas de
stigmates physiques apparents de dégénérescence chez
notre malade dont le niveau intellectuel était antérieurement assez élevé et qui ne devrait probablement
sa prédisposition qu'à une intoxication de quelque
grand-parent ?

Cette autre circulaire, en période de dépression,
vous donne avec la précédente la représentation complète d'un accès de psychose circulaire : C'est une
femme paraissant très bien constituée, ne présentant
aucun stigmate physique apparent de dégénérescence,
dont l'intelligence semblait autrefois normale et n'est
pas encore débile dans les périodes de lucidité ; ses
parents seraient sains, réputés normaux et la prédisposition, dans ce cas encore, remonterait probablement à quelque grand ascendant ; elle est mère de trois
enfants en bonne santé et veuve, et c'est précisément

peu de temps après la mort de son mari qu'elle chan-
gea ; son grand chagrin aurait eu pour première conséquence de l'aménorrhée et bientôt la crainte d'une
nouvelle grossesse, tracas, causes de dépression dont
l'effet profond ne se fit pas longtemps attendre : elle
négligeait son ménage, elle ne s'occupait plus de ses
enfants, alors en bas âge, et lorsque, par quelque
démonstration affectueuse, les pauvres petits cherchaient à la ranimer un peu, à ramener quelque lueur
de gaieté où l'on ne voyait plus qu'indifférence, ils ne
réussissaient qu'à provoquer une irritabilité dont ils
étaient immédiatement victimes et qui faisait prendre
l'indifférence pour de l'aversion; elle resta plusieurs
mois ainsi déprimée, sans même changer son linge de
corps. Puis elle se mit à parler, à aller et venir et l'on
croyait à une amélioration, mais, quelques jours après,
elle était loquace, elle déplaçait tout ce que sa mère
rangeait, elle mettait tout le ménage en désordre, elle
maltraitait enfants et mère lorsqu'ils cherchaient à la
calmer et elle faisait, dans la campagne, de fréquentes
fugues à caractère impulsif (ambulomanie), troubles
qui déterminèrent surtout ses parents à la placer dans
le service où je la vois depuis douze ans sans constater de signes d'une évolution de la mentalité dans ce
laps de temps.

La période d'excitation dura six mois environ et fut
suivie d'une période de calme, avec lucidité mais sans
spontanéité normale, qui dura sept à huit semaines
après lesquelles vinrent une nouvelle période de
dépression de plusieurs mois et une nouvelle période
d'excitation de plusieurs mois également, constituant

un accès de psychose circulaire séparé d'un suivant par quelques semaines de lucidité sans spontanéité normale, et il en fut ainsi jusqu'à ce jour.

Aujourd'hui, vous voyez cette femme inerte, regardant à terre, ne s'occupant jamais de ce qui se passe autour d'elle, restant muette, sans le moindre jeu de physionomie lorsque je lui parle, ne répondant, et à voix basse, un « oui », un « non » ou un « je ne sais pas », que lorsque je lui ai répété plusieurs fois la même question et en tentant de la stimuler en la secouant un peu de la main. Lorsque j'insiste un peu longtemps pour chercher à obtenir quelques mots, elle paraît un peu irritée, elle fait quelques mouvements exprimant de l'impatience, mais pendant quelques secondes seulement, le temps de tourner le dos, puis elle redevient complètement indifférente. Elle ne s'habille même pas complètement seule.

Dans chaque période d'excitation on remarque encore une tendance bien prononcée aux fugues ambulatoires (ambulomanie) et à taquiner : elle arrachera, par exemple, ostensiblement même, des fleurs que l'on vient de planter, elle portera sur une fenêtre un objet que l'on vient de déposer sur une table, etc...

Cette troisième circulaire diffère des deux précédentes en ce qu'elle représente assez bien un type de persécutée-persécutrice durant la phase d'excitation ; c'est donc un exemple de psychose circulaire dans lequel s'accuse bien, au moins dans une période, le caractère type du dégénéré : petite-fille d'un aliéné mais ne présentant pas de stigmates physiques apparents de

dégénérescence et ayant reçu facilement une assez
bonne instruction, une bonne éducation, cette malade
dont le niveau intellectuel était assez élevé et qui ne
se faisait guère remarquer jadis que par un caractère
un peu autoritaire et parfois un peu fantasque, donne
tous les grands signes de psychose circulaire depuis
l'âge de quarante-deux ans, depuis douze ans par conséquent : ils se sont accusés à l'occasion de troubles
de menstruation ; je ne vous en parlerai que d'après
mes observations de deux années. Chez cette circulaire,
les périodes, absolument stéréotypées quant à la durée,
à l'ordre de succession et aux caractères symptomatiques, sont ainsi enchaînées : périodes d'excitation
(trois semaines), période de dépression (trois semaines),
période de lucidité relative (quinze jours) ; dans cette
dernière, elle est facile à diriger, elle s'occupe volontiers, elle ne déraisonne pas, elle prend soin de sa tenue,
elle manifeste quelques sentiments affectifs à l'égard
de ses enfants, mais elle reste indifférente à l'égard
de son mari ; dans la période de dépression elle est
somnolente, elle reste couchée, inerte, elle répond à
peine lorsqu'on la presse de questions, et, lorsqu'on
l'oblige à quitter son lit, elle est incapable de se vêtir
seule. La période d'agitation sur laquelle j'appelle
votre attention est caractérisée surtout par des vociférations, des violences d'actes, des récriminations, des
menaces et des accusations fausses graves, toutes réactions d'idées de persécution ou du besoin de causer
de la peine qui stigmatise parfois si remarquablement la mentalité du dégénéré : elle parle sans cesse,
elle se déplace constamment, elle commence maints

petits ouvrages sans pouvoir consacrer plus de quelques instants à chacun, elle montre une activité fiévreuse, allant de l'un à l'autre pour entretenir de projets qu'elle forme pour ainsi dire à jet continu, questionnant, ne donnant jamais le temps de répondre et interprétant dans un sens malveillant le silence ou toute question des personnes auxquelles elle s'adresse, arrivant ainsi à accuser de mépris, de grossièreté à son égard, la plupart des personnes qui l'entourent, médecins, surveillantes, etc..., et d'autres réactions ne se font pas longtemps attendre : elle menace de se suicider pour occasionner des désagréments au médecin ou aux infirmières, elle injurie ou frappe les surveillantes, elle porte contre elles des dénonciations grossièrement mensongères, elle déclare qu'elle fera tout le mal possible, qu'elle brisera carreaux, portes, meubles, etc... ; et elle a maintes fois tenu parole, elle s'est barricadée dans sa chambre dont elle a brisé des meubles, elle a cassé des carreaux, elle a déchiré ses vêtements, toujours dans l'intention de taquiner, de causer de la peine et le criant bien haut ; elle me dit même plusieurs fois : « Si vous ne m'accordez pas ce que je vous demande, je ferai une victime, je vous tuerai une malade ou une infirmière et il n'en résultera d'ennuis que pour vous puisque je suis aliénée, dit-on ; je vous accorde une semaine de réflexion. » Comme cette dernière menace vient généralement dans les derniers jours de la période d'excitation, il n'y eut jamais de commencement d'exécution ; avant l'expiration de la huitaine, la malade a toujours été en période de dépression.

Voilà donc un cas type de psychose circulaire dans lequel la période d'excitation est surtout caractérisée par une accentuation considérable du caractère agressif, querelleur, égoïste du dégénéré.

Marche ; évolution. — Cette psychose n'affecte habituellement pas d'emblée la forme nettement circulaire ; elle débute par un ou deux accès de dépression ou d'excitation, mais une fois établie, lorsqu'une période de dépression et une période d'excitation, ou réciproquement, se sont unies pour former l'accès dont je viens de vous entretenir, la maladie offrira *pendant un temps fort long* la même expression symptomatique : si le premier accès a débuté par de l'excitation, il en sera de même des suivants, à de rares exceptions près, les périodes similaires auront, en général, mêmes symptômes principaux, même durée, mêmes prédominances. Mais la durée des périodes, et par conséquent des accès, varie d'un individu à l'autre ; d'un jour à quelques jours chez certains sujets, la durée est chez d'autres, et c'est ce qui arrive le plus souvent, de huit jours, quinze jours, un mois, un an et même plusieurs années ; elle est parfois d'une ou deux saisons : excitation pendant le printemps et l'été, dépression pendant l'automne et l'hiver. La durée d'une période ou des deux périodes augmente parfois progressivement avec l'ancienneté de la circularité.

L'intensité des périodes varie évidemment aussi d'un sujet à l'autre, de même que la transition d'une période à l'autre : à une période très intense d'excitation succède chez tel individu une période de dépression peu accusée, ou inversement ; tel malade se couche excité, s'endort et apparaît déprimé au réveil ou réciproquement ; chez tel autre, le passage d'une période à l'autre se fait progressivement, en quelques jours ou quelques semaines ou plus lentement même. Cette transition est chez certains malades marquée par de l'embarras gastrique ou quelques troubles gastro-intestinaux.

Quant à l'intervalle séparant les accès, il est quelquefois toujours à peu près le même chez le même sujet, mais il n'en est cependant pas constamment ainsi et cette variabilité des phases de lucidité relative doit rendre très prudent dans les conseils à donner au sujet d'un relâchement temporaire des mesures précautionnelles prescrites, car une rechute brusque est possible dans un temps moins éloigné qu'on ne l'aurait pensé.

Les quelques cas de guérison que l'on a pu signaler sont tout à fait problématiques, de même les cas de démence bien confirmée ; les accès se succèdent à peu près identiques pendant de longues années, les périodes varient cependant insensiblement quant à la durée, à l'intensité, à la couleur des idées (excitation) avec les progrès de l'âge, mais on ne le constate guère que si l'on peut observer le malade pendant de nombreuses années ; on constate parfois ainsi une prédominance de troubles autrefois secondaires dans la période habituellement la plus intense, divagations ambitieuses puériles par exemple ou plus puériles que de coutume. Le pronostic est donc très grave ; il n'y aurait jamais à penser à une guérison.

Diagnostic différentiel. — Ce que je vous ai dit des caractères qui différencieraient la manie ou la mélancolie de l'excitation ou de la dépression de la psychose circulaire suffit pour vous mettre en garde lorsque vous vous trouverez en face d'un excité ou d'un déprimé. Mais le circulaire peut être dipsomane et présenter quelques troubles physiques qui entraîneraient à penser peut-être à une paralysie générale, dont on a décrit une forme circulaire? — Vous vous rappellerez, comme en toute autre circonstance, que le circulaire est généralement malveillant, querelleur, accusateur, dénonciateur, etc., dans la période d'excitation, vous rechercherez l'hérédité, des signes antérieurs de déséquilibration, les circonstances de début de l'excitation ou de la dépression, etc., et, en cas de doute, réservant le diagnostic formel, vous ne tarderez pas à voir disparaître progressivement les signes somatiques, si votre malade est privé de boissons alcooliques.

Traitement. — On a, sans le moindre succès du reste, essayé tous les antipériodiques; on ne peut, par conséquent, penser actuellement qu'à la thérapeutique des symptômes : hydrothérapie, hypnotiques, purgatifs, laxatifs, antisepsie du tube digestif, régularisation des fonctions des appareils ou organes de la vie végétative, surveillance du régime alimentaire, alimentation par cathétérisme naso-pharyngien en période de dépression, en cas de refus (rare) des aliments.

Le traitement moral a une certaine importance, notamment dans les périodes d'excitation : le malade étant sujet aux emportements, porté à taquiner, enclin aux contradictions, il faut éviter toutes causes d'irritabilité, de contrariétés provenant de l'entourage, étudier chaque malade pour donner des conseils rationnels aux personnes appelées à vivre avec lui ou à le surveiller.

Lorsque le placement dans une maison de santé s'impose, n'oubliez pas que ces malades protestent souvent avec beaucoup d'énergie contre la séquestration, que leurs protestations parfois soutenues avec logique et force, notamment au début ou au déclin de la période d'excitation, peuvent en imposer ; il importe donc que le médecin certificateur, pour sa tranquillité personnelle, donne un certificat bien motivé, faisant mention des antécédents individuels, des accès antérieurs, de leur durée et des particularités des périodes similaires antérieures.

Médecine légale. — Durant la période d'excitation peuvent être commis des actes très graves, vols, dilapidations, achats ou marchés inconsidérés, testaments irrationnels, viols, etc., etc., mais actes, propos ou écrits sont conséquences d'état pathologique et ne doivent évidemment faire encourir au malade aucune mesure pénale ; il en est de même des actes généralement réputés délictueux ou criminels qu'il pourrait commettre étant en période de dépression, exhibitionnisme par indifférence, par négligence résultant de son aboulie, par exemple.

Mais si les actes délictueux ou criminels ont été accomplis dans une phase de lucidité, il importe de bien connaître la durée habituelle des phases de lucidité du malade, de savoir si elles ont toujours été identiques, si la mentalité ne présente pas habituellement quelque particularité individuelle durant ces phases, quels sont les caractères de la mentalité au début, au milieu et à la fin de la phase de lucidité, car il faudra tenir compte de tous ces renseignements pour déterminer le degré probable de lucidité au moment de l'accomplissement de l'acte. Quoi qu'il en soit, le sujet ne peut jamais être considéré comme délinquant ou inculpé normal.

Si vous connaissez bien les antécédents du prévenu, si vous avez la certitude du bien-fondé du diagnostic « psychose circulaire », il vous sera facile de faire prévaloir votre avis appuyé sur une argumentation précise.

Il est cependant un cas où le circulaire pourrait peut-être légitimement encourir une mesure pénale relativement sévère, c'est celui du circulaire à longue phase de lucidité relative et qui n'hésite pas à commettre ou à s'exposer à commettre des actes antisociaux en escomptant son passé pathologique pour l'excuser ; j'ai connu un tel circulaire qui faisait de temps en temps des excès alcooliques et qui se vantait de ne courir aucun risque s'il venait à commettre un acte antisocial pendant l'ivresse : « Je n'ai pas peur, disait-il, d'être mis en prison, car si l'on m'arrête, on me fouillera, on trouvera dans ma poche de paletot un certificat attestant que j'ai été soigné dans un asile d'aliénés et on me renverra tout de suite dans un asile où on ne me gardera pas longtemps parce que je ne suis jamais bien difficile quand je n'ai pas bu » (sic).

Cet exemple contribue à appuyer un avis que j'ai souvent donné, à savoir qu'il est presque toujours imprudent de délivrer à un malade ou à un ancien malade un certificat attestant qu'il a été en traitement dans un service d'aliénés ; ce circulaire ivrogne montre comment le certificat peut être exploité au détriment de la société; d'autres exemples qu'il serait trop long de relater ici indiquent que le certificat peut aussi être utilisé contre le médecin lui-même par le bénéficiaire ou par sa famille.

QUATORZIÈME LEÇON

Enfin, j'ai pensé répondre à un désir de beaucoup de praticiens non spécialistes en réunissant à la fin de ce volume quelques renseignements et quelques conseils par lesquels ont été complétées plusieurs des leçons précédentes:

De l'alimentation forcée des aliénés.

On doit entendre par là l'alimentation imposée à l'aliéné qui, abandonné à lui-même, ne prend aucun repas ou qui ne se nourrit pas suffisamment.

On peut réaliser l'alimentation forcée par divers moyens qui se ramènent finalement à trois :

I. — Action par *suppléance de volonté ;*

II. — Action par *persuasion ;*

III. — Action par *moyens mécaniques.*

a) On supplée au défaut de volonté, au manque d'initiative de certains confus ou de certains déments : par exemple en les conduisant à table, en les servant, en leur mettant cuiller ou fourchette en main et en leur faisant exécuter le premier acte de préhension d'aliments, qu'ils répéteront ensuite automatiquement, à la condition d'être un peu stimulés jusqu'à la fin du repas par une personne patiente.

b) Lorsqu'un peu d'attention et de volonté persiste chez l'aliéné qui ne s'alimenterait pas s'il était abandonné à lui-même, on peut souvent attendre de la persuasion, sans intervention de moyens mécaniques, un heureux résultat ; on doit en tenter l'effet :

1° Ou *par douceur*, par raisonnements empreints d'une grande sollicitude et même d'affection, par appels aux sentiments affectifs familiaux, et même aux sentiments religieux si l'on se trouve en face d'un malade chez lequel l'idée religieuse a été particulièrement développée ;

2° Ou par *argumentation à la fois bienveillante et ferme*, laissant penser à la possibilité d'une action relativement rigoureuse mais n'oubliez jamais que *la menace faite à un aliéné doit toujours conserver un caractère de bienveillance*, de sollicitude sincère, de regret de la formuler ;

3° Ou par *suggestion de voisinage*, en plaçant par exemple le malade au milieu de personnes qui s'alimentent très volontiers ;

4° Ou par *tentation*, en laissant des aliments à côté du malade ;

5° Ou par *surprise* et *négligence* voulue, en abandonnant dans la pièce où se trouve le malade, ou dans une pièce voisine dans laquelle il aura facilement accès, des aliments qu'il pourra prendre en quelque sorte subrepticement [1] ou qu'il croira n'avoir pas été préparés pour lui [2].

c) Lorsque tous ces moyens ont échoué, il faut recourir aux moyens mécaniques et, en général, ne pas tergiverser trop longtemps car la moindre altération surajoutée de la santé physique ne peut avoir qu'une influence fâcheuse sur la mentalité. L'alimentation par moyens mécaniques agit parfois favorablement sur la mentalité, par amélioration de l'état physique, mais elle agit le plus souvent aussi très rapidement comme agent de persuasion : le malade, constatant que son but ne peut être atteint par son obstination à refuser les aliments ou qu'on lui donne plus qu'il ne prendrait lui-même, que l'on peut même lui faire prendre plus facilement des substances nuisibles [3], se décide à accepter quelque nourriture.

Quels sont les aliénés qu'il est utile ou nécessaire d'alimenter par moyens mécaniques ? — Tous ceux qui n'acceptent qu'une alimentation insuffisante, beaucoup de tuberculeux qui ne s'alimentent que très capricieusement, et, évidemment, ceux qui refusent tous les aliments quels qu'ils soient; l'inanition, qui accroîtrait ou qui produirait la misère physiologique et ses conséquences, créerait aussi des conditions favorables à une auto-intoxication ou à une auto-infection secon-

1. S'il ne s'alimente pas dans la crainte qu'on ne lui reproche ce qu'il dépense.

2. S'il refuse les aliments dans la crainte que ceux qui lui sont destinés ne contiennent un poison.

3. S'il a quelque crainte d'empoisonnement.

daire et elle favoriserait ainsi l'éclosion de nouveaux troubles psychiques ou psycho-sensoriels (confusion mentale, phobies, etc...) ou elle augmenterait ceux qui existent déjà.

Il faut évidemment, avant de recourir aux moyens mécaniques, s'assurer que le refus des aliments n'est pas la conséquence d'une affection organique ou d'une maladie fébrile ou infectieuse qu'il serait alors surtout indiqué de combattre.

[Les troubles psychiques ou psycho-sensoriels, causes les plus fréquentes du refus des aliments ou de l'abstinence, de la non alimentation sont : les craintes d'empoisonnement, les idées de culpabilité, de damnation, d'expiation, de ruine, de suicide, des hallucinations impératives, du délire hypochondriaque ou de négation, du négativisme inconscient (confusion mentale), du délire onirique, la crainte de manger de la chair humaine (vous avez vu une femme qui craint qu'on ne lui fasse manger ses enfants ; vous en avez entendu une autre dire que tous les cadavres de l'établissement passent à la cuisine, etc...)et même des idées de grandeur, de supériorité (une de nos malades, se disant d'essence divine, déclare pouvoir vivre éternellement sans manger et elle n'accepte maintenant les aliments que dans la crainte d'être nourrie à l'aide de la sonde œsophagienne, à laquelle il a été nécessaire de recourir plusieurs fois dans les premiers temps de son séjour à Maréville).]

Les moyens mécaniques d'alimentation forcée de l'aliéné se réduisent à trois :

1° Alimentation à l'aide de la bouche artificielle, moyen justement condamné et abandonné, l'introduction de la bouche artificielle n'étant pas toujours facile et exposant malade et opérateur à des blessures parfois assez sérieuses (bris de dents, hémorragies, érosions muqueuses ou cutanées, etc...) ;

2° Alimentation par cathétérisme bucco-pharyngien ou naso-pharyngien ;

3° Alimentation par cathétérisme ano-intestinal.

Les injections de sérum ne devant être considérées que comme moyen adjuvant de soutenir ou de relever les forces du malade.

Le cathétérisme bucco-pharyngien présente tellement d'inconvénients pour le malade (avec lequel il faudrait lutter en général et que l'on s'exposerait à blesser) et pour le médecin (sonde coupée, morsures, etc...), que je ne le recommanderai pas. Quant au cathétérisme ano-intestinal (alimentation par lavements), il sera surtout indiqué dans quelques cas exceptionnels : vomissements incoercibles, intolérance gastrique à la suite de tentatives de suicide par poison, altération œsophagienne spécifique ou accidentelle, etc. Je n'ai aucun renseignement particulier à vous donner relativement à ce mode d'alimentation qui ne peut suffire que très temporairement et dont vous avez suffisamment entendu parler dans les cliniques médicales non spéciales. Je me borne à vous rappeler que l'introduction brusque de la canule anale par une personne inexpérimentée détermine parfois des accidents graves et même mortels.

Je vous recommanderai donc spécialement le cathétérisme naso-pharyngien qui a fait ses preuves, qui nous a permis, par exemple de conserver une femme qui a refusé de prendre elle-même le moindre aliment pendant sept ans et qui, après sept années d'alimentation bi-quotidienne par cathétérisme naso-pharyngien, s'est mise à prendre ses repas elle-même.

Choix d'une sonde œsophagienne. — Donnez la préférence à la sonde molle en caoutchouc rouge pour la pratique courante, mais prenez plutôt la sonde demi-molle, dite de Baillarger, pour les malades difficiles, un peu habiles à pousser le bec de la sonde dans la bouche ou pour les paralysés généraux ; dans ces derniers cas, quelques artifices dans la pratique du cathétérisme vous mettront facilement à l'abri d'accidents.

Récipient pour les aliments. — Un entonnoir adapté au pavillon de la sonde suffira pour donner des aliments liquides ou des médicaments en solution ou émulsionnés ; mais, si vous devez ajouter des aliments en poudre (viande, féculents) ou des médicaments susceptibles de former des grumeaux et d'obstruer la sonde, afin d'avoir une pression plus forte, prenez un irrigateur, système Eguisier, avec gros ajutage droit-conique s'adaptant au pavillon de la sonde. Vous ferez verser aliments et médicaments dans le récipient en présence du malade, en lui faisant constater, si cela est possible, la quantité d'aliments et de médicaments qu'il va prendre ; cette manière de faire détermine parfois l'aliéné à prendre lui-même ses repas.

Pratique du cathétérisme naso-pharyngien. — Le malade étant alité, n'ayant aucun vêtement qui le serre au cou ni à la ceinture, les membres et la tête étant seuls maintenus, sans brusquerie, par des aides, le médecin introduit la sonde, enduite de vaseline ou de glycérine, par la narine gauche ; lorsque la sonde, tenue comme une plume à écrire et perpendiculaire à l'axe du corps, arrive dans l'arrière-bouche, il ne lui imprime qu'une impulsion modérée, attendant pour ainsi dire un mouvement de déglutition pour faire franchir la région pharyngo-laryngienne ; si le bec de la sonde vient heurter la base de l'épiglotte, le praticien retire légèrement la sonde pour la dégager, puis il la pousse de nouveau, mais en lui imprimant un mouvement de rotation lente (demi-tour) sur elle-même et elle passe presque toujours facilement, même si le malade tente de la refouler dans la bouche ; cette manœuvre réussit surtout facilement avec la sonde demi-rigide de Baillarger et lorsque l'opérateur n'a pas, par de fréquents mouvements de va-et-vient imprimés à la sonde, et dont sont coutumiers la plupart des débutants, titillé muqueuses pharyngienne, linguale et épiglottique au point de déterminer de véritables quintes de spasmes.

Avant de verser les aliments dans la sonde, assurez-vous qu'elle est bien placée, qu'elle n'est pas dans la trachée, que vous n'avez pas fait fausse route : si vous pouvez faire parler le malade, si la voix n'est pas étouffée, si elle est restée relativement claire, la sonde est bien dans l'œsophage seulement ; il en est de même si la flamme d'une allumette présentée en face du pavillon de la sonde ne vacille pas, si une petite quantité d'eau versée dans la sonde passe sans occasionner ni suffocation, ni congestion de la face, ni angoisse. Du reste, lorsque le bec de la sonde franchit le cardia, il se produit généralement un bruit particulier d'échappement de gaz, une sorte d'éructation, qu'il suffit d'avoir entendu une fois pour ne pas le confondre avec le bruit qui se produit lorsque la sonde passe dans le larynx et la trachée.

Composition du repas. — Une aliénée a été maintenue en assez bon état physique pendant sept ans en recevant chaque jour, par cathétérisme naso-pharyngien, deux repas composés chacun de deux tiers de litre de lait ou de bouillon gras additionné de deux œufs et d'une cuillerée à bouche de poudre de viande avec une pincée de sel de cuisine. Je donne habituellement tantôt des repas ainsi composés, tantôt des repas composés de trois jaunes d'œufs délayés dans du lait avec addition de chlorure de sodium, parfois de chlorhydrophosphate de chaux, de pepsine amylacée ou de tartrate ferrico-potassique.

Conservation du repas par le malade. — Mais il ne suffit pas d'introduire des aliments dans le tube digestif, il faut veiller à ce qu'ils soient conservés ; or il est des malades qui, volontairement ou involontairement, les rejettent au fur et à mesure qu'ils arrivent dans l'estomac ou dès que l'on a retiré la sonde ou peu de temps après. Vous aurez des précautions différentes à prendre suivant que le malade a nausées ou vomissements volontaires ou involontaires :

Les efforts de vomiturition ou les vomissements sont volontaires chez beaucoup de malades, notamment chez quelques-uns de ceux qui refusent les aliments par suite de craintes d'empoisonnement, par crainte de ruine, de

dépenses, par idées de suicide, etc... ; chez ces malades
vous pourrez, le plus souvent, éviter les vomissements
en tentant de les distraire pendant l'alimentation, en
leur parlant, en les questionnant avec insistance, d'une
façon un peu pressante, en leur projetant de temps en
temps quelques gouttes d'eau froide sur la face, en leur
comprimant un peu les deux joues, en les obligeant,
immédiatement après le retrait de la sonde, à marcher
un peu vite, à faire deux ou trois fois le tour d'un dortoir ou d'un préau.

Les nausées et les vomissements sont involontaires
chez les malades qui ont de l'hyperesthésie du pharynx,
surtout si en introduisant la sonde vous lui avez, à la
façon de beaucoup de débutants, imprimé ces mouvements de va-et-vient qui causent une véritable titilla-
tion de la muqueuse par le bec de la sonde ; involontaires ils sont aussi chez des aliénés qui présentent de
l'embarras gastrique ou un état de sensibilité particulière de l'estomac ; chez ces derniers un lavage préalable de l'estomac avec de l'eau bouillie ou de l'eau de
Vichy, après premier traitement de l'embarras gastrique, ou de faibles doses de bromure de potassium
suffiront, en général, pour faire conserver les aliments.
En cas d'hyperesthésie, l'administration d'un peu de
bromure de potassium quelque temps avant le repas et
l'introduction très lente de la sonde seront, en quelques
jours au moins, des moyens suffisants de prévenir les
vomissements.

On a préconisé l'usage de l'eau chloroformée ou
d'une chloroformisation incomplète en cas de vomissements incoercibles ; mais, en raison des préventions du

public et de magistrats contre ce médicament que l'on accuse de tous les méfaits en cas d'accidents survenant chez des sujets qui en ont pris ou inhalé, méfaits que les tribunaux tendent à mettre à la charge du médecin, je ne vous engage pas à le prescrire ; le bromure de potassium bien employé vous donnera d'aussi bons résultats.

Des cas de mort, par syncope laryngo-réflexe, analogues à ceux qui se produisent parfois au début de la chloroformisation, peuvent arriver tout simplement par suite de l'introduction de la sonde œsophagienne ; mon éminent et sympathique collègue Vallon disait le 8 janvier 1906 à la Société de médecine légale : « La première fois que j'ai voulu faire du gavage chez un tuberculeux, le malade est mort quand la sonde est arrivée dans l'œsophage, et alors que je n'avais pas injecté une seule goutte de liquide. Et cependant, j'avais pris toutes les précautions. Le patient, qui n'était pas déprimé, était couché sur un lit [1]. » Supposez que M. Vallon ait donné seulement de l'eau chloroformée à son malade ou qu'il ait fait aspirer un peu de chloroforme à son tuberculeux, la famille ou même l'entourage du malade n'auraient-ils pas été tentés d'attribuer le phénomène mortel d'inhibition au chloroforme et d'en rendre responsable le médecin ?

Si, malgré toutes les précautions, le malade vomit, il suffit souvent d'attendre quelques instants, de lui injec-

1. *Bulletin médical*, n° 3, 1906.

ter dans l'estomac de nouveaux aliments pour les lui faire conserver.

Il est bon de laisser toujours à proximité de l'aliéné nourri à la sonde quelques aliments qu'il prendra parfois spontanément lorsqu'il ne se sentira pas surveillé ou lorsqu'il se rendra compte de l'inutilité d'un refus obstiné.

Enfin, dernier conseil, pour les médecins de services hospitaliers, séparez les uns des autres les malades qui ne s'alimentent pas spontanément ou qu'il faut nourrir à la sonde, car il en est qui persisteraient à s'abstenir de manger, tout simplement par imitation, comme il en est qui tentent de vomir également par imitation (confus).

*
* *

Un conseil relatif à l'institution d'un traitement dans le milieu familial

S'il est, en général, prudent de donner toujours à son malade ou à l'entourage de celui-ci quelques indications écrites relatives à l'exécution des prescriptions médicales, il est, à mon avis, indispensable, pour le médecin soucieux de couvrir sa responsabilité et de protéger le mieux possible l'aliéné en traitement, de laisser aux personnes chargées de veiller sur lui et de lui donner des soins une ordonnance écrite, avec tous les commentaires utiles relativement à la surveillance, aux prises de médicaments, au régime alimentaire, etc., par conséquent ordonnance différant de celle destinée au pharmacien.

En ce qui concerne les médicaments à prescrire, s'il s'agit de substances susceptibles d'occasionner des accidents si elles étaient prises à doses massives, le médecin, s'il n'est pas certain de pouvoir compter sur la vigilance de l'entourage, doit formuler de telle façon que le malade ne puisse pas s'intoxiquer s'il venait à prendre en une seule fois ce qui doit être donné par doses fractionnées.

Les quelques renseignements ci-dessous suffiront pour montrer que le médecin ne doit pas toujours être très confiant dans l'entourage familial de l'aliéné et quelles précautions sont parfois à prendre, notamment quand il s'agit de traiter des chroniques :

I. — J'ai reçu *plusieurs campagnards* dont la visite avait surtout pour objet de voir si le médecin ne pourrait pas les débarrasser de leurs femmes depuis longtemps aliénées ; démarches analogues ont été faites près de collègues par des paysans âpres au gain et à niveau intellectuel évidemment peu élevé ; ils tenaient, à peu près, ce raisonnement que j'emprunte à l'un d'eux : « Vous soignez ma femme depuis longtemps et il n'y a pas de mieux ; je ne peux pas toujours payer pour elle, dépenser inutilement de l'argent ; comme elle ne dort pas, que vous êtes obligé, dites-vous, de lui donner des médicaments, ne pourriez-vous pas lui donner des doses plus fortes pour voir si elle ne changerait pas ; si elle venait à mourir, vous n'auriez pas de reproches, au contraire, elle serait bien délivrée et moi aussi (*sic*) » ;

II. — J'ai connu des aliénées chroniques qui ont été retirées de l'asile d'aliénés, de la maison de santé, par des parents qui, voyant que la guérison ou la mort n'arrivait pas assez promptement, les plaçaient chez eux dans des conditions telles que l'existence devait être fatalement abrégée.

III. — J'ai entendu le mari d'une pensionnaire s'écrier: « Je veux absolument reprendre ma femme ; je ne veux pas dépenser tout notre avoir pour elle ; du reste, je me charge de la faire marcher, et, si elle ne veut pas changer, je l'emmène dans un autre département et je l'abandonne sans argent ; il faudra bien qu'elle se débrouille ! »

Il est si facile de faire admettre qu'un aliéné s'est empoisonné accidentellement ou suicidé grâce à un moment de relâchement de surveillance! Il est si simple d'attribuer au hasard le fait d'avoir laissé ouverte la porte d'une armoire dans laquelle se trouvaient des médicaments! Prenez donc toujours quelques précautions lorsque le niveau intellectuel des personnes qui entourent l'aliéné, n'est pas très élevé et lorsque vous constatez chez elles une prédominance manifeste de sentiments égoïstes.

Le certificat médical à fin d'admission
dans un service d'aliénés.

1° *Quand doit-on le délivrer ?*

a) Lorsqu'il est bien évident que le malade *curable* ne reçoit pas ou ne peut pas recevoir dans sa famille les soins et la surveillance qui lui sont utiles ou nécessaires, le défaut ou l'insuffisance de surveillance ou de soins rationnels pouvant être préjudiciables au *malade lui-même* (incurabilité, suicide, alimentation insuffisante et ses dangers, etc.), à la *famille* (incurabilité et par suite augmentation de dépenses ultérieures, naissances de tarés, folie à deux et autres dangers), à la *société* (incurabilité et augmentation pour un temps plus long des charges d'assistance, reproduction, dangers divers);

b) Lorsque le malade, *incurable*, a besoin d'être protégé dans son propre intérêt (incapable de vivre en liberté sans danger pour lui-même, de se donner les soins les plus élémentaires), dans l'intérêt de la famille (dépenses déraisonnables, danger de folie à deux, actes immoraux, etc.), dans l'intérêt de la société (dangers multiples signalés précédemment).

N'oubliez pas que la loi du 30 juin 1838 n'est pas seulement une loi de police, ainsi que les administrations sont portées à le croire, mais qu'elle est aussi, qu'elle devrait être surtout une loi d'assistance, de protection de l'aliéné.

2° *Prescriptions légales relatives au certificat d'admission.*

L'article 8, titre II, de la loi du 30 juin 1838, relatif aux *placements volontaires*, spécifie que l'aliéné ne peut être admis dans une maison de santé privée ou un asile public sans un certificat médical « constatant l'état mental de la personne à placer et indiquant *les particularités de sa maladie* et *la nécessité de faire traiter* la personne désignée *dans un établissement d'aliénés* et de l'y tenir renfermée. »

Que « ce certificat ne pourra être admis, s'il a été délivré *plus de quinze jours* avant sa remise au chef ou directeur. »

L'article 18, relatif aux *placements ordonnés* par l'autorité publique, porte que les ordres de placement des préfets seront motivés et devront *énoncer les circonstances qui les auront rendus nécessaires.* L'enquête qui, en vertu de cet article, doit précéder l'ordre de placement sera donc d'autant plus simple, plus facile et plus rapide que le certificat médical sera mieux circonstancié ; le médecin peut donc accélérer les démarches faites par les familles ou par les municipalités en vue du placement d'aliénés, et il serait ainsi souvent particulièrement utile au malade lui-même, à la famille, à la société.

3° *Prescriptions spéciales d'ordre sociologique et déontologique relatives au certificat médical.*

Le certificat médical à fin d'admission dans un service d'aliénés devrait, autant que possible, constituer une observation médicale précise bien que très succincte, faisant mention sommaire surtout des antécédents pathologiques individuels, des antécédents professionnels et autres du malade [1], de toutes les circonstances de début de l'aliénation mentale, de sa marche, de sa symptomatologie première, de sa durée antérieure, du traitement institué. Ces renseignements et le signalement des tendances dangereuses particulières présentées par le malade permettront au médecin aliéniste, au spécialiste, un diagnostic étiologique rapide et assureront au malade l'institution plus prompte d'un traitement rationnel et de toutes mesures précautionnelles nécessaires. Ils sont, par conséquent, de nature (en facilitant la tâche du spécialiste) à prévenir des accidents, à amener plus tôt la guérison, à diminuer les dépenses faites par l'aliéné ; en les donnant aussi complets que possible, le médecin de la famille agit donc dans l'intérêt du malade, de la famille, de la société et de son confrère spécialisé. Ils peuvent en outre permettre au spécialiste de donner plus tôt un avis formel quant à la terminaison et à la durée probables de la maladie, et un pronostic précoce peut être utile pour

1. Voir page 39.

prendre diverses mesures précautionnelles soit en faveur du malade ou de ses enfants, de ses parents, soit en faveur de l'administration qui supporte les frais d'assistance, etc.

Un certificat qui ne donne que le diagnostic très vague « aliénation mentale » suivi immédiatement de la prescription du placement dans un service d'aliénés n'est qu'un jugement sans considérants, non motivé. Certains confrères indiquent dans leur certificat que l'internement devra être provisoire ; d'autres ajoutent que l'internement doit être définitif ; ils doivent laisser au spécialiste le soin de prononcer au sujet de la durée d'un traitement dans un service d'aliénés.

4° Le certificat médical à fin d'admission dans un service public ou privé d'aliénés doit être délivré sur *papier timbré à 0 fr. 00*, si le placement ne doit pas être fait en vertu d'un ordre préfectoral, et, dans tous les cas, la *signature* du médecin certificateur doit être *légalisée* par le maire.

L'observation stricte des formalités légales par le médecin certificateur est utile à lui-même, au malade, à la famille, à la société, surtout lorsqu'il est urgent que l'aliéné soit éloigné du milieu où il se trouve ; voici les principales conséquences possibles de négligences du médecin certificateur :

1° Refus d'admission du malade, le médecin de l'établissement spécial ne pouvant suppléer à l'insuffisance

du certificat, ne devant pas délivrer lui-même un certificat à fin d'admission ;

2° Renvoi, par conséquent nouveau déplacement du
malade pouvant être préjudiciable à l'aliéné ou à autrui, déplacement pendant lequel il pourrait être, par
suite de sa mentalité, victime ou cause d'un accident,
d'un acte fâcheux ou antisocial ;

3° Nouvelles dépenses imposées à la famille par ce
déplacement et pour obtention d'un autre certificat ;

4° Préjudice, au moins moral, pour le médecin.

En mars 19....., une aliénée est présentée dans un
hôpital ; le médecin se borne à dire qu'elle doit être
placée dans un établissement spécial pour aliénés et
conseille de l'y conduire « pour examen médical d'a-
bord, admission ensuite » ; le médecin de l'établissement
n'ayant pas légalement qualité pour provoquer l'admission renvoie famille et malade ; donc nouveau voyage,
nouvelle recherche de médecin, nouvelle consulta-
tion, etc., perte de temps, d'argent, fatigues et contrariétés.

Enfin, en ne délivrant pas un certificat à conclusions
bien motivées, le médecin non spécialiste est exposé,
en cas de poursuites ultérieures par le malade se plaignant de séquestration arbitraire, à se heurter à de
sérieuses difficultés pour établir qu'il a observé direc-

tement tels ou tels troubles qu'il a négligé de signaler comme points d'appui de ses conclusions.

*
* *

Conseils relatifs à l'expertise médico-légale psychiatrique.

Lorsque vous aurez à examiner un inculpé, à rechercher par exemple quelle était sa mentalité au moment de l'accomplissement d'un acte antisocial, ou à déterminer les mesures précautionnelles à prendre à son égard, commencez votre expertise par l'examen direct, afin de ne pas vous laisser influencer par les éléments du dossier, afin de ne pas conduire l'examen direct sous l'influence de conclusions en quelque sorte prématurées, préconçues. En procédant comme je vais vous l'indiquer sommairement, vous arriverez, en général, sans trop grandes difficultés à des conclusions assez explicites et surtout assez faciles à présenter et à discuter :

I. — *Examen direct*, comprenant la recherche des signes physiques et des stigmates psychiques de dégénérescence, — la recherche d'affections physiques susceptibles de retentir sur l'état mental, — l'examen de l'état physique général, la misère physiologique pouvant entraîner de la débilité mentale, etc..., — l'observation de la mimique du sujet, son interrogatoire, pour dépister des traces ou des réactions d'un délire, d'hallucinations, d'obsessions ou d'impulsions, etc.

II. — *Examen analytique du fait*, le mode d'accomplissement d'un acte pouvant accuser par exemple un caractère d'impulsivité ou donner l'indication d'une idée de défense, réaction d'une idée délirante, de persécution, d'une crainte, etc.

III. — *Examen des circonstances du fait* permettant déjà d'établir si l'inculpé n'a pas subi des influences particulières, s'il n'a pas été exposé à des incitations, à des sollicitations spéciales, etc., donnant des indices sérieux sur le niveau intellectuel, le jugement, la volonté, notamment par l'analyse de la manière d'être de l'inculpé immédiatement avant et immédiatement après l'accomplissement de l'acte.

IV. — *Étude du dossier complet :* Antécédents héréditaires, antécédents individuels *dès la vie intra-utérine*, renseignements sur la mère au point de vue de la santé physique et de l'état mental pendant la grossesse, pendant l'allaitement (ou mêmes renseignements sur la nourrice non parente), maladies antérieures au fait réputé délictueux ou criminel, habitudes professionnelles, genre de vie, etc., et analyse des dépositions de tiers.

V. — *Nouvel examen direct, de contrôle*, orienté d'après les renseignements recueillis dans l'étude du dossier et des antécédents individuels ou héréditaires ou familiaux.

VI. — *Discussion*, basée sur tous les éléments d'appréciation laissés par les analyses dont il vient d'être question.

VII. — *Conclusions générales*, relatives à la mentalité habituelle suivant les circonstances de milieu, les conditions de genre de vie, de santé physique, les habitudes professionnelles, etc..., et *Conclusions spéciales*, répondant aussi directement que possible aux questions posées par l'autorité judiciaire ou administrative.

Il peut être parfois très utile de donner un avis sur les résultats probables de mesures de répression et sur la valeur relative de mesures thérapeutiques, souvent plus efficaces au point de vue de la protection sociale, si l'inculpé est un dégénéré.

Subsidiairement, vous serez parfois amenés à envisager diverses questions un peu particulières dans le cours de votre discussion; celles-ci, par exemple:

a) *Simulation de troubles psychiques par un dégénéré, très caractérisé, même imbécile ;* — son attitude avant et après l'acte, sa mentalité habituelle antérieure, l'absurdité ou la niaiserie des troubles simulés, leur coordination absurde ou leur évolution vous éclaireront suffisamment, en général, de même que l'observation du sujet à son insu [1] ;

b) Le dégénéré n'*exploite-t-il pas son passé* pathologique ? (Dégénéré ivrogne, par exemple.) Ce cas n'est

---

1. Je vous ai signalé dans le cours de diverses leçons précédentes les principaux caractères de la simulation et quelques moyens de confondre le simulateur.

pas extrêmement rare et il peut être utile que la Justice fasse sentir à l'inculpé dégénéré qu'il n'est pas assuré de l'impunité complète ; rappelez-vous, comme exemple, le cas dont je vous ai parlé à la fin de la leçon précédente.

C'est surtout à propos des dégénérés que se posent les délicates questions de responsabilité partielle, de responsabilité limitée que le public et beaucoup de magistrats même ont eu tant de peines à accepter, alors cependant qu'ils accordent journellement des atténuations de responsabilité à des individus non aliénés, non dégénérés. Demander des circonstances atténuantes pour un inculpé jugé normal, faire ressortir dans une plaidoirie, dans les considérants d'un jugement, l'influence de circonstances particulières sur la mentalité et les déterminations d'un individu réputé normal, n'est-ce donc pas plaider la responsabilité partielle, la responsabilité limitée? Et infliger telle ou telle pénalité atténuée par des circonstances que l'on dit avoir influé sur le jugement, sur la volonté, sur la sensibilité morale, n'est-ce pas faire un dosage de responsabilité ?

De même que nous avons vu des degrés dans la dégénérescence, de même nous devons fréquemment observer des degrés dans la responsabilité des dégénérés, mais c'est au magistrat qu'il appartient de déterminer ces degrés en se basant sur les renseignements que peut lui apporter le médecin et en tenant compte, s'il y a lieu, d'autres responsabilités ayant pu jouer un certain rôle prédisposant ou déterminant, négligences de la société, incitations par tiers ou simplement par étalages, défaut de surveillance du dégénéré originellement porté à l'ivrognerie, inapplication de lois ou règlements de police tendant à réprimer l'ivresse publique, troubles du dégénéré négligés pendant un temps souvent fort long dans la crainte d'imposer une charge pécuniaire à une commune, etc., etc... Toutes ces circonstances de fait peuvent être, à l'occasion, signalées par l'expert soucieux d'apporter aux magistrats un ensemble d'éléments d'appréciation qui leur rendra plus facile le dosage de la responsabilité, car je crois, avec le professeur Gilbert Ballet, que l'expert doit se borner, montrant toutes les particularités de la mentalité et ses variations suivant telle ou telle circonstance, à donner des éléments d'appréciation et qu'il doit *laisser aux magistrats le soin de déterminer la responsabilité;* l'expression « responsabilité partielle » (ou une expression analogue) ne doit pas être employée par le médecin-expert; il donnera de suffisants éléments de décision en faisant connaître les particularités qui font que la mentalité est anormale, en montrant comment cette mentalité a des réactions anormales sous l'influence de telles ou telles conditions ou circonstances et en indiquant même le genre de mesures répressives ou d'assistance qui lui semble préférable. Lorsque le magistrat juge en même temps plusieurs inculpés réputés normaux accusés d'un *même délit* et qu'il leur applique des *pénalités différentes,* il fait évidemment un dosage de responsabilité et de pénalité ; n'est-il pas logique qu'il agisse de même et seul lorsqu'on lui a fait connaître en quoi la mentalité d'un inculpé anormal, qu'il doit juger, diffère de celle de l'individu de même condition sociale réputé normal ?

Lorsque vous vous trouvez en face d'un dégénéré chez lequel prédominent depuis l'enfance de mauvais instincts et que vous avez la certitude qu'il sera toujours dangereux pour la société, si vous êtes appelés à vous prononcer sur sa mentalité à l'occasion d'un délit qui n'entraîne pour l'inculpé normal qu'une courte peine d'emprisonnement et si le dégénéré ne peut, d'après vos conclusions principales, encourir qu'une peine très temporaire d'incarcération, vous devez, à mon avis, montrer aux magistrats ce que le passé et le présent permettent de penser de l'avenir au point de vue de la sécurité ou de la morale publiques et mettre ainsi ceux qui ont surtout pour mission de protéger la société, en état de voir eux-mêmes s'il n'y a pas lieu de préférer la séquestration dans un asile d'aliénés, séquestration qui aurait pour conséquence une plus longue privation de liberté que l'application de la loi pénale visant le délit relevé. Il n'est que trop fréquent de voir un dégénéré ayant subi plusieurs peines d'emprisonnement, pour vols ou voies de fait, revenir finalement devant la Justice comme meurtrier; si l'on avait su prévoir, le meurtre n'aurait pas été commis ; s'il fallait apporter des exemples, je n'aurais que l'embarras du choix. — Si, bien renseigné par le médecin, le magistrat incline pour l'incarcération, il peut encore prescrire des mesures préservatives à prendre à l'expiration de la peine.

Et, puisque je viens de faire surtout allusion à la médecine légale des dégénérés, rappelez-vous que le dégénéré devient délinquant ou criminel :

1° Par appétits instinctifs, sexuels ou autres ;

2° Par sollicitations ou incitations adressées à ses sens (étalages notamment);

3° Par inintelligence des conventions sociales, insuffisance de sens moral ;

4° Par obsessions ou impulsions;

5° Par délire, interprétations erronées, hallucinations, Ilusions, etc...

TABLE ANALYTIQUE

TROISIÈME LEÇON

QUATRIÈME LEÇON

CINQUIÈME LEÇON

HUITIÈME LEÇON

NEUVIÈME LEÇON

DIXIÈME LEÇON

ONZIÈME LEÇON

DOUZIÈME LEÇON

TREIZIÈME LEÇON

QUATORZIÈME LEÇON

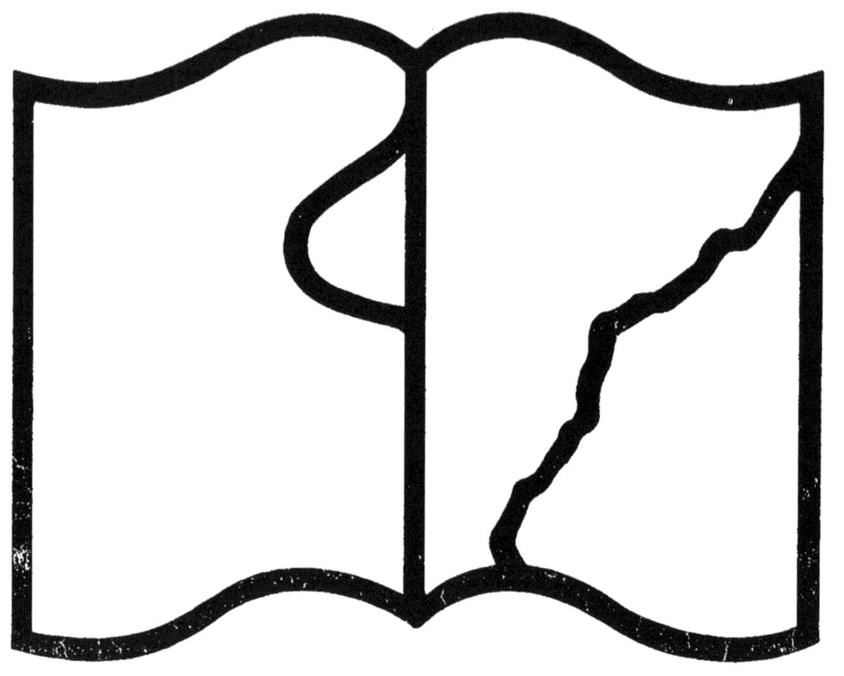

Texte détérioré — reliure défectueuse

NF Z 43-120-11

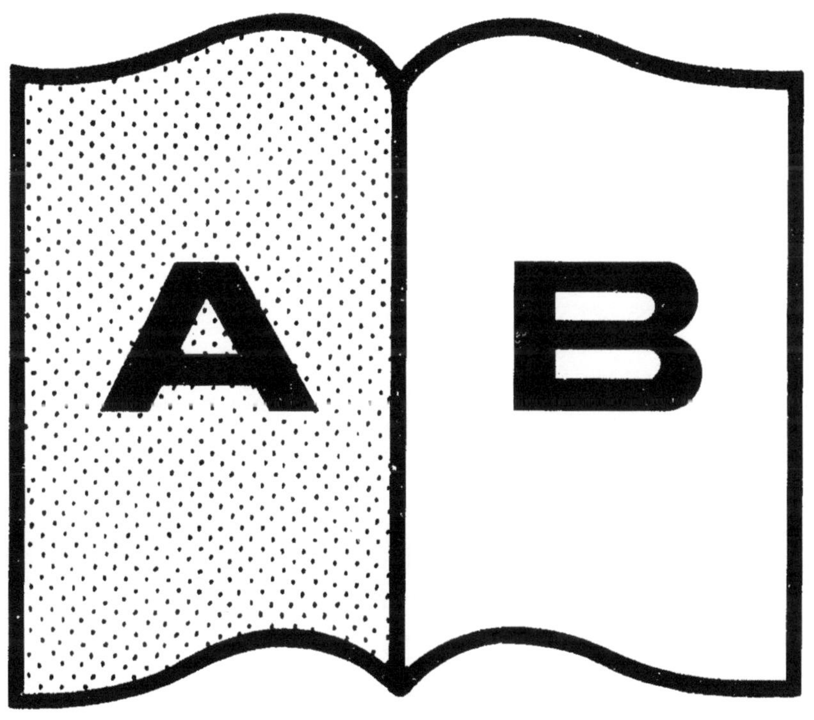

Contraste insuffisant

NF Z 43-120-14